湘 鄂 豫 赣 桂 黔 · 中 医 适 宜 技 术 丛 书

# 针灸特色技术·湘

主编 章 薇 石文英

全国百佳图书出版单位

中国中医药出版社

·北 京·

**图书在版编目（CIP）数据**

针灸特色技术 . 湘 / 章薇 , 石文英主编 . -- 北京：
中国中医药出版社 , 2024. 8. -- （湘鄂豫赣桂黔中医适宜
技术丛书）. -- ISBN 978-7-5132-8858-3

Ⅰ . R245

中国国家版本馆 CIP 数据核字第 2024P9X357 号

---

**中国中医药出版社出版**

北京经济技术开发区科创十三街 31 号院二区 8 号楼
邮政编码　100176
传真　010-64405721
山东临沂新华印刷物流集团有限责任公司印刷
各地新华书店经销

开本 710×1000　1/16　印张 20　字数 304 千字
2024 年 8 月第 1 版　2024 年 8 月第 1 次印刷
书号　ISBN 978 - 7 - 5132 - 8858 - 3

定价　79.00 元
网址　www.cptcm.com

**服 务 热 线　010-64405510**
**购 书 热 线　010-89535836**
**维 权 打 假　010-64405753**

**微信服务号　zgzyycbs**
**微商城网址　https://kdt.im/LIdUGr**
**官 方 微 博　http://e.weibo.com/cptcm**
**天猫旗舰店网址　https://zgzyycbs.tmall.com**

# 《针灸特色技术·湘》
## 编委会

# 总序

中国针灸博大精深、源远流长，沉淀着几千年来我国人民和疾病斗争的临床经验与养生智慧。针灸医学在形成、应用和发展的过程中，具有鲜明的中国民族文化与地域特征，是基于中国民族文化和科学传统产生的宝贵遗产。湖南、湖北、河南、江西、广西、贵州等省中医药文化底蕴深厚，中医适宜技术特色鲜明，影响力在不断扩大。

湖南省，地处中国中部，位于长江中游，因大部分区域在洞庭湖以南而得名"湖南"，因省内最大河流湘江流贯全境而简称"湘"。湖湘历史，源远流长，人文荟萃，名作争辉。湖湘浩如烟海的著述，凝聚了潇湘名人学者、圣贤豪杰的聪明睿智，汇集了湖湘文化的精华。所谓"一方水土养一方人"，千百年来，湖湘区域特色不仅促成了极具内涵的湖湘文化，而且还为湖湘中医的形成、发展与繁荣奠定了坚实的基础。湖湘中医是中国医学的重要组成部分，为中国医学发展作出了巨大贡献。

湖北省，地处中国中部偏南，同样位于长江中游，因在洞庭湖以北，故名湖北，简称"鄂"。湖北省东、西、北三面环山，中部为"鱼米之乡"的江汉平原。荆楚文化，因楚国和楚人而得名，是周代至春秋战国时期在江汉流域兴起的一种地域文化，它主要是指以当今湖北地区为主要辐射地的古代荆楚历史文化。荆楚文化继承了许多商周文化特点，具有鲜明的地域特色和巨大的经济文化价值。湖北是"炎帝"神农的诞生地和"药圣"李时珍的故乡，拥有尽纳百草精华的世界级"天然药园"——神农架，这里中草药资源丰富，中医药文化底蕴深厚，是中国传统医药文化的重要发祥地之一。

　　河南省，地处中国中东部，位于黄河中下游，古称中原、豫州、中州，简称"豫"，因历史上大部分时间此地位于黄河以南，故名河南。河南是中华民族的发源地和华夏文明的发祥地，中华神龙的故乡，道家思想、墨家思想、名家思想、法家思想、纵横思想等均起源于此地。中医药文化也在这里萌芽并走向中华大地。由于河南地处黄河中下游，横贯黄淮海平原，河道纵横交错，造就了肥沃的土壤，四季分明，气候适宜，为农业的发展创造了良好条件。河南自古以农为本，造就了独特的人文思想和文化特色，同样造就了独具中原特色的中原中医药文化，这里有本地水土滋养的中草药，有中原大地孕育的中医巨匠。

　　江西省，地处中国东南部，位于长江中下游南岸，简称"赣"，因公元733年唐玄宗设江南西道而得省名，又因为江西最大河流为赣江而得简称。江西素有"物华天宝、人杰地灵"之美称，一湖（鄱阳湖）一江（赣江）孕育了兼容并蓄的江西文化，在绚丽多姿的赣文化和鄱文化影响下，江西中医人才辈出，形成了特色鲜明的赣鄱中医文化。赣鄱中医文化在汲取传统中医文化精华的同时，享受着千年赣鄱文化的滋润与哺育，受典型地域环境影响和浓郁人文环境熏陶，逐步将中医理论探索、临床实践、中药炮制、中药营销、中医教育发展融为一体。

　　广西壮族自治区，地处中国华南地区西部，因广西大部分地区属于秦统一岭南后所设置的桂林郡而简称"桂"，是中国少数民族自治区之一，也是西南地区最便捷的出海通道，在中国与东南亚的经济交往中占有重要地位。广西悠久的历史和独特的气候、地理环境，形成了独具岭南特色的八桂文化。八桂文化是以广西地区民族文化为主，结合鲜明的地域山水特色，形成了和谐统一的地域表征，其内容丰富，涵盖了八桂的山水、人物、神话、名胜、民俗、美食、建筑、医药等众多广西本土的文化。

贵州省，地处中国西南腹地，简称"黔"或"贵"，与重庆、四川、湖南、云南、广西接壤，是西南交通枢纽。虽然贵州民族文化从古至今一直与中原文化相互交流，并构成了中华民族文化的一个有机组成部分，但由于其独特的封闭性地理环境，贵州民族文化始终未被中原文化完全同化，保存了极其丰富的民族文化资源，孕育了贵州文化的独特风貌。贵州省药材资源丰富，是全国四大中药材产地之一，自古就有"夜郎无闲草，黔地多灵药"的美誉。尤其是苗药，是苗族人民长期与疾病斗争的过程中，使用、研究和总结并代代相传下来的，具有起源时间早、资源丰富、品种繁多、用药独特、疗效显著等特点，是中医药领域的一朵奇葩，以天然、绿色而备受青睐。

在中国针灸漫长的发展历程中，一代代针灸名家潜心研究，薪火相传，使针灸理论日臻成熟，针灸技法日益完善。尤其是近现代，一大批针灸医家勇于探索，经过不懈努力，创立或发展了不少独具特色的针灸技法，表现出既有传承和发扬，又有变革和异化的特点，使针灸技法呈现出百花齐放、异彩纷呈的欣欣向荣景象，极大拓展了传统针灸的应用范围，提高了针灸的临床疗效，促进了针灸学术和技术的发展。

2010年11月16日，"中医针灸"正式通过联合国教科文组织保护非物质文化遗产政府间委员会第五次会议审议，被列入"人类非物质文化遗产代表作名录"，使中医针灸的自然、绿色健康理念与方法，将得到更多的了解、理解和尊重，为传统针灸理论方法提供了更加良好的发展环境。针灸不仅是中国的文化遗产，还是人类非物质文化遗产之一，在世界范围内提高其共享度，成为服务于全人类生命健康的宝贵资源。

2018 年，湖南中医药大学第一附属医院针灸科成功入选国家中医药管理局区域中医（专科）诊疗中心建设单位，专科辐射区域包括湖南、湖北、河南、广西、江西等省区。为了更好地推广和传承这些区域的针灸特色技术，充分发挥这些技法的特色和优势，提高针灸临床疗效，推进中医药传承创新，进一步提升"湘、鄂、豫、赣、桂、黔"六省区中医适宜技术在各级卫生医疗机构的服务能力，充分发挥中医药适宜技术在广大基层防治常见病、多发病中的优势作用，湖南中医药大学第一附属医院国家中医药管理局区域中医（针灸）诊疗中心项目组牵头编写《湘鄂豫赣桂黔·中医适宜技术丛书》，包括《针灸特色技术·湘》《针灸特色技术·鄂》《针灸特色技术·豫》《针灸特色技术·赣》《针灸特色技术·桂》《针灸特色技术·黔》六册，紧密结合湘、鄂、豫、赣、桂、黔六地的文化特色，充分体现其开创性和权威性，系统、全面收集整理具有代表性的针灸特色技术，其内容丰富，图文并茂、技术操作简便、费用低廉、值得广泛推广应用。

湖南省针灸学会原会长

严洁

湖南中医药大学教授、博士生导师

2024 年 5 月

总前言

《湘鄂豫赣桂黔·中医适宜技术丛书》

为促进中医学术流派发展，加强对针灸名家学术经验、特色技术的传承，特组织人员编撰《湘鄂豫赣桂黔·中医适宜技术丛书》。本丛书由国家中医药管理局区域中医诊疗中心（针灸）建设项目和国家中医药管理局高水平中医药重点学科（针灸学）资助，包括《针灸特色技术·湘》《针灸特色技术·鄂》《针灸特色技术·豫》《针灸特色技术·赣》《针灸特色技术·桂》《针灸特色技术·黔》六个分册。每个分册均包括文化篇和技法篇两大篇章，文化篇主要介绍各地域文化和中医的渊源与特点，技法篇主要介绍各地域具有代表性的针灸特色技术，所载技术的入选原则包括：地域性、有效性、科学性、安全性、操作性。每项技术重点介绍该疗法特点、理论基础、适应证、疗法操作、注意事项、临床验案等，并配有图片说明，简洁直观。

在编写形式上，本套丛书结构层次清晰，遵循"科学、实用，通俗、易懂"的基本原则，紧密结合湘、鄂、豫、赣、桂、黔六地的文化特色，收集整理具有代表性的针灸特色技术，兼顾不同地区、不同层次临床医务人员对各专科常见疾病、多发疾病的认识，同时结合案例、图片等多种编撰和展现形式，进一步提高本套丛书的可读性与临床实用性。整套丛书内容简要而不失详尽，浅显易懂又全面丰富，既包含临床知识技能，又纳入许多文化底蕴和相关中医知识故事，使内容不至严肃死板，读者在丰富临床技能之余，还能了解更多地域文化知识及中医特色，使得学习变得更为生动有趣，有利于进一步提高读者学习阅读的积极性。

本丛书作为中医适宜技术丛书，对从事针灸临床工作的同仁具有较大的参考价值，同时还可作为各区域医院专科技能规范化培训、继续教育及临床实习辅导丛书，提高专科人员临床水平，促进医疗技术水平的进一步提高。

参加编写《湘鄂豫赣桂黔·中医适宜技术丛书》的作者是来自湘、鄂、豫、赣、桂、黔六地医学院校及医疗机构的针灸专家，他们多在临床一线工作，在繁忙的临床和管理工作之余完成了本套丛书的编写工作，在此向他们表示衷心的感谢。全体编者均以高度认真负责的态度参加了本丛书编撰工作，但由于编写时间仓促且涉及众多区域，各区域编写人员的思维方式、知识层次、经验积累存在差异，因此书中难免存在不足之处，敬请广大读者提出宝贵意见，以便再版时修订提高。

湖南省针灸学会会长、国家"万人计划"教学名师　常小荣

国家中医药管理局高水平中医药重点学科（针灸学）负责人

章薇

湖南省名中医

2024 年 5 月

编写说明

《湘鄂豫赣桂黔·中医适宜技术丛书》

湖湘历史，源远流长。所谓"一方水土养一方人"，千百年来，湖湘区域特色促成了极具内涵的湖湘文化，也为湖湘中医的形成、发展与繁荣奠定了坚实的基础。湖湘中医是中国医学的重要组成部分，为中国医学发展作出了巨大贡献。据统计，湖湘医著约480部，其中宋17部、元3部、明22部、清363部、民国75部，其涉猎之广泛，议论之精辟，见解之独到，令人瞩目。

随着地域中医药文化，如新安医学、孟河医学、吴门医学、岭南医学、津沽医学等研究的兴起，湖湘中医人亦开始研究自己的"中医文化"。"湖湘中医文化"，是指以湖湘文化为背景孕育而生的，历代湖湘医家在医疗实践中所形成的医疗品德、治学方式、学术思想、临证经验等非物质文化和湖湘中医物质文化的总和。在地域中医药文化研究领域硕果累累，名医辈出，湖湘中医近现代更是有刘炳凡、夏度衡、欧阳锜等"湖湘中医五老"，亦有国医大师刘祖贻、孙光荣、熊继柏，全国名中医王行宽、潘敏求、尤昭玲等。

针灸作为中医药的重要组成部分，凝聚着中华民族的智慧和创造力。"湖湘五经配伍针推学术流派传承工作室项目"成功获批国家首批学术流派，流派代表性传承人刘开运、严洁、常小荣、章薇等湖南省名中医、国家级名师均在国内外业界享有盛誉，并形成了一批针、灸、推特色中医技法，如张力平衡针法、聪脑通络针法、隔药饼灸、刘氏小儿推拿，等等。

为加强对湖南省针灸名家学术经验、特色技术的传承，促进中医学术流派发展，特编撰《针灸特色技术·湘》一书，全书分两篇，即文化篇和技法篇。文化篇主要介绍湖湘文化和湖湘中医的渊源与特点，技法篇介绍湖湘25项特色针灸技术的特点及临床实际操作，并配有图片说明。具体每项技术下重点介绍该技法的技术特点，包括技术简介、适用范围、技术操作、注意事项、临床验案等。

在编写中，我们基于临床需求，力求为针灸临床医师及针灸爱好者提供一些临床有效的特色技术，不足之处敬请广大读者提出宝贵意见。

《针灸特色技术·湘》编委会

2023 年 11 月

# 目录
CONTENT

## 文化篇

## 技法篇

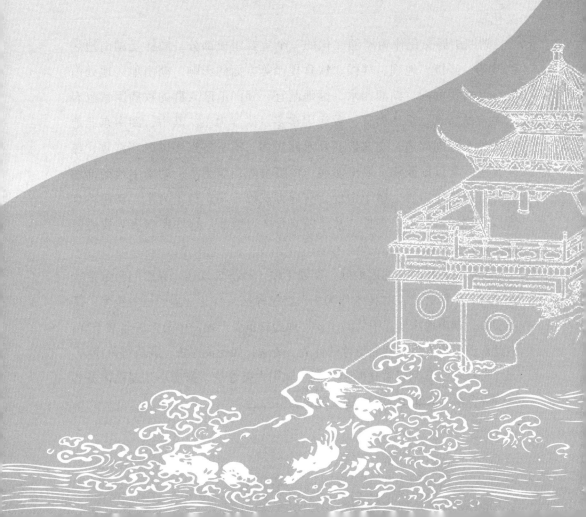

# 文化篇

湖南省，位于中国腹心之地，东、南、西三面为崇山峻岭所围阻，北临洞庭湖，纳湘、资、沅、澧四水，吞吐长江。

# 第一章　湖湘文化

　　湖南省，位于中国腹心之地，东、南、西三面为崇山峻岭所围阻，北临洞庭湖，纳湘、资、沅、澧四水，吞吐长江。虽谓"四塞之地"，实则"隔山不隔水"。隔于山，闭塞不通，交流不便，故湖湘文化有其相对独立性；连于水，动辄不腐，又给湖湘文化带来活力和发展空间。所谓"一方水土养一方人"，湖湘的这种区域特色，千百年来促成了极具内涵的湖湘文化，也为湖湘中医文化的形成、发展与繁荣奠定了坚实的基础。形成了一种具有鲜明特征、相对稳定并有传承关系的历史文化形态——"湖湘文化"。

　　湖湘中医文化作为湖湘文化的一个重要组成部分，同样受湖南地区的政治、经济、地理、气候、饮食规律等方面的影响。湖南地区地处内陆，又有洞庭湖、湖湘四水，因地制宜，湖湘地区人群的致病因素也有其独特的特点。总体而言，致病因素多以风湿为主。其中，湖南东北地区地处洞庭湖周边，交通以船和水路居多，病机特点多以风寒湿重、热轻为主，常以皮肤病、风湿痹痛、血吸虫等疾病为主；湖南中西南部地区多处于雪峰山脉，属于山地，交通方式以车马、行走为主，疾病特点常以寒湿、风湿疾病多见，常伴随有骨关节痹痛。这些疾病多需要温阳祛湿、活血化瘀。

　　因湖湘尤其西北偏远地区，交通不便，经济欠发达，寻医问药常常就地取材，中医针灸推拿技术作为中医特色疗法，有非常多的适宜技术、民间验方，湖南地区作为中药的主要道地药材重要产地，中药资源非常丰富，由此形成了很多独具湖湘特色的针灸、灸法，如药灸疗法、隔药饼灸疗法、元寸灸疗法、慈利哮喘化脓灸疗法、脾阳古灸疗法、彭氏小儿扁桃体炎七星灯火灸法、潇湘伏九贴疗法，等等。

## 一、湖湘文化的界定 [1]

关于湖湘文化的源流，有几种说法：第一种是湖湘文化发祥于春秋战国时期的楚文化，楚文化中的祝融文化和蛮夷文化是它的直接源头；第二种认为湖湘文化以宋代讲究义理之学的湖湘学派为其源头；第三种，从广义上说，湖湘文化起源于楚文化，它不仅包括传统文化，还包括现在的和先秦、秦汉在内的文化；而狭义上的湖湘文化则是个学术概念，形成于宋代，指义理之学 [2]。

从广义来看，湖湘文化是指自古以来生息在湖南这块土地上的各族人民，在长期的历史过程中，创造而形成的具有独特个性之民风、民俗、社会意识、科学文化，乃至物质文化等的总和。从狭义上说，则是指自古以来湖南的原住民、各个时代的移民及流寓者所共同创造、发展和积淀起来的文化精神。作为一种特定的地域文化，无论是对其进行界定还是研究，这两个方面的内涵都是缺一不可的。因而，湖湘文化应该是一个丰富的、多层面的复合体，既包含了意识形态层面的观念文化、精神文化，也包含了物化形态的物质文化和行为文化；既包含了上层社会的主流文化、庙堂文化和精英文化，也包含了世俗的大众文化、草根文化和江湖文化；既包含了最早生息于湖湘大地的原住民及后来陆续迁徙进来的"三苗""荆楚"等多民族文化或地域文化，也包含了秦汉以降作为主流文化传入的汉民族文化及中原文化。其中既具有强烈稳固的原生态特质，又有着因应社会时代变迁之流动性、发展性、变异性等衍生特质。正是在这些多元文化因子的持续互动合力作用下，这一地域文化才日益丰富并逐渐定型，形成了特色独具的湖湘文化。

也正是由于这些文化的影响，湖湘中医也发展出自己独特的治疗技术。湖南属于一个多民族聚居的地区，因此还有很多带有民族特色的特色技术，如侗医腰痛腘吓（刮痧）疗法、湘西土家医风湿痹证雷火神针疗法、湘西土家医小儿走胎提风疗法、土家医药筒滚熨疗法，等等。

## 二、湖湘文化的渊源

1. 宋以前文化：根据湖南考古发掘和先秦文献中许多史实记载的惊人暗合，人们对湖湘文化的历史产生了再认识：湖湘文化不仅源自千年前，而且源于炎黄文化和前炎帝神农文化。尽管炎帝与远古湖湘文明的渊源难以考证，在近代中国文化史上湖南却一直是最可信的神农故地，具有最浓厚的炎帝文化氛围。

早在公元 976 年宋太祖就"立庙陵前"，1371 年明洪武帝又"考君陵墓在此"，到清乾隆年间祭道旁刻下"邑有圣陵"的石刻，而 1993 年江泽民同志又亲笔题写了"炎帝陵"，至此，湖南炎陵县鹿原陂作为始祖炎帝长眠之地（"茶乡之尾"）的历史地位就更趋稳定。从《史记》等资料记载可以看出，舜帝传说很可能源自湖湘一带，《史记》记载舜帝"崩于苍梧之野，葬于江南九嶷"，《山海经》记载了"湘水出，舜葬东南陬"[3]。

数千年来，湖湘文化发展可谓大儒辈出，思潮迭起。这段时间以屈原自春秋战国始，楚繁衍于斯，屈子赋辞，成就楚辞之不朽；长沙太傅，贾谊哀鹏，壮志未殇，定"忧民爱国"之情操；马王堆汉墓、宋阳蔡伦造纸术等，无疑都是这一时期的代表之作。

湖南"群山叠岭，滩河峻激，而舟车不易为交通"，"北阻大江，南薄五岭，西接黔蜀，群苗所萃，盖四塞之国[4]"，在古代交通局限情况下，湖南这种四面环山、一面临水的封闭、险恶的环境制约了人们的文化交流，这种状况注定了早期湖南文化的落后。宋代以前，湖南受正统儒家文化的泽被有限，在那些深受礼仪教化的儒生看来，湖南就像南宋岳麓书院山长欧阳守道（约 1211—1276，字公权，一字遇父，号巽斋，江西吉州人，进士，文天祥之师）在《赠了敬序》里谈到的："念唐末五季，湖南偏僻，风化陵夷，习俗暴恶，思见儒者之道，乃割地建屋，以居士类。""风气锢塞，常不为中原人文所沾被。抑亦风气自创，能别于中原人物以独立"[5]。所以，单从文化生态层面来看，封闭的地缘环境造成了湖南落后的文化水准、习俗暴恶的生存方式和闭塞的文化交往。现在民间仍有少量巫医性质的"赤脚医生"，亦有部分百姓信任，与其千百年来的文化传统与内核对民众的思想认识的影响有着一定的关系。

从五国鼎立到隋灭陈的年间，北方烽火连年，战祸频仍，政局不稳，因此，北方人口举乡、举族成群南迁，湖南是流民的安居之所之一，为湖南的文化融合与发展产生了重要的作用，也为中医药的发展注入了新的思路与方法。"安史之乱"后，北方战乱又起，人口再度南移，进一步加快了湖南人口的增长与文化的融合；宋代，北方游牧民族不断扰攘并占据中原，尤其是"靖康之难"使北方千百万人背井离乡南迁湖南，这些南迁的中原人中不乏"衣冠望族"的知识阶层，他们南迁湖南，一方面使湖南的人口发生变化，提高了人口素质，更重要的在于使湖南的文化为之一新[4]，进一步加速了整个湖南中医文化氛围的变化。

数次大规模的移民及后魏晋兴起的玄学、道教、佛教等宗教文化的传入与融合，使湖湘士民在人口、习俗、风尚、思想观念上均发生了重要变化，促进了湖湘文化的进一步完善，受儒家、道教、佛教多方影响，湖湘文化形成了"兼收并蓄"的特点[6]。

2. 宋明时期理学文化：宋以前作为中华民族文化主流的汉民族文化，有着较之"苗蛮"等少数民族文化更为成熟的特质和更为宽广的视野。宋代以降，赵宋政府加强了对湖南的开发，尤其是南宋王朝偏于一隅后，湖南由偏远之地成为政治、经济、文化的发达地区，这一文化系统才得到了长足的发展[6]。

作为理学学派之一的湖湘学派文化正是在这一特定的社会政治历史背景下产生和发展的。北宋营道（今道县）人周敦颐设濂溪书院，作《太极图说》《通书》，孔孟之绝学始继，是为宋明理学不祧之祖。胡安国、胡宏，一门两父子，承濂溪之学，融心性之学与"经世致用"之合，卒开湖湘之学统，弟承师学，张栻主持岳麓书院，授徒讲学，集湖湘学派之大成，是湖湘文化的最初奠基者。南宋时期湖湘学派的兴起以及朱熹、张栻会讲于长沙岳麓书院，湖南才在正统主流文化中争得了有影响的一席之地。

3. 清、近代以来"经世致用"文化[7-9]：先秦、两汉的楚文化对两宋以后建构的湖湘文化有着重要的影响，是湖湘文化的源头之一。湖湘文化在历经先秦湘楚文化的孕育，宋明中原文化等的洗练之后，在近代造就了"湖南人才半国中""中兴将相，什九湖湘""半部中国近代史由湘人写就""无湘不成军"等盛誉。

明清湖湘文化一脉相传，至近代，英才豪杰辈出。清朝嘉庆、道光年间，以陶澍、贺长龄、魏源为代表的地主阶级经世派人才群体，主政事，倡改革，师夷长技以制夷，变法图强以自立，引领中国近现代启蒙思想之先。咸丰、同治年间，以曾国藩、左宗棠、郭嵩焘为代表的湘军人才群体，融合程朱理学的坚定信仰和经世务实的作风，勇当天下之责，成就晚清历史显赫之一页。光绪年间，以谭嗣同、唐才常、熊希龄为代表的资产阶级维新派人才群体，尽显不屈不挠之英勇斗争精神和无私无畏之献身精神。清光绪末年至民国初年，以黄兴、宋教仁、蔡锷等为代表的资产阶级革命派人才群体，不畏艰险，引领历史潮流之前进。新民主主义革命时期，以毛泽东、蔡和森、刘少奇等为代表的无产阶级革命派人才群体，缔造新中国，神州大地别开生面换新颜，成就中国不朽之业，历史功绩，永垂不朽。

这一阶段湖湘文化的发展过程，以发展兴衰时期为标准分为四个阶段：南宋时期的人口迁移大融合形成了古代湖湘文化；洋务运动时期的中西方思潮大融合，使以"经世致用"为特征的湖湘文化兴盛于一时；戊戌变法和辛亥革命的反封建帝制及资产阶级革命的时代潮流下的思潮大融合，使湖南全省风气大开；新文化运动以来的新民主主义革命思潮大融合，是湖湘文化发挥巨大社会功能的时期。

## 三、湖湘文化特点分析 [10]

湖湘文化经历了几千年的发展，对于其文化特点，不同的学者有着不同角度的总结，主要有以下几种：

以饶怀民为代表的学者从辛亥湘籍人物的个性出发，认为湖南人政治上具有以天下为己任的使命感、责任感和勇于投身政治洪流的献身精神；思想上具有上下探索、敢为天下先、富于开拓与创新意识；行动上具有脚踏实地、刻苦耐劳、勇于任事的实干精神；行为准则上刚正不阿、讲求正气、一以贯之。

以杨金鑫为代表的学者从湖湘学派入手，认为湖湘文化的特点有四：一是重视心学，并将"性""理""心"三者相提并论；二是反对佛教；三是以民族大义为重，洋溢着爱国热情；四是"不定一门，不私一说"，具有兼容并包的博大胸怀。

以胡光凡为代表的学者从湖湘文学角度总结出湖湘文化的特点有五：一是具有以天下为己任的爱国主义精神、责任感和使命感；二是求实务实，讲求经世致用；三是追求理想；四是革故鼎新的历史观；五是富于浪漫主义精神。

以郭辉东为代表的学者将湖湘文化的特征归纳为六个方面：格物究理，不囿成说；经世致用，不喜言谈；博采众长，不偏一说；重视教育，不偏一方；自强不息，不畏强暴；主新反旧，不拘泥于古。

以范忠程、王兴国、王继平等为代表的学者将湖湘文化的特点概括为三个方面。范忠程认为湖湘文化广汇百家，具有多源性和包容性；深藏民主启蒙意蕴和吐故纳新的精神；湖湘文化多成分、多层面，具有两重性。王兴国认为湖湘文化的基本特征首先是爱国主义精神，此外还有敢为天下先的艰苦奋斗精神，创新精神和兼收并蓄、博采众长的开放精神。郭汉民、王继平、梁小进认为湖湘文化的特点是，经世致用的学术价值取向所派生出来的、积极面世的奋斗精神；敢于实践的实干精神；爱国主义精神。

以刘泱泱为代表的学者从土习民风的角度切入，认为近代湖湘文化表现出二重性：既继承了古代湖湘土风民气的基本传统，主要是勤劳、勇敢、笃实、俭朴、富有爱国心和奋斗精神，以及闭塞倔强的一面；又在新的历史条件下有明显的变异，表现出特别强烈的爱国情怀、经世致用的作风、善变趋新风貌的奋斗精神。

## 四、湖湘文化精神实质特点 [10]

总的来讲，湖湘文化因其特征性的几个人物，尤其近代以来，从王夫之"天下兴亡，匹夫有责"始，到曾国藩中兴名臣，到谭嗣同"变法流血牺牲由我开始"，到集大成者的伟人毛泽东，对近代以后的湖湘文化的演进途径，根据湖湘文化发展的思想线索，分成两条：第一条是由王夫之—谭嗣同—杨昌济—毛泽东的爱国主义和民主启蒙思想发展路线；第二条是由王夫之—曾国藩—杨昌济—毛泽东的中国传统文化思想发展路线。公认为两条思想脉络的起点都是王夫之，终点则是毛泽东，其中曾国藩对湖湘文化的传承起了重大作用 [11]，渐渐形成了湖湘文化精神实质特点。

1. 哲理思维和诗人才情的有机统一：这一特点自春秋战国屈原始，楚繁衍于斯，屈子赋辞，做《离骚》，成就楚辞之不朽；长沙太傅，贾谊哀鹏，壮志未殇；近代毛泽东现实主义与浪漫主义情怀诗人神奇结合，演绎出自信、豪迈、乐观的个性。其文辞特点满是慷慨大气、辞藻华美和浪漫主义的楚味。可以概括为"忧民爱国" [12]。

2. 经世致用的哲学思想与力行践履的道德修养：这一特点由"屈贾情结"作为"经世致用"的心灵燃火，造就了湖湘现当代文学的磅礴大气和灿烂辉煌，自重视心学，并将"性""理""心"三者相提并论。自后魏晋玄学盛行，道教、佛教开始传入湖湘之地，而南北朝及唐宋以来，由于历史的变迁发展，特别是经历了宋、元、明的几次大规模的移民，使湖湘士民在人口、习俗、风尚、思想观念上均发生了重要变化，促进了湖湘文化的进一步完善。自周敦颐设濂溪书院，继孔孟之绝学。胡安国、胡宏，一门两父子，承濂溪之学，融心性之学与"经世致用"之合，卒开湖湘之学统，弟承师学，张轼主持岳麓书院，授徒讲学，集湖湘学派之大成，是湖湘文化的最初奠基者。此一时期湖湘文化受儒家、道教、佛教多方影响，形成了"兼收并蓄"的特点。从王夫之"天下兴亡，匹夫有责"开始，到曾国藩中兴名臣修齐治平的儒家典范，表现为理学文化，可以概括为"经世致用""兼收并蓄""修身养德" [13]。

3. "气化日新"、自强不息的奋斗精神：这一特点主要表现在近代，湖南人才蔚起。近代湖南先后兴起过五大人才群[8]。第一批人才出现在鸦片战争前后，以陶澍、贺长龄兄弟和魏源为主，开始"睁眼看世界""师夷长技以制夷"；第二批人才出现在咸同年间，以曾国藩、郭嵩焘为首的湘军集团最为突出，兴起洋务运动，学习西方先进技术；第三批出现在 19 世纪末，以谭嗣同、唐才常、熊希龄为主，主张维新运动；第四批出现在 20 世纪初，以黄兴、宋教仁、陈天华、蒋翊武等为主，展开了辛亥革命；第五批出现在五四时期以后，以毛泽东、蔡和森、刘少奇为最，体现了湖湘文化气化日新、自强不息的奋斗精神，创立了新中国。其文化特点概括为"自强不息"。

4. 忧国忧民的知识分子群体参政意识：这一特点主要表现，自屈原沉江、贾谊壮志未酬、王夫之"天下兴亡，匹夫有责"，到曾国藩中兴名臣，湘军披靡，到谭嗣同"变法流血牺牲由我开始"，到集大成者的伟人毛泽东、刘少奇、彭德怀等；一大批忧国忧民的知识分子群体参政意识，豪迈自负，救中国自湖南始，济天下自我始的历史责任感，主张的人格觉醒与平等学说，它的广泛传播是湖湘维新运动蓬勃发展的思想基础。其文化特点概括为"敢为人先"[14]。

5. 运筹决胜、平治天下的军政谋略：这一特点主要表现在近代，源自经世致用的实学思想，自曾国藩中兴名臣，湘军披靡，将儒家的"修齐治平"与"经世致用"思想相结合，《曾国藩全集》，完美诠释霸蛮精神与经世致用之理念，其立德、立功、立言多为后世效法；新民主主义革命以来，又涌现出毛泽东、刘少奇、彭德怀、贺龙等一大批新中国将帅。革命者与缔造者之心路历程，承载革命之曲折与艰辛，见证中国历史之进程，为新时期建设者借鉴之源头、依据之根本。这一时期表现为红色文化，概括为"霸蛮精神""实事求是"。

"唯楚有才，于斯为盛"，庞大的学者群体、多质的文化覆被、兴盛的书院教育和中原人口的南迁这四要素在文化传播中交合一体构成一种文化机制，正是这种文化机制的运作促成了湖湘文化的形成和崛起。湖湘文化思想，历经屈原、贾谊，以宋代胡安国为开创者，历胡宏、张栻、王船山、曾国藩、谭嗣同、杨昌济，以至毛泽东，形成了自己独特的风格；以理学的道德精神与经世致用的实事实功相结合，这种学术文化的特色一直延续到近代。近代史上湖南人才辈出，虽然他们的政治立场可能很不相同，但其讲理想、重经世的学术文化风格却是一致的。

湖湘文化精神正成为一种开放的、多元的、淡泊明志的文化，在新时期的事业中发挥更大的作用。流域文化、理学文化、红色文化和地域民俗文化构成了湖湘文化的主体内容，也是湖湘文化的四大支柱。在此基础上产生的具有湖湘特色：经邦济世、忧国忧民和针砭时弊的辣味，浓郁湘地风情的俗味。而近年来，风靡全国的"湖南文化现象"，在传统湖湘文化的推动下，涌现了"电视湘军""出版湘军""报业湘军""动漫湘军""演艺湘军"等一批文化品牌，也为"湖湘中医文化"研究提供了良好的平台。

20世纪70年代以来形成的湖湘针灸团队，也以其"敢为人先""经世致用"的精神内核，发挥其聪明才智，在国内针灸业界有"针灸湘军"美誉，培养的针灸人才遍布国内外。现如今的湖南以独具特色的饮食文化享誉国内饮食圈，"辣不怕""不怕辣""怕不辣"是湖湘饮食的特色，结合湖南饮食习惯，多油、多盐、重辣，整个湖南地区的疾病谱系常以心脑血管、胃肠系统疾病多发。湖湘中医人针对这类疾病，发挥其"霸蛮精神"，研发了湖湘特色针灸疗法比如：湖湘五经配伍针灸法、张力平衡针法、聪脑通络针法、湖湘胃经三段取穴法、祛风化痰针法。这些针灸疗法无不包含着湖湘人"实事求是"的精神文化内核，闯出了湖南针灸人的湖湘辣味。

## 参考文献

[1] 万里.湖湘文化的精神特质及其影响下的精英人物[J].长沙理工大学学报（社会科学版），2004，9（3）：81-86.

[2] 周秋光.湖湘文化学术研讨会综述[N].光明日报，1999-07-30.

[3] 钟伦荣.试论湖湘文化形成和崛起的动因[J].湘潭大学学报（哲学社会科学版），1995，6（24）：89-92.

[4] 钱基博.近百年湖南学风[M].长沙：岳麓书社，2010.

[5] 章犹才，欧阳斌.从蔡锷人格的复杂性看湖湘文化的近代嬗变[J].湖南师范大学社会科学学报，1996（6）：80-84.

[6] 彭大成.湖湘文化与毛泽东[M].长沙：湖南出版社，1991.

[7] 陶用舒.论湖南近代人才群体形成的标志[J].求索，1996（5）：114-118.

[8] 饶怀民.辛亥革命时期湘籍志士的舆论宣传[J].湖南师范大学社会科学学报，2001，30（5）：74-80.

[9] 刘玲，米华.湖湘文化研究综述[J].湖南科技大学学报（社会科学版），2009，12（4）：112-117.

[10] 朱翔.近现代湖南人才地理研究[J].地理学报，1998，53（3）：279-284.

[11] 张云英，罗建英.论湖湘文化对毛泽东个性特征的影响[J].船山学刊，2006（3）：38-39.

[12] 田中阳.湖湘文化精神与二十世纪湖南文学[M].长沙：岳麓书社，2000.

[13] 伍成泉.晚清湘人文集及其史料价值初探[J].湖南师范大学社会科学学报，2001，30（4）：70-75.

[14] 李绍平.近代湖湘史学论略[J].湖南师范大学社会科学学报，2001，30（1）：109-114.

# 第二章　湖湘中医

　　湖湘，自古人杰地灵，有"人文湘楚，山水湖南"之美誉，"惟楚有材，于斯为盛"，"楚材"一直视为湖湘的骄傲，究其形成，湖湘文化功莫大矣。自炎帝于姜水而徙于南，数千年来，湖湘文化发展可谓大儒辈出，思潮迭起。自楚人始，灿烂辉煌延续至今。屈原楚辞、马王堆汉墓、宋阳蔡伦造纸术等，无疑都是这一时期的代表之作。后魏晋玄学盛行，道教、佛教开始传入湖湘之地，促进了楚文化的进一步完善。这些与当时的中原文化相比影响甚小，唯有宋时湖湘理学的形成，才可谓湖湘文化的集大成者。北宋营道（今道县）人周敦颐作《太极图说》《通书》，成为宋明理学开山鼻祖，影响着后世王夫之、魏源、曾国藩、左宗棠等的经世哲学，亦展现着几千年来厚重的湖湘文化。俗话说"秀才学医，笼中捉鸡"，湖湘许多儒者，或因考场失利，或因仕途不顺，承袭"不为良相，则为良医"之风，他们或师门传授，或亲炙，或私塾，因有理学之根基，故多能在医学中有所成就。此外，清代"八股取士""考据之学"盛行，也影响了湖湘许多医家，他们皓首穷经，致力于《黄帝内经》《难经》《伤寒论》等书的诠注，为后世留下了一笔丰富的财产，确立了湖湘中医文化在中国医学发展史上的显赫地位。总之，屈原、贾谊、周敦颐、王夫之、曾国藩、毛泽东、刘少奇……为湖湘文化孕育出的济世良才；岳麓书院、马王堆汉墓、三国吴简、里耶秦简、南方长城，更显湖湘文化积淀之深厚；各种文化的相互交融，成为湖湘中医发展的沃土。

　　所谓一方水土养一方人，千百年来，湖湘的区域特色促成了极具内涵的湖湘文化，也为湖湘中医的形成、发展与繁荣奠定了坚实的基础。湖湘中医是中国医学的重要组成部分，为中国医学的发展作出了巨大贡献。据统计，湖湘医著约480部，其中宋17部、元3部、明22部、清363部、民国75部，其涉猎之广泛，议论之精辟，见解之独到，令人瞩目。

　　论名医，早在黄帝时期，有浮邱子种苦读于浮邱岗，洗药于道水的记载；汉文帝时，桂阳苏耽，以庭中井水、橘叶，治疗天下疾疫，橘井佳话，传遍医林；晋代许旌阳，弃官炼丹方顶山，其铺毡处，草色皆赤。唐、宋、元、明、清乃至今天，更是名医辈出，数不胜数。他们治学严谨，理论渊博，医术精湛，医德高尚，堪为今人学习的楷模。

　　论名著，长沙马王堆古医书，形成经络、疾病诊治、药物方剂、养生保健、性学、胎产、祝由等医学理论基础、临床治疗之雏形而发其端；炎帝著《神农本草经》创药学，为中药之鼻祖；汉代张仲景著《伤寒杂病论》确立了辨证论治原则，奠定理法方药理论基础，继其后由此成为完整的医学理论、临床治疗体系，可谓中国医学发展之渊源。

## 一、湖湘中医的特点

　　1. 医德为先，心忧天下：湖湘文化强调"先天下之忧而忧，后天下之乐而乐"，湖湘传统的中医文化也是与之一脉相承的，自古以来，湖湘医家以救死扶伤为己任。炎帝神农氏，"尝百草，一日遇七十毒而无恙"，后因误食断肠草而死，为医药贡献了生命；医圣张仲景在长沙任太守期间，感怀百姓疾苦，以其精诚医德之风，在衙门大堂公开应诊，为后世所传颂；采药于涟源龙山的药王孙思邈，著有《备急千金要方》，篇中的《大医精诚》至今仍作为湖湘乃至全国医家医德的典范；元代衡阳人曾世荣在《活幼心书》中，主张"（医者）凡有召见，不分昼夜，寒暑，远近，亲疏，富贵贫贱，闻令而去，视彼之疾而行，药必用其真，富贵无所望，推诚救急，勿以其劳"；清代善化人龚梁、邵阳人罗国瑛、湘乡人文负吉、武冈人彭顺纪、新化人李志星、安化人陶孝忠等都是心忧天下著名医学家；李聪甫、刘炳凡等近现代著名医家，无不怀大医精诚之德、仁爱之心。

　　2. 兼容并举，中西汇通：湖湘中医与湖湘文化一脉相承，湖湘文化是一种开放、包容的文化，湖湘中医重视兼容并举，中西汇通。如邵阳何舒亦力倡中西医汇通，其"治医学有年，既究中医，兼通西法"。1993 年湖南中医学院（现湖南中医药大学）创建中西医结合系和中西医结合学院，面向全国招收第一批中西医结合专业本科生，《中西医结合系列教材》于1995年编写出版。

3. 执中致和，道法自然：在湖湘文化发展历程中，儒家文化和道家文化为历代湖湘思想之主流，深刻影响着湖湘医家的治学精神和治病思维，许多医家倍崇执中致和之理、道法自然之效。如醴陵黄朝坊强调"天人合一"；罗国纲用药强调"必取其中正平稳，切于病症"；李聪甫深究李东垣的脾胃理论，独创了"益脾胃、和脏腑、通经络、行气血、保津液，以至平衡阴阳"的治疗大法；汨罗刘炳凡以"柔剂养阳"而达阴阳平和之效；"和"乃湖湘中医之精髓。

4. 地方医学丰富，极具地域特色：湖南是我国的少数民族大省，有55个少数民族，近700万人口，湖南省民族医药资源丰富，省内四大主要世居少数民族都有自己的传统医学，即土医、苗医、侗医、瑶医，是我国民族医药学的重要组成部分。由田华咏编写的《湖南民族医学史》，分别介绍了湖南少数民族概况、湖南土家族、苗族、侗族及瑶族医药发展史、湖南民族药资源、湖南省民族医药研究成果、湖南省民族医药学术团体及学术交流等内容。

## 二、湖湘中医的历史沉淀

"惟楚有材，于斯为盛"，医，亦为材之一。作为五千年中国传统文化重要组成部分的中医学，有着优秀湖湘文化土壤的滋养，自然是如沐春风，名医、大家迭起不穷。在中国医学史上形成了以神农尝百草卒于茶乡、苏耽橘井佳话、马王堆医书、张仲景长沙坐堂、孙思邈龙山采药等为代表，有着浓郁湖湘地域特色的中医文化风景线。

1. 炎帝神农氏、炎帝陵：中华文化肇始于炎黄，我们是华夏儿女，炎黄子孙。炎，就是指炎帝，号神农氏，是我国上古时代杰出的部落首领，世人尊之为"医药之神""华夏之祖"，"名垂宇宙，恩泽神州"的民族始祖，是农耕文化与医药文化的开创者。据史籍记载：炎帝神农氏"生于厉乡，所谓列山氏也""长于姜水，因以为姓，火德王，故曰炎帝"。

炎帝始作耒耜，教民耕种；遍尝百草，发明医药；日中为市，首倡交易；治麻为布，制作衣裳；弦木为弧，剡木为矢；作陶为器，冶制斤斧；削桐为琴，练丝为弦；建屋造房，台榭而居。为缔造中华古国最早的文明，为发展社会生产力，为中华民族的繁荣昌盛作出了不可磨灭的贡献。在与大自然、与疾病的斗争中，留《神农本草经》传于世，为中华医药事业的发展奠定了基础。他为彻底了解各种草药的药性，奔走于湖南境内的高山、险道之间，不顾生命安危，遍尝百草。《淮南子》记下了这段惊心动魄的日日夜夜，"当此之时，一日而遇七十毒"，说神农氏一天中毒七十次，这需具备惊人的毅力及对医学忘我的献身精神。后来不幸的事终于发生了，一天在株洲茶乡（今湖南省株洲市炎陵县鹿原陂），他尝了一种叫"断肠草"的草药，顿时五脏俱裂，失去了生命。

晋代皇甫谧所著的《帝王世纪》记载炎帝神农氏"在位一百二十年而崩，葬长沙"。宋代罗泌所著的《路史》记载：炎帝神农氏"崩葬长沙茶乡之尾，是曰茶陵，所谓天子墓者"。王象之编著的南宋地理总志《舆地纪胜》记载更为具体："炎帝墓在茶陵县南一百里康乐乡白鹿原"。可见，炎帝与湖湘中医有着不解之缘。几千年来，炎帝神农氏与黄帝轩辕氏一道被尊为中华民族的始祖，受到普天下炎黄子孙的世代钦敬。

2. 苏耽与橘井、苏仙岭："橘井泉香"与"杏林春暖""悬壶济世"一样，在中医学界脍炙人口。过去医家常常以"橘井"一词或橘、杏并用来为医书取名，诸如"橘井元珠""橘杏春秋"等，寓意深刻。"橘井"一词出自何处？与湖湘中医又有着怎样的渊源呢？其实这个讲的是西汉时期湖南郴州的道医——苏耽。

据刘向《列仙传·苏耽传》载，湖南古时瘟病横行，西汉文帝时，郴州有一位叫苏耽的道人，身怀绝技，喜爱神仙养生之术，人们称他为"苏仙"，他对母亲极为孝顺，后终于得道成仙。在成仙之前，苏耽嘱咐母亲说："明年天下会发生一场大的瘟疫，但是用我们院子里的井水和橘树能够治疗。如果有人患病了，给他一升井水，一片橘叶，煎汤饮服，马上可以痊愈。"第二年，果如苏耽所言，天下瘟疫大行，苏耽的母亲便遵照儿子嘱咐，用井中泉水泡橘叶施救众乡邻，救人无数。等瘟疫过后，人们就看到有一条龙从井里飞腾而起，直冲云霄，于是人们就认定龙乃苏耽所化，以救万民。葛洪《神仙传·苏仙公传》也有记载：苏耽在汉文帝的时候受天命为天仙，天上的仪仗队降落苏宅迎接苏耽。苏耽在辞别母亲、超脱凡俗时告知母亲：明年天下将流行瘟疫，咱们家庭院中的井水和橘树能治疗瘟疫。患瘟疫的人，给他井水一升，橘叶一枚，吃下橘叶、喝下井水就能治愈了。后来果然像他所说的那样，前来求取井水、橘叶的人很多，都被治愈了。

于是医学史上就有了"橘井泉香"的典故。清代陈梦雷的《古今图书集成》将其收入《医术名流列传》之中，后流传更广。

关于苏仙民间还有很多传说。相传，西汉文帝年间郴州东门外住着一户姓潘的人家。有一天年方二八的潘家姑娘到郴江边洗衣服，从上游苏仙岭漂来的一根红丝线缠住了她的手指，潘姑娘想用牙齿咬脱红丝线，不料红丝线却溜进了她的肚子里。不久潘姑娘怀孕了，后来她躲到离家不远的牛脾山桃花洞里生下一个男孩，并取名苏耽。苏耽没有衣服，洞外水池边的白鹤用它的双翼覆盖着他；没有奶吃，洞里的一只白鹿就用奶水哺育他。苏耽长大后懂得孝敬母亲，尊敬呵护养育他的白鹤和白鹿，后来他得异人传授仙术，13岁时修道成仙，跨鹤飞去。

人们为了纪念苏耽，把牛脾山改名为苏仙岭，把桃花洞改名为白鹿洞，并在苏仙岭顶上建造了苏仙观。在百姓的心中，做好事的人死后应该做神仙的，成了神仙就要有香火，于是就有了苏仙观，山也改名苏仙岭。山上到处都有仙踪，如神仙的出生地点白鹿洞、神仙升天的升天石，还有望母松、仙棋盘等。至今湖南郴州市东北郊苏仙岭上的苏仙观、飞升石、鹿洞，以及市内第一中学内的橘井，都是纪念苏仙的遗迹。从此，"橘井"一词就慢慢演化为中医药的代名词，也为湖湘中医文化更添了一份传奇色彩。至今湖南郴州市东北郊苏仙岭上的苏仙观、飞升石、鹿洞，以及郴州市第一中学内的橘井，都是纪念苏仙的遗迹。

3.马王堆汉墓与古医书：1973 年，对湖湘中医界来说是极不平凡的一年，长沙马王堆发掘了三座西汉古墓，墓主分别是辛追、利苍及利苍的儿子，墓中出土了大批帛书及部分竹木简，其中有医药学方面的著作 14 种。这些都是早已失传的古医籍，连《汉书·艺文志》也未能著录，其出土填补了我国医学史上的许多空白。多个世界第一，在湖湘这片中医热土上诞生了。马王堆汉墓陈列展中所展示的与医药相关的文物主要有以下几种。

（1）《导引图》：导引是将呼吸运动和躯体运动相结合的一种医疗养生体育运动。彩色帛画导引图出土于三号墓。图上描绘了呼吸运动、肢体运动、器械操等 44 种练功式，并标注名称及功用。据中医医史文献学家、中国中医科学院资深研究员马继兴先生考证，这 44 副导引图可分为四大类：第一类是题有病名的导引图，可知此类导引术式是用于治疗相应疾病的；第二类是题有动物形象的导引图，为模仿动物运动所创；第三类为器械运动的导引图，图中人物均以器械为导引的辅助手段；还有一类被归为其他类，标题意义待考。

（2）中草药及彩绘陶熏炉：马王堆汉墓中发现中草药实物有 10 余种，是现存较早的中草药实物。分别为：茅香，别名香草，系禾本科植物香茅的根茎，香料；佩兰，系菊科植物佩兰的花及果实，性平，味辛，解暑去湿；辛夷，木兰科植物玉兰的花蕾及花梗，散风寒、通鼻窍；高良姜，姜科植物高良姜的根茎，性热，辛温，温中散寒、止痛；桂皮，樟科植物浙樟的树皮；花椒，芸香科植物竹叶椒的果实，性热，味辛，温中止痛、杀虫；藁本，伞形科植物藁本的根茎，性温，味辛，祛风散寒，止痛；杜蘅，马兜铃科植物莲花细辛的根，散寒止咳、祛风止痛；姜，姜科姜属植物根茎，味辛性温，发散风寒、化痰止咳，此外还有朱砂。以上药物现在仍为中医常用药。除朱砂外，其他药物多气味芳香，具有芳香去湿、通气健脾、防腐杀菌等功效。这些药物在出土时被存放在香囊、枕头和熏炉中，用于预防疾病，调节精神。出土的彩绘陶熏炉，通高 13.3cm，口径 11.2cm，盖上镂孔，炉内装高良姜、茅香、藁本和辛夷等，熏烧时就可清新空气，祛除秽气，预防感冒等疾病的发生。

（3）《足臂十一脉灸经》：《足臂十一脉灸经》与《阴阳十一脉灸经》甲本、《脉法》、《阴阳脉死候》、《五十二病方》同抄在一幅长帛上。《足臂十一脉灸经》和《阴阳十一脉灸经》全面记述了人体十一条经脉的循行走向、所主疾病和灸法，是我国最早的论述经脉学说的文献。它们与《黄帝内经》中的文句、内容有很多相同之处。二书在经络上均只讲了十一条经脉，比《灵枢》少了一条厥阴经。所述经络循行方向以及主病病候，不仅比《灵枢》简略，有的甚至相反。据考证二书可能是《灵枢·经脉》的祖本。

（4）《五十二病方》：据考证，《五十二病方》是现今发现的我国最古的医方，为亡佚已久的医方书，该帛书本无书名，根据原有目录共有五十二个以病名为中心的小标题，学者们将其定名为"五十二病方"。五十二种疾病下，每一种疾病的治疗少则一方、二方，多则二十余方，现共存医方总数283个，原书应有300方左右。书中所涉及的病名，包括见于五十二个标题的病名，共计103个，涉及内科、外科、妇产科、儿科、五官科等。收录药物247种，其中有将近半数是《神农本草经》中没有记载的。它真实地反映了西汉前临床医学和方药学发展的水平。

（5）《养生方》：此部分内容单独抄在一卷帛上，以养生方药为主要内容，故帛书整理小组定名为《养生方》。原书32个标题目录，列于正文之后，经整理，尚可辨认27个，内容可归纳为7个方面，即治疗阳痿方；一般壮阳方；一般补益方；增强筋力方；治疗阴肿方；女子用药方；方中补益方。据考证，帛书《养生方》的抄写年代应在秦汉之际。该书对于养生学、方药研究具有一定参考意义。

（6）《十问》：出土时与《和阴阳》竹简合成一卷。全书假托古代帝王、诸侯、官吏、名医、术士互相问答，提出十个有关养生保健的问题进行讨论。就如何顺从天地阴阳四时变化，注意起居饮食，坚持操练气功导引，重视方中养生等问题做了认真的探讨，以求得健康长寿。

（7）《天下至道谈》：本部分主要是论述高深的养生之道，实际上主要讨论有关性保健的问题。内容非常丰富，其中对于"七损八益"的问题更是做了具体详细的描述。

除以上已展出的帛书外，其余未展出的与医药相关的帛书还有《阴阳十一脉灸经》甲本、《脉法》、《阴阳脉死候》、《却谷食气》、《阴阳十一脉灸经》乙本、《杂疗方》、《胎产书》等 7 种，竹木简还有《杂禁方》。长沙马王堆汉墓出土的这些医药文物，是汉代之前医药学发展实际情况的反映。从文物及其内容来看，汉代之前的医学领域已经覆盖了方剂学、诊断学、治疗学、脉学、养生学、导引气功、经络学、妇产科学等多门学科的知识，其内容非常丰富。尤其难得的是《五十二病方》的出土，填补了我国汉代以前方剂学专著的空白，这些帛书、竹木简的出土也进一步证实了：《黄帝内经》《神农本草经》之所以有如此高的学术水平，绝非无源之水，无本之木，马王堆医书乃至其他尚可能存在却未被发掘出土的古医书为这两部医书的编著提供了原始素材。也可认为《黄帝内经》《神农本草经》也是诸多类似于马王堆医书中的两种医书，因其内容完整而系统，抑或是侥幸而得以流传下来，从而被后世封为中医学的经典之著。

这些医书的出土也彰显了长沙作为历史文化名城的地位，更丰富了湖湘中医文化的内容，让世人看到了湖湘中医辉煌的历史，再一次为湖湘深厚的中医文化底蕴叹为观止。尤其是《足臂十一脉灸经》《阴阳十一脉灸经》是我国最早论述经脉学说的文献；《却谷食气》，是目前所能见到的最早专门论述导引的文献之一；《导引图》是我国现存最早的导引图谱，为研究我国特有的气功疗法的源流和发展，提供了很有价值的线索；这些涉及针灸、推拿领域旷世之作，无疑为湖湘针灸学术流派的发展及形成埋下了千年之火种。

4. 仲景祠与张仲景：历史在前进，医学在发展，奇迹继续上演在湖湘大地，张仲景来到了长沙，更是丰富了湖湘中医的内涵。张仲景，名机，河南南阳郡涅阳人，东汉著名医学家，宋以后被医界尊为"医圣"。其少年时勤奋好学，博览群书，尤对医学兴趣极浓。10 岁时，他读了《史记》中的《扁鹊列传》，对扁鹊走南闯北，随俗行医，治病救人的事迹深为感动。随后他拜同郡著名中医张伯祖为师。张伯祖见他聪明好学，又有刻苦钻研精神，就把自己的医学知识和医术，毫无保留地传授给他。汉献帝初，张仲景被举为孝廉，建安年间（196—220）升任长沙太守，后人称他为"张长沙"。他上任后，积极推行仁政，安抚民众，鼓励耕种，不到两年时间，便把长沙治理得井井有条，百姓安居乐业。在任长沙太守期间，正值疫疠流行，许多贫苦百姓慕名前来求医。他一反封建官吏的官老爷作风，对前来求医者总是热情接待，细心诊治，从不拒绝。有一年的夏天，长沙城里不少老百姓害了肠道病。为数不多的医生被从这家请到那家，根本应付不过来。一向关爱老百姓的张仲景看在眼里，急在心里。他虽愿深入民间替百姓看病，却有违朝廷戒律。因在封建时代，做官的不能入民宅，也不能随便接见普通的老百姓。为了拯救百姓，他煞费苦心，终于想出了一个办法，这就是千古美谈的"坐堂门诊"。张太守便在自己的名字前冠以"坐堂医生"四个字，择定每月的初一和十五这两天，大开衙门，不问政事，让有病的老百姓进来，他堂堂正正地坐在大堂之上，挨个仔细地替患者诊脉开处方，并分文不取，首创了名医坐大堂的先例。"坐堂医生"之名由此而来。张仲景高明的药方、医术拯救了无以数计百姓的性命，从而受到人们的尊敬。后来，人民为了怀念张仲景，便把坐在药店内治病的医生通称为"坐堂医"。这些医生也把自己开设的药店取名为"××堂药店"。

仲景祠始建于清乾隆八年（1743），是为医圣张仲景设立的专祠，又名张公祠，位于开福区蔡锷北路与巡道街之间。该祠因风雨侵蚀而倒塌，嘉庆二年重修。民国时期这里办过育英小学，抗战时被毁，1947年，长沙中医界曾捐款重建新祠，改名仲景堂，后因修马路，堂又被废。现在湖南中医药大学校园内建有张仲景塑像，长沙蔡锷中路湖南省中医院院内尚有张仲景祠，只可惜因年代久远失修，原有的"张仲景祠"和"保节堂"，现均已不复存在。湖南省中医院是在原仲景祠的废墟上兴建的，该院在面向营盘路的外墙上，书写了"承仲景之志，精耕博采；行医圣之风，仁济于人"数语。

5. 龙山与孙思邈：自古医药不分家，湖湘这片沃土有医学开创者、医圣，自然也少不了"药王"的青睐。唐代孙思邈，史称"药王"，所著《备急千金要方》《千金翼方》是我国最早的医学百科全书，其在《备急千金要方》中所写的《大医精诚》堪称"千古绝唱"。药王与湖湘中医之缘结于涟源龙山。

龙山，巍峨而美丽，自古就有四十八面山峰之说，形似巨龙，总面积近二百平方公里，与新邵、双峰县交界，距涟源市城区 35 公里。据清道光二十九年（1849）《宝庆府志》卷第六十五《疆里记》记载："龙山在湘、邵接壤之间，其名自古未改。"又据清乾隆十三年（1748）《湘乡县志》记载："（龙山在）治西一百八十里，踞湘乡、安化、邵阳、新化四县之域，矗立高耸，环湘二百里外，望如阵云浮碧。山巅有池，池中多鲤，常有烟霞护绕。相传为龙所居也，因名。"同治年间《湘乡县志》亦称："龙山为湘邑山水之宗，盘亘数百里，迤逦而东。"相传，古时的龙山，乃一片汪洋大海。在浩瀚碧波之中有一座美丽的小岛，名叫岳坪岛。岛上古木参天，繁花似锦，野果飘香，猿猴嬉戏。四周则碧波荡漾，渺无边际，美如仙境。一日，南极仙翁与菩提祖师同赴蟠桃盛会，路过岳坪岛上空，但见这里紫烟缭绕，瑞气蒸腾，也就降下祥云，上岛游览。二仙兴致盎然，高兴之余，即摆下一盘棋子，弈棋为乐。得意忘形之间，南极仙翁不小心掉落一颗宝珠在地，却忘了拾取，飘然而去。夜晚，宝珠大放光芒，惊动了东海龙宫。东海龙王立即命令夜叉带领虾兵蟹将前往查看，发现了宝珠，却无力搬取。东海龙王又令龙子、龙孙四十八条小龙一齐上阵，誓要搬回作为镇宫之宝。谁知，正在众小龙四面八方扑向宝珠之际，天空中猛然传来一声吆喝："大胆孽龙，敢取吾宝。"原来是南极仙翁返回，寻宝来了。众小龙不知天高地厚，见有人拦阻，连忙丢开宝珠，上前迎战。南极仙翁站立云头，指头一伸，四十八条小龙立即僵硬盘伏，不能动弹。南极仙翁生怕众小龙醒转，伺机逞强，为祸地方，也就口诵仙咒，将四十八条小龙变作了四十八座山峰，岳坪岛也随之变成了一座高耸入云的岳坪峰，大海也不复存在了。而只在龙山半山腰为老龙留有一个呼吸洞口，是为老龙潭。

"草生福地皆为药，人在名山总是仙"，龙山自古就是"天下药山"。张仲景任长沙太守时，曾由昭陵（邵阳）县令陪同登龙山采药。孙思邈的

《千金要方》也是在这里撰写的。他长期居住于龙山采药、治病，许多地方都留下了他的足迹，如种药地"圣草坪"，采药地"药柜山"，晒药地"安坪村"，药王庙遗址"捣药臼"，给百姓治病的村庄"李八庄""汤洼"，给龙虎治病之地"龙潭""虎岭"等。龙山脚下有孙氏一族，其《孙氏族谱》有称"始祖孙思邈于公元640年，从京兆耀郡孙家塬千里跋涉到长沙昭陵，龙山孙家桥村采药治病，救苦救难"，并留下孙氏一支嫡传后裔，至今已有30余代。长期以来，当地人们形成了"十民九医"，世世代代保持着崇文尚医的风尚习俗。

孙思邈一生致力于医学临床研究，对内、外、妇、儿、五官、针灸各科都很精通，有二十四项成果开创了我国医药学史上的先河，特别是论述医德思想，倡导妇科、儿科、针灸穴位等都是先贤未有。根据保存在龙山及其周围的一些手抄本资料，孙思邈到龙山著书立说，采药挖药，在龙山周围施药诊病，普度众生。据《备急千金要方》记载，孙思邈也曾在此期间前往原湘东郡为前湘东郡王治愈脚气痛，地方志资料显示，湘东郡治所在今常宁县，离龙山不远，仅150多公里。民间还传颂有药王"两针救双命"的典故。据说，有一天，药王正准备出门采药，见迎面一条大路上，有户人家正在出殡。药王从边上走过，只见一个老妇人正扶着那口棺材边走边哭，十分伤心。再细看那所谓棺材，也只是用几块木板钉起来的一个四方盒子，而且缝隙很大。药王晓得这个肯定是个贫穷农户，就细细地看了看，只见棺材底下，还在滴着鲜红的生血，就问："老人家，这是怎么一回事？"老妇答道："这是我的女儿，因难产死去了。"药王又说："我看到棺材下面滴出的生血是鲜红的，你女儿可能还有救。"这时，旁边一位老翁认出了药王，就大声地对老妇人说："老嫂子，这就是神医药王，你女儿有救了。"老妇一听，立刻转悲为喜，连忙跪下地去，叩了一个响头道："请求神医搭救。"药王连忙叫众人打开了棺材盖，把她女儿扶了起来。药王细细地看了一看，只见那少妇脸色苍白，双目紧闭。药王从容地从行囊里拿出一个旧布包来。从布包里取出一根银针，对准少妇的"人中"穴扎了下去，不一会儿，少妇就睁开了双眼，并长长地叹了一口气。看得在场围观的百姓，无不为之赞叹。那些准备出葬的众乡亲，立刻把少妇抬回了家中。药王叫众人把她平放在床上，然后又取出来一枚银针，在少妇左手的"合谷"穴上扎了下去。立刻，一个活生生的婴儿就"呱呱"落下地来。老妇人感激得热泪盈眶，立即双膝一跪，连连感谢药王的救命之恩。药王道："老人家，不要这样，快快起来。我是医者，理应为患者消除痛苦，解除危难的。"接着，药王又开了一剂治疗产后百病，理血气、补虚劳的药方。这药方至今还在龙山一带流传着，方名为"增损泽兰丸"，具体内容如下：泽兰、甘草、当归、川芎各四十二铢，附子、干姜、白术、白芷、桂心、细辛各一两；防风、牛膝、人参各三十铢；柏子仁、干地黄、石斛各三十六铢；厚朴、藁本、芜荑各半两；麦门冬二两。药王开好药方，交给老妇，又详细介绍了如何把这些药炼蜜为丸，每日如何服用的事。接着，药王把自己从山上采的药也拿了一些给她，只有川芎、甘草、柏子仁、石斛、藁本、芜荑这几味药山上没有，嘱咐其去药店购买。所有在场的乡民，个个十分感动，对药王崇敬不已。众人知道老妇家中一贫如洗，连忙东拼西凑了几钱银子。此后，龙山神医，两针救双命的故事就迅速传开了，甚至几百里外的人也都来向药王求医问药。孙思邈"金针救命，人中开窍，合谷下胎"的针刺医案，为湖湘后世针灸医家留下了宝贵的经验。

孙思邈热心为百姓看病施药，拯危救难。他死后，为纪念孙思邈，于唐贞观年间在龙山建有药王殿。孙思邈在龙山及其周围民众中享有至诚至尊的声誉，成为一位已经被神格化的菩萨尊神，被尊为"药王""药王菩萨""药王大帝""药王孙真人""药皇""药皇灵通大帝""药王灵通大天尊""普济药王大天尊""药王佛""救难消灾善济佛""南无药皇大天尊"等。

综上，有着"山水湖南，人文湘楚"之美誉的湖南，凭借着深厚的人文基础，承载着医祖、道医、医圣、药王等诸中医大家，又有堪称中国医学稀世璧玉之马王堆古医书，使得湖湘中医文化更加厚重，成为众多地域中医药文化中的一枝独秀，在中国医学发展史上，形成了一系列颇具特色的中医药地域文化。

随着地域中医药文化，如新安医学、孟河医学、吴门医学、岭南医学、津沽医学等研究的兴起，湖湘中医人也开始研究自己的"中医文化"。"湖湘中医文化"概念的提出，是以湖湘文化和中医药为背景，综合了湖湘历代医家在医疗实践中所形成的医疗品德、治学方式、学术思想、临证经验等非物质文化和湖湘中医物质文化。湖湘中医文化在地域中医药文化研究领域硕果累累，名医辈出，湖湘中医近现代更是有刘炳凡、夏度衡、欧阳琦等"湖湘中医五老"，亦有国医大师刘祖贻、孙光荣、熊继柏，全国名中医王行宽、潘敏求、尤昭玲等。

湖湘地域中医文化如一帆风正劲，正在全速启航中，如湘西苗医、苗药成功入选国家级非物质文化遗产项目名录，"湖湘五经配伍针推学术流派传承工作室项目"成功获批国家首批学术流派，并被滚动支持第二批，流派代表性传承人刘开运、严洁、常小荣、章薇等湖南省名中医、国家级名师均在国内外业界享有盛誉，并由此形成了一批特色针、灸、推特色中医技法，如张力平衡针法、聪脑通络针法、隔药饼灸、刘氏小儿推拿等。

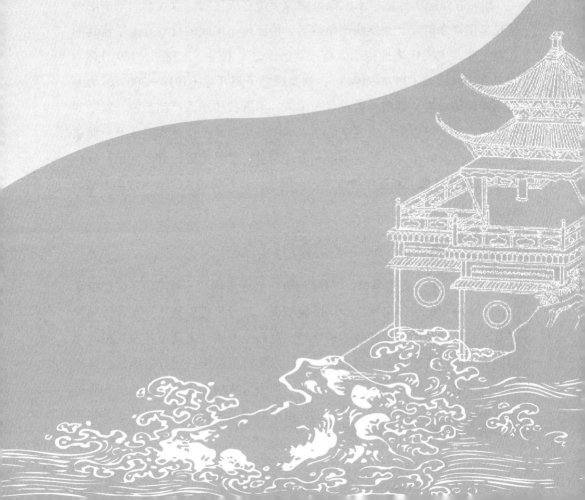

# 技法篇

湖湘针灸特色技术是在中医针灸学的基础上，结合湖南地区的医疗实践和地理环境，逐渐形成的一系列独特的针灸治疗技术和方法。这些特色技术体现了中医针灸学的精髓，同时融入了湖南地区的医疗智慧和经验，具有显著的地域特色和疗效优势，在湖南省及周边地区得到了广泛应用和推广，并逐渐成为中医治疗领域的瑰宝之一。

# 第三章 湖湘五经配伍针灸法

## 一、技术简介

湖湘五经配伍针灸法源于湖湘五经配伍针推学术流派，此流派起源于湘西小儿推拿，发展推广至针法、灸法领域，形成了针、灸、推三个研究方向，构建了流派的主要学术框架。

湖湘五经配伍针推学术流派根植于湖湘中医沃土，融合湘西少数民族医技，依托湘楚针推学术思潮，发展至今，形成了独特的学术思想体系。

湖湘五经配伍针推学术流派可溯源于清嘉庆年间。清代御医刘杰勋因擅长运用推拿治疗小儿疾病而负盛名，使流传于民间的推拿登上了宫廷的大雅之堂。主要代表性传承人有：刘杰勋之子刘宝三（1830—1891）；刘宝三之侄刘家成（1874—1943）；刘家成之子刘开运（1918—2003），为流派第四代传承人，湖南省首批名老中医；第五代传承人严洁教授，跟随刘开运老先生研习中医，将刘老的学术理念应用在针灸、推拿临床及科研领域，倡导"经脏相关，针经治脏、灸经调脏、推经治脏，五经配伍、五行制化"，自此湖湘五经配伍针推学术流派进一步发扬光大，学术传承人辐射到全国各地。

### （一）特点

1. 针经治脏、灸经调脏："针经治脏"是在流派"五经配伍"思想指导下的一个分支脉络，是指在经络脏腑辨证、五行生克理论指导下，针刺我经及与我经相关的其他四经（子母经、克侮经）腧穴来调节相应脏腑的阴阳偏衰，治疗脏腑相关疾病，即运用针术实行五经配伍治疗脏腑病。强调五行生克制化之理，确定补母、泻子、抑强、扶弱等治疗方法，对五脏进行系统调控，达到治病求本的目的。由于经络的特殊性、交叉性，其相互关系包括本经、表里经和同名经、生克经等多种关系，这从"大五经"角度亦体现了注重经络整体的取穴治病特点。基于"一经司控多脏，多经司控一脏，多经对多脏交叉调控"等学术主张，"针经治脏"具有针经调脏、针经补脏、针经养脏的作用，而手法、方法、刺激量、疗程是影响针经治脏的关键因素。

"灸经治脏"是在流派"五经配伍"思想指导下的另一个分支脉络，即运用灸术温灸相关腧穴，使温热的刺激作用于人体特定部位，而产生补益人体气血和扶助阳气、促使阳生阴长，以及促使人体气血运行通畅的临床效应。艾灸的温热刺激具"以温达补""以温促通"的作用，可以达到"灸经调脏""灸经补脏""灸经温脏""灸经通脏"的作用。艾灸温补脏腑效应的机制可概括为：艾灸可以激活穴位（局部始动），推动气血运行，调节神经 – 内分泌 – 免疫网络（调节通路），调节脏腑功能、疏通瘀滞。人体功能状态及疾病性质是决定艾灸温补、温通的前提条件。不同灸法、不同灸时、不同灸量、不同灸程是影响艾灸温补、温通效应的关键因素。

2. 用穴精少、针灸并重：此流派结合五行学说的相生相克理论、藏象学说及经脉脏腑相关学说等理论，强调经脉经穴及脏腑间的五行配伍、生克制化关系，主张以五经应五脏，五脏应五经，以人体经络系统中的肝经、心经、脾经、肺经、肾经五条经脉的腧穴为核心，强调针术、灸术并用，对人体经络系统进行合理调节。

施治时，特别强调选穴要精少，选穴多以与脏腑相对应经脉的五输穴为主，配合其他特定腧穴。如：①脾为后天之本，气血生化之源，脾病多虚证，多取穴太白、公孙、三阴交、阴陵泉。②肺为娇脏，不耐寒热，外邪侵袭，首先犯肺。肺之病证有虚有实，或虚实错杂，取穴中府、尺泽、列缺。③心为五脏六腑之大主，司神明、主血脉，与心密切关联的经脉有心经、心包经，故心病常取心经、心包经穴内关、神门、大陵、通里、极泉施治。④肝属木，主风，性喜条达而为刚脏。其病多实证，以气郁阳亢、风火上逆之证为主，治肝病宜疏导清泻为主，取穴行间、太冲、曲泉、期门。⑤肾为先天之本，藏精，主纳气，为"水火之脏"，肾病以虚证为主，治宜补不泻，取穴太溪、复溜、照海、阴谷。

临证立法上，亦遵循五行生克制化之理，确定补母、泻子、抑强、扶弱的治疗原则，作为取穴、补泻的依据。

如由于脾病多虚证，宜补脾经穴为主，配合心经穴补之（益火补土法），兼疏调肝经穴（抑木扶土法）。肺实证主泻肺经穴，兼平补心经穴，心火的温煦可制约肺气的过于肃降；肺虚证主补肺经穴，并补脾经穴（培土生金法）、兼补肾经穴（金水相生法），肝火犯肺者以泻肝经穴为主，兼补肺经穴（佐金平木法）。心之虚证多以心血亏虚、心气不足为主，临证多取心经、心包经穴为主补之，兼补脾经穴、肝经穴益气生血、藏血以济心；实证以心火亢盛、心脉瘀阻、痰蒙心窍为主，治以清泻心经，以心包经穴为主，兼补肾经穴（泻南补北法）。肝之病证多为实证，宜疏泻肝经穴为主，兼清泻心经穴，平补肺经穴以辅佐肺金以制肝木；若表现为肝阴血不足之虚证，则补肝经穴为主，兼补脾经、肾经穴（滋水涵木法）。肾病主要表现为虚证，故临证只补不泻，以补肾经穴为主，兼补脾经、肺经穴。阴虚火旺者平补平泻，加清肝经穴。

## （二）理论基础

1. 经脏相关、归经施治：经络内属于脏腑、外络于肢节，是沟通脏腑与体表肢节的联系。《灵枢·海论》云："夫十二经脉者，内属于腑脏，外络于肢节。"《素问·调经论》云："五脏之道皆出于经隧，以行血气，血气不和，百病乃变化而生。"经隧即经脉，此处强调了经脉与五脏的联系。

依据经络理论，十二经脉与脏腑的对应关系为一经对应一脏或一腑，然而经脉的表里属络关系及其循行交接的特性将人体内外联系成一个有机整体，脏腑的生理、病理改变以经脉－脏腑间的联系为依据，经穴只是脏腑病证在经脉上的反应点和治疗点，腧穴对脏腑的特异性作用实际上反映的是经脉－脏腑间的特异性联系。所谓"有诸内必形诸外""揣外而知内，治外而调里"，即是经脉脏腑相关。因此，有学者称之为"是世界上最早提出躯体内脏相关的学说"。窦汉卿在《标幽赋》中强调"既论脏腑虚实，须向经寻",表明经脉上的理化刺激对相应脏腑功能有调节作用,这是针灸治疗的核心机制。

本流派通过临床试验以及动物实验研究证实针刺或艾灸相应腧穴产生的效应与刺激非穴点比较,具有穴位特异性。并形成了"本经司控本脏,一经司控多脏,多经司控一脏,多经对多脏可交叉调控"的学术观点,即具有以"经"统率的"纵向"关系("一经多脏"),以"脏"统率的横向关系("一脏多经"),多经多脏的"纵横关系"("多经对多脏")。

(1)一经司控多脏:经脉在循行过程中,除与直接相属的脏腑联系,还与相络的脏腑联系,而且在其循行路线上可与多个脏腑、器官相关联,因此,一条经脉可以调控全身多个脏腑、器官的生理功能,治疗多个脏腑、器官的病证。如足阳明胃经在头面部的腧穴以局部主治为主,胸部腧穴以呼吸循环疾病为主,腹部及下肢腧穴以消化系统疾病、泌尿系统疾病、局部神经肌肉病变为主。胃经腧穴,不仅治疗胃经循行部位的疾患,即治疗头面、口眼、胸肺、腹部、脾胃、阴部附近及下肢部的病症;由于心神与脑相关,而胃经上达头面,因此还具有安神、镇痉、苏厥、消肿、调气之功效。

(2)多经司控一脏:由于一条经脉在循行中与多个脏腑相联系,那么同一脏腑可与多条经脉相关联,因此,某一脏腑的生理功能及病理改变可由两条或两条以上的经脉共同调控。如心经与小肠经相表里,足太阴经脉注于心,足少阴经脉络心,督脉贯心通脑,故与心相连的经脉有五条,又足三阳经别通于心,因此心病证治与心、小肠、脾、肾、足三阳、督脉均有关联,临证可辨证选取这些关联经脉的腧穴施治。

(3)多经对多脏:基于一经可以调控多脏,多经可以调控一脏,那么多经对多脏具有交叉调控作用。如膀胱经与大肠经、胃经、督脉均可治疗胃肠、头面五官疾病及神志病。膀胱经与心包经、心经均能治心、胸疾病。心包经、心经与膀胱经、胃经、督脉均可治疗神志病。

2.五经配伍、五行助制:本流派的"五经配伍"理论结合了五行学说的相生相克理论、藏象学说及经脉脏腑相关学说等理论,强调经脉经穴及脏腑间的五行配伍、生克制化关系。

人体以五脏为中心，五脏代表人体的五个生理系统，全身所有的组织器官都可以包括在这五个系统之中。五脏之间在功能上相互为用，代谢上相互联系，且通过经络的联系，相互协调，相互配合，维系着人体的健康运转，同时在病理上也相互影响、相互作用。五脏肝、心、脾、肺、肾分属五行木、火、土、金、水，五行之间的生克制化关系维持着五行结构系统的平衡与稳定。如心与肺、肝、肾、脾的关系：心位于胸左，膈膜之上，肺之下，外有心包卫护。在五行中心属火，为阳中之阳脏，主血脉，藏神志，是五脏六腑中的大主、生命的主宰。心属火，肺属金，心主血液，肺主呼吸气息，二者相依相存、相互作用。心属火，脾属土，心主管血液流通，脾统摄血液，是血液生成之源。心属火，肝属木，心主管血液流通，肝储藏血液。心血旺盛肝血就会贮藏充盈；如果血液不足，损耗过度，就会肝虚。心属火，肾属水，肾阴充足则心火下降；肾阴不足则心火旺盛。心肾两脏互相作用，互相制约，维持生理功能上的相对平衡。

"五经配伍"中的"五经"重在突出五脏的肝、心、脾、肺、肾五经，延伸至突出主病的主脏（腑）主经及其相关的生克脏（腑）和经脉，形成了特有的"五经"内涵。即强调以脏腑经络辨证为纲，结合经络－脏腑相关及五行生克原理，在经络辨证和脏腑辨证的基础上，确定主病之脏以定病位，根据病位选取相应的经脉腧穴，如脾病主治脾经，肝病治肝经，再根据证候、五行关系决定"治五经"的主次关系。根据各类疾病的症状不同，病因各异，将临诊一系列疾病症状归属到某一脏、某一经而归经施治。据此而选用密切相关的"本经（穴）"为主，配合表里经或五行相关的生克经脉如"生我经（穴）""我生经（穴）""克我经（穴）""我克经（穴）"进行治疗，即我经、子经、母经、我克经、克我经，形成了"五经配伍、五行助制"的治则，运用针刺、艾灸等方法，归经施治，针对性地刺激相应经络和穴位，达到调节脏腑阴阳平衡和治疗相应脏腑疾病的一种方法，通过调五经、控五脏、和五行，达到调控人体功能的目的。

从立法特点上，本流派主要是立足五行生克制化之理，即"五行助制"，确定补母、泻子、抑强、扶弱的治疗原则，作为临床施治时取穴、主补、主泻依据，从而以治标或治本；从取穴特点上，认为"五经为本，取穴五经，生克助制，意在调达"。临床运用相生或相克关系总的原则是：病症以虚证为主时以相生关系为主，病症以实证为主时以相克关系为主。在补虚泻实的治疗原则上，结合五行生克规律，施行"虚则补其母，实则泻其子"的补泻法。

## 二、适用范围

湖湘五经配伍针灸法可以广泛应用于内科、外科、妇科、儿科、五官科、骨伤科疾病，尤其适用于各类疾病引起的瘫痪（如中风偏瘫、面瘫、脊髓损伤引起的截瘫、周围神经损伤引起的肢体瘫痪、小儿脑瘫等）、各种疼痛疾病（如颈肩腰腿痛、关节炎、三叉神经痛、头痛、内脏痛、神经痛等）、功能性胃肠病、高脂血症、失眠、眩晕、抑郁、痴呆、高血压病、慢性胃炎、肠炎、神经衰弱、带状疱疹、月经病、盆腔炎、围绝经期综合征等。

## 三、技术操作

### （一）针刺技术

1. 施术前准备

①针具准备：选用规格为 0.30mm×25mm、0.30mm×40mm、0.30mm×50mm（根据患者体质、年龄、病情和腧穴部位的不同，选用不同规格的毫针）普通一次性无菌针灸针。

②辅助工具：治疗盘、弯盘、镊子、电针仪、皮肤消毒液、消毒棉签、消毒棉球、快速手消毒剂等辅助用具。必要时可备毛毯、屏风。无菌物品灭菌合格，在有效期内。

③穴位定位：符合《经穴名称与定位》（GB/T 12346—2021）的规定。（注：具体疾病选穴可根据临床具体情况选取）

④体位选择：根据针刺部位，选择患者舒适、医者便于操作的治疗体位。常用体位有仰卧位、侧卧位、俯卧位。

⑤环境：卫生要求符合《医院消毒卫生标准》（GB15982—2012）的规定，保持环境安静，清洁卫生，避免污染，温度适宜。

⑥消毒：施术前应该对受术者针刺部位进行消毒，可用0.5%～1%碘伏的棉球或棉签在针刺部位由中心向外做环行擦拭消毒，直径大于5cm，每穴消毒2遍。施术者双手应用肥皂或洗手液清洗干净，再用速干手消毒剂消毒。

2. 施术方式

①选穴：常先辨病变主脏或主经，再根据症、舌、脉辨病变虚实，根据虚补实泻、补母泻子原则，选取相应表里经或五行相关的生克经脉如"生我经（穴）""我生经（穴）""克我经（穴）""我克经（穴）"的腧穴进行针刺治疗。

②操作：嘱患者取舒适便宜操作的体位，医者立于患者右侧。在所选穴位严格快速进针，可行捻转提插等补泻手法，得气后留针20～30分钟，每5～10分钟行针1次，保持针感。每日1次，10次为1个疗程。留针期间询问患者有无不适感，观察有无弯针、晕针、滞针、折针；有无血肿、气胸。

③起针：一手捻动针柄，另一手拇（食）指轻轻按压针孔周围皮肤，将针退至皮下，迅速拔出。用无菌干棉签轻压针孔片刻，防出血。检查针数，防遗漏。

④整理：操作完毕，清洁皮肤，整理衣被，协助患者着衣，休息片刻，物品清理，分类处置，洗手。

⑤记录：详细记录实施毫针治疗后的情况。医患双方在治疗记录单上签名。

## （二）艾灸技术

1. 施术前准备

①艾炷制作及艾段等准备：上等陈艾绒若干，根据病情需要以手捏成大小不同的较紧而圆的锥体，备齐灸治穴位所需壮数的艾炷。间接灸时，备姜片（将鲜姜切成直径 2 ~ 3cm、厚 0.2 ~ 0.3cm 的薄片，用粗针在中间刺数孔），或蒜片（将生蒜切成直径约 2cm、厚 0.2 ~ 0.3cm 的薄片，用粗针在中间刺数孔），或食盐，或附子饼（将附子研末以黄酒调和而成，厚 0.6 ~ 0.9cm，中心用粗针刺数孔）。需应用温针灸时，准备 2 ~ 3cm 长艾段，备针具、皮肤消毒液、棉签、快速手消毒剂。必要时备艾灸盒、浴巾。

②辅助工具：打火机或火柴、线香等点火工具；治疗盘、弯盘、小口瓶、凡士林、镊子、消毒棉签、消毒棉球、消毒镊子、一次性针灸针等辅助用具（具体根据临床操作需求准备）。

③穴位定位：应符合《经穴名称与定位》（GB/T 12346—2021）的规定。（注：具体疾病选穴可根据临床具体情况选取）

④体位选择：根据艾灸的部位，选择患者舒适、医者便于操作的治疗体位。常用体位：仰卧位、侧卧位、俯卧位、俯伏坐位、侧伏坐位。

⑤环境：卫生要求符合《医院消毒卫生标准》（GB15982—2012）的规定，保持环境安静，清洁卫生，避免污染，温度适宜。

⑥消毒：施灸前对受术者施灸部位进行消毒，可用 0.5% ~ 1% 碘伏棉球在灸区部位由中心向外做环行擦拭消毒。施术者双手用肥皂或洗手液清洗干净，再用速干手消毒剂消毒。

2. 施术方式

①艾条灸：温和灸、雀啄灸、回旋灸。

②直接灸：常用无瘢痕灸法。先在施灸部位涂以少量凡士林，放置艾炷后自艾炷尖端点燃，艾炷燃烧至 2/5 左右，或患者感到灼痛时，即用镊子取走余下的艾炷，放于弯盘中，更换新炷再灸，一般连续灸 5 ~ 7 壮。

③间接灸：即隔物灸。常用隔姜灸、隔蒜灸、隔盐灸、隔附子饼灸。施

灸部位涂凡士林，根据病情，放上准备好的鲜姜片、蒜片、附子饼、盐，上置艾炷，自艾炷尖端点燃施灸。当艾炷燃尽或患者感到灼痛时，可将间隔药材稍许上提，使之离开皮肤片刻，旋即放下，再行灸治，反复进行。待艾炷燃毕，则更换新炷再灸，一般连续灸 3 ～ 7 壮。至灸处皮肤红晕不起疱为度。

④温针灸：先在选定的腧穴上针刺，毫针刺入穴位得气并施行适当的补泻手法后，在留针时将 2 ～ 3cm 长的艾条段直接插在针柄上，点燃施灸，待艾段燃尽无热度后除去灰烬。艾灸结束，将针取出。

⑤艾灸盒灸：将灸盒安放于施灸部位的中央，点燃艾条段后，置放于灸盒内中下部的铁纱上，盖上盒盖。灸至患者有温热舒适无灼痛的感觉、皮肤稍有红晕为度。如患者感到灼烫，可略掀开盒盖或抬起灸盒，使之离开皮肤片刻，旋即放下，再行灸治，反复进行，直至灸足应灸量；灸毕移去灸盒，取出艾条段并熄灭灰烬。

3. 施术后处理

①施术后的正常反应：施灸后，施灸局部皮肤多有红晕灼热感，无须特殊处理，保持施灸部位洁净，灸感多在灸后 3 小时内自行消失。

②施术的善后与处理：若施灸过程中对表皮基底层以上的皮肤组织造成烧伤可发生水肿或水疱。如水疱直径在 1cm 左右，不需任何处理，待其自行吸收即可；如水疱较大，直径大于 1cm，可用消毒针、剪刺破或剪开疱皮放出水疱内容物，并剪去疱皮，暴露被破坏的基底层，涂搽消炎膏药以防止感染；若情况严重，请专科医生协助处理。

## 四、注意事项

### （一）针刺注意事项

1. 治疗室保持清洁、安静、光线充足，温度适宜。针刺前做好解释工作，使患者消除紧张恐惧心理。

2.严格执行操作程序，准确辨别病变本经，并选取五经配穴，正确运用针刺方法和补泻手法。针刺中严密观察患者的反应，出现意外，应紧急处理。

3.患者在过于饥饿、疲劳、精神过于紧张时不易立即进行针刺。怀孕3个月以内者，下腹部腧穴禁针，怀孕3个月以上者腹部及腰骶部腧穴不宜针刺；三阴交、合谷、昆仑、至阴等一些具有通经活络作用的腧穴，孕妇应禁针。

4.小儿头部囟门未闭合时，其所在部位的腧穴，不宜针刺。

5.皮肤有感染、溃疡瘢痕或肿瘤部位，以及深部脓疡的局部均不宜针刺。有自发性出血或出血不止的患者不宜针刺。眼区、项部、胸胁、上背、下腹部注意进针角度、深度。

## （二）艾灸注意事项

1.施灸顺序：先阳后阴；先上后下；先少后多；先小后大。

2.施灸禁忌：实热证、阴虚发热者禁灸。颜面、五官、大血管及关节活动处不宜瘢痕灸。孕妇腹部及腰骶部禁灸。

3.患者在精神紧张、大汗后、劳累后或饥饿时不适宜施灸。

4.艾炷灸时艾绒团必须捻紧，温针灸时艾段必须上稳，防止艾灰或艾段脱落烫伤皮肤或烧坏衣物。若患者感觉过烫，可用镊子将艾炷夹开或将针灸针连同艾炷向上提起或加垫纸片隔热，必要时提前出针。

5.施灸时，应认真观察局部皮肤情况及病情变化，随时询问患者有无不适或有无灼痛感，以局部皮肤红晕而不起疱为度，艾条灸要及时将艾灰弹入弯盘中，防止艾灰脱落，以免烧伤皮肤或烧坏衣物等。灸完立即将艾条插入小口瓶，熄灭艾火。

6.施灸后局部皮肤出现微红灼热，属于正常现象。如灸后出现小水疱，无须处理，可自行吸收。如水疱较大，可用无菌注射器抽去疱内液体，覆盖消毒纱布，保持干燥，防止感染。

## 五、临床验案

### 验案1：腹泻案

王某，女，48岁。主诉：腹泻2年。反复发作，受凉、饮食不当、劳累均诱发或加重腹泻，大便每日3～5次，质稀，每次量少，偶夹杂未消化的食物，便前无明显腹痛，稍食油腻则大便次数增加，乏力，面白，纳一般，寐欠佳，小便正常。舌质淡，舌苔薄白，脉细弱。

**中医诊断**：泄泻。**西医诊断**：慢性腹泻。

**辨证**：脾胃虚弱证。**治则**：补气健脾。

**取穴**：太白、足三里、上巨虚、天枢、阴谷、肾俞、神门、章门、行间。

**操作**：太白、足三里、上巨虚、神门、阴谷、肾俞等穴针刺行补法，足三里、上巨虚、肾俞等穴予温针灸；天枢穴隔姜灸；章门穴针用平补平泻法，行间穴行泻法。

治疗后患者反馈当日大便即减少至3次，便质偏稀，夹杂未消化食物。连续5日以上法治疗后，患者诉乏力症状明显较前改善，大便减少至每日1～2次，成形，未见明显未消化的食物，食欲好转，寐可。之后连续4天服用参苓白术颗粒，1包/次，每日3次，未再行针灸治疗。1个月后随访，未复发。

**按语**："清气在下，则生飧泄"，患者久泄导致脾气虚而生化无权，脾失健运，湿自内生，故致便质稀，次数多，食油腻则腹泻次数增加。脾主升清，脾木虚弱，则水谷糟粕混杂而下，所以大便夹有不消化的食物；脾失于运化，则饮食精微之气不能上输于肺以养全身，遂感乏力，精微物质不能濡养血脉则见面白、舌质淡而脉细；脾虚久泄，精微不化，暗耗阴血，导致心血耗伤，心神不宁，且脾胃不和，胃不和则卧不安，故夜寐欠佳；脾不升，则胃不降，饮食不消化，纳食不佳；久泄伤气，气虚则推动无力，血行不畅而瘀滞，瘀阻血脉则脉涩。治疗上取脾经之本穴太白，配合温灸胃之下合穴足三里，以及大肠下合穴上巨虚补益脾气，调理肠胃，大肠募穴天枢隔姜灸能温补脾气、升清降浊；虚则补其母，故补心经神门穴以调心神而安五脏；其次以阴谷穴、肾俞穴行补法，肾俞穴艾灸，以补肾培元，先天之精资助脾胃后天之气；章门穴针用平补平泻法，行间穴行泻法，疏肝理脾，防止肝木乘脾。

### 验案 2：中风后抑郁案

刘某，女，47 岁，工人。右侧肢体活动不利 50 天，头部 CT 提示"脑出血"。症见：神志清楚，右侧肢体活动不利，右侧口角流涎，言语謇涩，可表述单字，不愿与他人沟通，时而情绪暴躁，时而情绪低下、独自落泪，纳食量少，夜寐欠佳。自发病以来体重下降 10 多斤。舌红，苔白腻，脉弦。查体：精神差，右上肢肌力 1 级，右下肢 2 级，深、浅感觉减退，肌张力低下；左侧肢体肌力、肌张力、感觉均正常。经评定：汉密顿抑郁量表（HAMD）20 分、抑郁自评量表（SDS）62.5 分、功能独立性量表（FIM）80 分、改良爱丁堡 - 斯堪的纳维亚评分（MESSS）28 分；血液检查促肾上腺皮质激素（ACTH）47.11pg/mL、皮质醇（Cort）336.60nmol/L。

**中医诊断：**①郁证；②中风病，出血中风恢复期。**西医诊断：**①中风后抑郁；②脑出血恢复期。

**辨证：**痰浊蒙心，脑窍闭匿证。**治则：**宁心解郁，化痰通络。

**取穴：**双侧内关、大陵、神门、少海、太冲、阴陵泉、太白、丰隆、太溪；患侧肩髃、曲池、手三里、合谷、血海、足三里、三阴交。

**操作：**常规针刺得气后，内关、大陵、神门、少海、太冲、阴陵泉、太白等穴平补平泻，太溪穴补法，丰隆穴泻法。肩髃、曲池、手三里、合谷、血海、足三里、三阴交等穴平补平泻。

每日治疗 1 次，每周 5 次，治疗 4 周后患者右上肢可抬离床面，可独自缓慢跛行，言语较前明显好转，可表述短句，愿意主动与他人沟通，情绪不稳的情况明显减少，夜寐尚可。评定 HAMD 12 分、SDS 34 分、FIM 87 分、MESSS 16 分，血清 ACTH 22.87pg/mL、Cort132.10nmol/L。

按语：作为脑血管疾病常见并发症之一，中风后抑郁是发生在中风后的一种包括多种精神症状和躯体症状复杂的情感障碍性疾病，严重影响中风患者生理功能的恢复和生活质量。中医认为"心主神明"，人的精神、思维、情绪，虽分属于五脏，但总归于心主神明的功能。情志疾病，首先伤于心神。中风后患者常表现为情绪低落、抑郁、焦虑、悲观消极、缺乏主动性、失眠多梦、神疲健忘、易惊易恐、胸闷心悸、食欲下降以及睡眠障碍等症状。此类症状均为心之气血不足、心神失调之表现。中风后抑郁属"因病致郁"，病位虽在脑，但核心在于心。故此患者治疗上宜从心治脑以宁心解郁为重，选取心经、心包经为病变主经，取心经神门、少海穴和心包经内关、大陵穴平补平泻以宁心调神，平补平泻同名经（肝经）原穴太冲以及子经（脾经）合穴阴陵泉、原穴太白以益气生血、藏血以济心，兼补肾经原穴太溪交通心肾，并配合轻泻胃经络穴丰隆穴化痰浊。针刺患侧肩髃、曲池、手三里、合谷、血海、足三里、三阴交等穴以通络启废。

### 验案 3：胃痛案

刘某，女，24 岁。主诉：反复胃脘部疼痛 1 年余。症状：面色萎黄，胃脘灼痛，似饥而不欲食，咽干口燥，大便干结，小便稍黄，查体：面黄体瘦，腹平软，胃脘部无明显压痛，舌红少津，脉弦细或细数。胃镜提示：慢性糜烂性胃炎。

**中医诊断**：胃脘痛。**西医诊断**：慢性糜烂性胃炎。

**辨证**：胃阴不足证。**治则**：滋阴养胃，和络止痛。

**取穴**：中脘、足三里、梁丘、内关、解溪、阳谷、太白、公孙、三阴交、期门、行间、阳陵泉。

**操作**：①针刺：中脘、足三里、解溪、阳谷、太白、公孙、三阴交施以提插捻转补法，梁丘、内关施以平补平泻；期门、行间、阳陵泉施以捻转泻法。②艾灸：中脘、足三里、梁丘、内关可施隔药饼灸。

**按语**：胃病久延不愈，或热病后期阴液尚未恢复，或平时嗜食辛辣，或情志不遂，气郁化火而致胃阴耗伤，治则以虚则补母，扶阴为重，选胃经、配其母经，即小肠、三焦经之穴位；表里经与衔接经之脾经；"克我"之经，即肝经与胆经。取本腑募穴中脘、下合穴足三里、胃经郄穴梁丘，合募郄配伍，疏通经络，和胃止痛。内关穴为八脉交会穴之一，通阴维脉，善治心、胸、胃疾。取本经火穴解溪、母经小肠经火穴阳谷，有虚则补其母之意。取表里经与衔接经之脾经穴太白、公孙、三阴交，有扶助中土，健脾和胃之功；土虚则木气相对偏旺，泻"胜我"之经肝经与胆经，穴取期门、行间、阳陵泉穴，旨在伐木助土。

# 第四章　张力平衡针法

## 一、技术简介

张力平衡针法是根据肌肉痉挛、弛缓的不同，选取阴经阳经有效穴位，施以不同手法，以调节阴阳，降低紧张肌群的张力，提高弱势肌群的力量用以拮抗紧张侧肌群，平衡主动肌与拮抗肌的肌张力，从而达到生物力学平衡。

### （一）特点

该针法由湖南中医药大学第一附属医院针灸推拿康复科主任章薇教授及其技术团队创立，创立之初以脑卒中的康复难点——痉挛瘫痪为切入点，以中医阴阳平衡及现代康复医学作为理论基础，将现代神经生理学、康复学与经络理论有机结合，以与脑卒中偏瘫恢复的普遍性规律相适应的整体调节模式，临证强调经络诊察，针刺强调痉挛优势与劣势肌群的双侧取穴及弱化强化手法的协调运用，注重强化痉挛劣势侧，减弱痉挛优势侧，协调患肢屈肌、伸肌肌张力的平衡，从而达到肢体功能恢复的目的。

随着临床应用的进一步推广，张力平衡针法不仅可用于中风病痉挛瘫痪，还可用于小儿脑瘫、截瘫、脑外伤等其他中枢神经系统疾病表现为肌张力增高、痉挛拘急状态者以及上交叉综合征、腰椎间盘突出症、膝关节骨性关节炎等肌群间张力失衡的疾病。2005年国家中医药管理局将该法作为100项中医临床适用技术之一在全国推广，并于2012年获得了湖南省科技进步奖。

### （二）理论基础

1. 中医理论依据：中医学的阴阳学说指出，人体内阴阳之间的消长平衡是维持正常生命活动的基本条件。阴阳失调是一切疾病发生的最基本的病机。《难经·二十九难》曰："阴跷为病，阳缓而阴急，阳跷为病，阴缓而阳急。"从脑卒中痉挛瘫痪的特征性改变来看是阴阳脉气失调所致。上肢屈肌优势，表现为上肢伸肌（阳经所在）相对弛缓，屈肌（阴经所在）相对拘急；下肢伸肌、内收肌优势，表现为下肢伸肌（前部为阴）相对拘急，屈肌（后部为阳）相对弛缓；内收肌（阴经所在）相对拘急，外收肌（阳经所在）相对弛缓。《灵枢·根结》篇说："用针之要，在于知调阴与阳。"《素问·至真要大论》也说："谨察阴阳所在而调之，以平为期。"明确指出了针灸治病的关键就在于调节阴阳的偏盛偏衰，使机体转归于"阴平阳秘"，恢复其正常的生理功能，可见调和阴阳是针灸治病的最终目的。根据经络辨证，中风后偏瘫为阴阳失于平衡之"阳急阴缓"或"阴急阳缓"之证候，治当"扶阴抑阳"或"扶阳抑阴"，以调节阴阳平衡，使"阴平阳秘"，运动协调。张力平衡针法正是基于中医经络理论，选取阴经阳经有效穴位，施以不同手法，以调节阴阳，平衡主动肌与拮抗肌的肌张力，达到生物力学平衡，从而有效缓解痉挛，使运动协调而康复。

2. 现代医学理论依据：脑卒中后偏瘫是高级中枢失去其对随意运动功能的控制能力，取而代之的是低级中枢控制下以痉挛为基础的异常运动模式，即中枢痉挛性瘫痪。偏瘫患者以上肢屈肌共同运动模式和下肢伸肌共同运动模式为特征。依据解剖生理学知识，关节的主动屈伸运动，都有赖于原动肌的收缩及其拮抗肌的放松，即两组拮抗肌群的协调运动的作用，而非单独屈肌群或伸肌群的收缩。因此，对偏瘫的肢体，需要同时恢复它的屈肌功能和伸肌功能，对痉挛性偏瘫，则需在解除上肢屈肌痉挛的同时，增强上肢伸肌的力量；下肢则是在解除伸肌痉挛的同时，增加屈肌的力量。贻误时机，或治疗不当，均可强化共同运动模式，加重痉挛，妨碍康复。现代康复医学理论认为，中枢神经损伤后，可通过促进相关神经细胞的轴突发芽，形成新的突触，建立接近于正常的新的神经环路凹路——突触链，实现中枢神经的功能重组，同时抑制异常的低级中枢控制的活动，使其突触链处于受抑制的高阈值状态，从而改善患肢的功能。对脑卒中后痉挛性瘫痪的治疗，关键在促使肌力恢复的同时，抑制异常的运动活动及异常增高的肌张力，纠正异常的共同运动，不断促通新的正常的运动通路，避免强化错误的运动模式，使运动功能沿着正确的轨道恢复。根据现代康复学原理及偏瘫的恢复发展规律，在痉挛瘫痪的治疗中，应以协调肌群间肌张力的平衡为重点，即注重强化上肢伸肌、下肌屈肌运动，拮抗上肢屈肌、下肢伸肌运动，使肢体张力协调平衡。张力平衡针刺法正是基于这一原理，选取伸肌、屈肌侧的有效穴位，分别施以不同刺激手法，使之作为外周感觉信息，强化输入，强化皮层对运动的反应，抑制异常模式，促进分离和协调运动，尽早实现大脑皮质的"功能重组"。

## 二、适用范围

中风病（脑梗死、脑出血）后引起的痉挛瘫痪，以及小儿脑瘫、截瘫、脑外伤等其他中枢神经系统疾病表现为肌张力增高、痉挛拘急状态者，上交叉综合征、腰椎间盘突出症、膝关节骨性关节炎等肌群间张力失衡的疾病。

## 三、技术操作

### （一）中风病痉挛瘫痪

1. 取穴：上肢屈肌侧，极泉、尺泽、大陵；上肢伸肌侧，肩髃、天井、阳池；下肢伸肌侧，血海、梁丘、照海；下肢屈肌侧，髀关、曲泉、解溪、申脉。参照《经穴名称与定位》（GB/T 12346—2021）进行腧穴定位。

2. 针具：一次性无菌针灸针，规格为 0.25mm × 25mm、0.30mm × 40mm。

3. 操作：患者取仰卧位，患侧上肢肢体旁，手臂伸直，掌心向躯干；患侧下肢自然伸直，腘窝处垫高 15cm 左右，支撑踝关节保持中立位。

第一步：弱化手法。先取上肢屈肌，下肢伸肌侧穴位。毫针快速刺入各穴，得气后每穴行柔和均匀的捻转手法 1 分钟。技术标准：进针动作轻柔，快速刺入皮下，捻转角度为 90°，频率为 100/min，以不出现肌肉抽动为度，出针轻慢。

第二步：强化手法。后取上肢伸肌、下肌屈肌侧穴位。毫针快速刺入各穴，得气后每穴行较强的提插捻转手法 1 分钟。技术标准：进针动作柔和，快速刺入皮下，根据肌肉丰厚度，提插幅度 1 ～ 3cm，频率为 50/min，捻转角度为 180°，频率为 60/min，以出现较强针感为度，出针较快。留针 30 分钟，每日 1 次，10 天为 1 疗程。

## （二）小儿脑瘫

1. 取穴

①头部：百会、四神聪、印堂、神庭、本神。

②四肢躯干部：八邪、合谷、三间、展拇（腕桡侧腕背横纹上 1 寸，拇短伸肌腱与拇长展肌腱之间，拇长展肌腱沟的凹陷中）、大陵、阳溪、阳池、外关、曲泽、尺泽、手三里、曲池、肩前、肩贞、臑会、曲垣、髀关、迈步（踝关节上 3 寸，胫骨外侧）、环跳、伏兔、血海、梁丘、健膝（位于大腿前面正中线，髌骨直上方股直肌部，髌骨中线上 4 寸，左右计 2 穴）、委中、脑清（解溪穴上 2 横指，胫骨外缘）、解溪、足三里、跟平（内外跟平之间连线的跟腱上）、纠内翻（承山外 1 寸）、纠外翻（承山外 1 寸）、照海、申脉、长强、命门、肾俞、大肠俞。参照《经穴名称与定位》（GB/T 12346—2021）进行腧穴定位。

2. 针具：一次性无菌针灸针，规格为 0.25mm × 25mm。

3. 操作

①头部腧穴：针体与头皮成 15° ～ 30° 快速进针，刺入帽状腱膜下，留针 30 分钟。囟门未闭者附近针刺慎用。

②四肢躯干部腧穴：主动肌，针刺刺激手法不宜过强，进针手法要快捷轻柔，行针手法以不出现肌肉抽动为度，出针手法轻慢。拮抗肌，针刺刺激手法可较强，进针手法要快捷轻柔，行针手法以出现较强针感为度，出针较快。行针及留针时间视患儿年龄大小，体质强弱确定。留针 30 分钟，每日 1 次，10 天为 1 个疗程。

### （三）上交叉综合征

1. 取穴：云门、肩前、风池、肩中俞、肩外俞、风门、膈俞、大包。参照《经穴名称与定位》（GB/T 12346—2021）进行腧穴定位。

2. 针具：一次性无菌针灸针，规格为 0.30mm×40mm。

3. 针刺操作：针刺前，术者双手消毒，穴位局部皮肤络合碘消毒。诸穴均快速进针，行较强的捻转手法，幅度为 360°，频率为 120/min，以出现较强针感为度。除云门、肩前穴之外，其他所有穴位均留针 30 分钟，每隔 10 分钟行针 1 次。

云门：指切进针法，右手持针，针尖紧靠左手指甲缘快速进针，针尖方向朝喙突外上方斜刺 0.5～0.8 寸，行针 1 分钟后出针，不留针。

肩前：直刺 1～1.2 寸，行针 1 分钟后出针，不留针。

风池：针尖向鼻尖方向斜刺 0.8～1.2 寸。

肩中俞：向脊柱方向斜刺 0.5～0.8 寸。诸穴均快速进针，行柔和均匀的捻转手法，幅度为 180°，频率为 60/min，以不出现肌肉抽动为度。

肩外俞、风门、膈俞：向脊柱方向斜刺 0.5～0.8 寸。

大包：用左手拇指和其余四指轻轻提捏起大包穴下的前锯肌，右手持针从后往前，从左手拇食指之间平刺入。

4. 运动疗法：针刺后配合运动疗法。①拉伸紧张肌群：牵拉胸大肌、胸小肌、斜方肌、胸锁乳突肌、肩胛提肌，均保持肌肉有被牵拉的感觉 10 秒，重复 6 次。②强化弱势肌群：强化菱形肌、斜方肌中下束、颈部深层的肌群，各个动作维持 10 秒，重复 6 次。

### （四）腰椎间盘突出症

1. 取穴：中下腹部，气海、关元、水分、天枢；腰部，肾俞、气海俞、大肠俞、关元俞；侧腹部，带脉。参照《经穴名称与定位》（GB/T 12346—2021）进行腧穴定位。

2. 针具：一次性无菌针灸针，规格为 0.30mm×40mm、0.30mm×50mm。

3. 操作：针刺前，术者双手及穴位局部常规消毒。先针刺身体后部腧穴，再针刺身体前部腧穴。①患者取俯卧位，选取肾俞、气海俞、大肠俞、关元俞（均为双侧），选择合适的针灸针快速进针，深度视患者年龄、肥瘦而定，以直刺 1.5 寸为基础，进针后行柔和均匀的捻转手法，以局部酸胀得气为度，捻转角度 90° ±10°，频率 60/min，以不出现肌肉抽动为度，10 分钟行针 1 次，留针 15 分钟后轻慢出针。②患者取仰卧位，取天枢（双侧）、水分、气海、关元、带脉穴（双侧）诸穴，快速进针，以直刺 1.0 寸为基础，行较强的提插捻转手法局部酸胀得气为度，提插幅度（1.0±0.5）cm，捻转角度 180° ±10°，频率 60/min，以出现较强针感为度，10 分钟捻转一次，留针 15 分钟后快速出针，共行针 2 次。

### （五）膝关节骨性关节炎

1. 取穴：犊鼻、血海、梁丘、委阳、殷门、曲泉。参照《经穴名称与定位》（GB/T 12346—2021）进行腧穴定位。

2. 针具：一次性无菌针灸针，规格为 0.30mm×50mm。

3. 操作：针刺前，术者双手及穴位局部常规消毒。患者暴露大腿、膝关节等部位，先仰卧位取犊鼻、血海、梁丘，留针 20 分钟，起针后，患者换俯卧位针刺委阳、殷门、曲泉 3 穴，留针 20 分钟。上述各穴位均快速进针，各穴均直刺 0.5 ~ 1.5 寸，进针后每穴行平补平泻手法 1 分钟，捻转角度 180° ±20°，频率 60 ~ 80/min，提插幅度 0.3 ~ 0.5cm，频率 60 ~ 90/min。每日治疗 1 次，10 次为 1 个疗程。

## 四、注意事项

1. 严格按照技术操作规范及研究方案规定的方法和步骤实施，严格执行无菌操作。

2. 痉挛瘫痪患者因痉挛状态及肌张力增高，容易出现滞针，故患者体位要舒适，留针期间不得随意变动体位。

3.医者手法要熟练，进针宜轻巧快捷，提插捻转要指力均匀，行针捻转角度不宜过大，运针不宜用力过猛。

4.常见的针刺意外情况，主要为晕针、滞针、血肿、感染，如出现上述针刺不良反应，按常规处理即可。

## 五、临床验案

### 验案1：中风病痉挛瘫痪案

张某，男，59岁，2018年10月12日首诊。主诉：左侧肢体活动不利1月余。现病史：患者1个月前因劳累出现左侧肢体活动不利，并伴有言语謇涩，遂被送往当地医院就诊，行颅脑CT检查提示"右侧丘脑出血"，出血量大约10mL，遂诊断为"脑出血"，住当地医院神经外科行手术止血治疗，术后予以抗感染、营养神经、改善循环等对症支持治疗，后症状稍好转出院。出院后仍然遗留有肢体活动不利等症状，现为求针灸综合治疗遂来我处就诊，门诊以"脑出血恢复期"收入院治疗。现症：意识清楚，理解力、记忆力、定向力下降，左侧肢体活动不利，左侧上肢能抬离床面，但不能完成握筷、扣纽扣等精细动作，左侧下肢不能抬离床面，伴有言语謇涩，偶感头晕、头痛，无饮水呛咳，无恶心、呕吐，无恶寒发热等症状，饮食尚可，夜寐欠安、二便正常。舌淡紫，苔腻，脉弦滑。既往史：有高血压3级极高危史，最高血压达190/110mmHg，自行口服施慧达降压，血压控制不佳，否认糖尿病、心脏病等病史。查体：血压（BP）150/85mmHg，神清，左侧肢体活动不利，左侧肢体肌张力增高，左上肢肌力3级，左下肢肌力2级。左侧：浅感觉稍减退，腱反射亢进，霍夫曼征（+），巴宾斯基征（+），奥本海姆征、戈登征、脑膜刺激征未引出。右侧：生理反射存在，病理反射未引出。辅助检查：颅脑CT检查提示"右侧丘脑出血"。

**中医诊断：**中风病，中经络，恢复期。**西医诊断：**脑出血恢复期；高血压病3级，极高危。

**辨证：**痰瘀互结证。**治则：**活血化瘀，化痰通络。

**取穴：**百会、四神聪、风府、哑门、水沟、廉泉、舌三针。上肢伸肌侧：肩髃、天井、阳池；上肢屈肌侧：极泉、尺泽、大陵。下肢伸肌侧：承扶、血海、梁丘、照海；下肢屈肌侧：髀关、曲泉、膝阳关、解溪、申脉。

**操作：**运用张力平衡针法治疗。嘱患者放松，取仰卧位，患侧下肢自然伸直，腘窝处垫高15cm左右，支撑踝关节使其保持中立位。第一步：弱化手法。先取上肢屈肌侧、下肢伸肌侧穴位：用0.30mm×40mm针灸针快速刺入各穴，得气后每穴行柔和均匀的捻转手法1分钟。第二步：强化手法。后取上肢伸肌侧、下肢屈肌侧穴位，快速进针，得气后每穴行较强的提插捻转手法1分钟。留针30分钟，10次为1个疗程。

**二诊：**左侧肢体活动不利，左侧上肢能抬离床面，但不能完成握筷、扣纽扣等精细动作，左侧下肢不能抬离床面，伴有言语謇涩、头晕、头痛较前稍缓解，无恶心、呕吐，无恶寒发热等症状，饮食尚可，夜寐欠安、二便正常。舌淡紫，苔腻，脉弦滑。查体：神清，左侧肢体活动不利，左侧肢体肌张力增高，左上肢肌力3级，左下肢肌力2级，左侧：左侧浅感觉稍减退，左侧腱反射亢进，霍夫曼征（＋）、巴宾斯基征（＋）、奥本海姆征、戈登征、脑膜刺激征均未引出。右侧：生理反射存在，病理反射未引出。继续予以针灸治疗，在原穴位方案基础上点刺金津、玉液，并配合中药龙蛇四藤汤加减。

**三诊：**左侧肢体活动不利较前稍好转，左侧下肢能稍抬离床面，言语謇涩较前好转，左侧上肢能抬离床面，但不能完成握筷、扣纽扣等精细动作，头晕、头痛较前稍缓解，无恶心、呕吐，无恶寒发热等症状，饮食尚可，夜寐欠安、二便正常。舌淡紫，苔腻，脉弦滑。查体：神清，左侧肢体活动不利，左侧肢体肌张力稍下降，左上肢肌力3级，左下肢肌力3级，左侧：左侧浅感觉稍减退，左侧腱反射亢进，霍夫曼征（＋）、巴宾斯基征（＋）、奥本海姆征（－）、戈登征（－）、脑膜刺激征（－）。右侧：生理反射存在，病理反射未引出。继续予以针灸综合治疗。

**四诊：**左侧肢体活动不利较前好转，左侧下肢能抬离床面，言语謇涩较前好转，左侧上肢能基本完成握筷等精细动作，头晕、头痛较前缓解，无恶心、呕吐，无恶寒发热等症状，饮食尚可，夜寐欠安、二便正常。舌淡紫，苔腻，脉弦滑。查体：神清，左侧肢体活动不利，左侧肢体肌张力下降，左上肢肌力4级，左下肢肌力4级，霍夫曼征（＋），巴宾斯基征、奥本海姆征、戈登征、脑膜刺激征均未引出。右侧生理反射存在，病理反射未引出。继续予以针灸综合治疗。

**疗效：**患者经针灸综合治疗40天后，症状较前明显好转出院，嘱患者低盐、低脂饮食，积极控制基础疾病，避风寒、调情志、慎劳累，不适随诊。

**按语：**卒中患者发病初期多出现肌力、肌张力低下的"弛缓"状态，发病后2周左右肌张力开始慢慢恢复、增高，出现痉挛、关节强直、挛缩、异常姿态。引起脑卒中痉挛状态的主要原因可能是因为脑血管意外后大脑高级运动调控中枢受损，使其调控及抑制脊髓低位运动中枢神经的作用中断，引起低级中枢神经原始反射的释放过度，运动环路的兴奋性增强，导致患肢肌张力增高。

脑中风后痉挛状态属中医学"筋病""痉证"等病范畴，认为中风后肢体痉挛多由脏腑功能不断衰退，机体阴阳失调所致，如《难经·二十九难》记载："阴跷为病，阳缓而阴急，阳跷为病，阴缓而阳急。"阴阳失调产生了风、火、痰、瘀等病理产物，这些病理产物随气血流行于周身互阻于肢体、经络，引起筋失濡养，产生肢体拘挛状态。

中风后肢体痉挛为阴阳失调、元神受损，肝魂失统，影响其藏血主筋之功能，引起肌肉筋脉不得肝血濡养，筋肌失养而拘挛，进而发为痉挛。手足阴经及阴跷脉循行于上下肢内侧；手足阳经筋及阳跷脉循行于上下肢外侧。脑卒中后痉挛状态呈现出上肢阳缓而阴急的屈曲状态，下肢阴缓而阳急的伸直状态。《灵枢·经筋》曰"转筋、筋急、不可屈伸"，《素问·长刺节论》曰"病在筋，筋挛节痛，不可以行"，故其病位主要在经筋和阴阳跷脉，病机主要为阴阳失调，气血逆乱，经筋失养。

张力平衡针法正是基于中医经络理论，选取阴经阳经有效穴位，施以不同手法，以调节阴阳，平衡主动肌与拮抗肌的肌张力，达到生物力学平衡，从而有效缓解痉挛，使运动协调而康复。

### 验案 2：小儿脑瘫案

周某，女，2 岁，2019 年 5 月 22 日就诊。主诉：右侧肢体活动障碍。病史：患儿系孕 $35^{+2}$ 周顺产，出生体重 2.5kg，否认窒息抢救史，出生后即入新生儿科住院治疗，诊断"早产儿、高胆红素血症"，予以抗感染、护脑等治疗。1 岁左右发现其运动能力落后于同龄儿，右侧肢体活动障碍，遂于当地医院就诊，诊断为"痉挛型右侧偏瘫"，间断予以康复治疗。现症：右侧肢体活动障碍，右下肢拖行，尖足，肌张力稍高，约Ⅰ级，右侧跟腱紧。饮食正常，夜寐可，大小便正常。舌淡红，苔薄白，脉弦，指纹淡红。体格检查：右手拇指稍内收，右下肢肌张力增高，约Ⅰ级，右侧内收肌及右侧跟腱稍紧，双膝反射活跃，双踝阵挛（－）。辅助检查：头颅核磁共振成像（MRI）示左侧额顶颞叶广泛脑软化并胶质增生，左侧华勒氏变性。脑电图示背景节律无异常，全幅未见癫痫波。

**中医诊断**：五硬。**西医诊断**：脑性瘫痪（右侧痉挛型偏瘫）。

**辨证**：肝肾亏损。**治则**：舒筋活络，滋补肝肾。

**取穴**：头针百会、四神针、智三针、颞三针；下肢主动肌髀关（右）、曲泉（右）、委中（右）、解溪（右）、申脉（右）、跟平（右）、纠内翻（右）；下肢拮抗肌环跳（右）、血海（右）、梁丘（右）、足三里（右）、照海（右）。

**操作**：头针快速进针，得气后留针 30 分钟后出针。体针不留针，进针手法要轻柔快速，进针得气后行手法治疗后出针，主动肌的刺激手法不宜过强，拮抗肌刺激手法以出现较强针感为度。每天 1 次，1 周治疗 5 次，疗程时长 4 周。同时根据患儿障碍分析，予以脑瘫肢体综合训练、平衡功能训练、关节松动训练、言语训练、引导式教育训练等康复治疗。

**二诊：**患儿经治疗后，患儿右下肢拖行和尖足稍微改善，继续当前治疗4周。

**三诊：**患儿经治疗12周后，右下肢无明显拖行，走路较快时偶有尖足。

**疗效：**经针灸结合康复治疗12周后，患儿症状较前明显改善，嘱其避风寒、调情志、清淡饮食、不适随诊。

**按语：**脑性瘫痪简称脑瘫，是儿童最常见的身体残疾，其核心表现为中枢性运动障碍和姿势异常，其中痉挛型脑瘫是最常见的类型。脑瘫患儿主要的临床症状表现为异常的运动模式和姿势，运动失调及肌张力异常。本病发生的直接原因是严重的脑损伤和脑发育异常，由于发育不成熟的大脑（产前、产时或产后）先天性发育缺陷（畸形、宫内感染）或获得性（早产、低出生体重、窒息、缺氧缺血性脑病、核黄疸、外伤、感染）等非进行性脑损伤所致。脑瘫患儿早期发现异常表现、早期干预是取得最佳康复效果的关键。目前治疗脑瘫的方法较多，西医治疗主要有药物（A型肉毒素、单唾液酸四己糖神经节苷脂、鼠神经生长因子）、手术（矫形手术、脊神经后根切断术、显微外科手术）、现代康复等；中医治疗主要有针灸、推拿、中药、穴位注射等。中医通过辨证施治调整人体气血功能。中医将脑瘫归属于中医"五迟""五软""五硬""痿软"的范畴。东汉末的《颅囟经》中就有过"行步迟"的记载。隋·巢元方《诸病源候论》中就已经出现了"齿不生候""数岁不能行候""头发不生候""四五岁不能语候"等病候的分类。脑瘫发生的大多与先天因素和后天因素关系密切。先天因素多与禀赋不足、宫内感染或早产等因素相关，后天因素主要为后天调养不当、调护失宜、产伤窒息及新生儿染邪疾患等。

痉挛型脑瘫主要表现，上肢屈肌（阴经所在）、下肢伸肌（前部为阴）、内收肌（阴经所在）为脑瘫患儿痉挛性瘫痪优势侧，表现以拘急为主；上肢伸肌（阳经所在）、下肢屈肌（后部为阳）、外展肌（阳经所在）为脑瘫患儿痉挛性瘫痪劣势侧，表现以弛缓为主。痉挛型脑瘫所呈现的特征性改变与中医理论的"阳缓而阴急"相类似。因此，根据经络辨证，章薇教授认为痉挛型脑瘫为阴阳脉气失调所致的"阴急阳缓"，因此，采用张力平衡针法选取阴经与阳经上的有效穴位，施以不同的刺激手法，使机体阴阳脉气趋于协调平衡，达到"阴平阳秘"的状态，从而有效缓解痉挛，使运动协调而康复。

痉挛型脑瘫的病位主要在脑，根据"经脉所过，主治所及"，头针治疗可以直接作用于脑，调整脑络之气，具有升阳益脑、通窍醒神的功效。基于脑的可塑性原理，认为刺激大脑皮质，加强上运动神经元的控制作用，可抑制异常模式，促进运动协调。百会穴位于颠顶部，隶属督脉，头为诸阳之会，督脉入络脑，脑为髓海，针刺百会可以醒脑开窍、填精益髓。四神针以百会为中心，能够加强百会的治疗效应，调整脏腑经气、健脑益智。脑瘫患儿常伴有智力低下，智力与神密切相关，智三针由神庭和左右本神三穴组成，位于前额部，与神有关，可益脑增智。颞三针由颞Ⅰ针、颞Ⅱ针、颞Ⅲ针组成，是颞叶皮质的投射区域，故针刺颞三针提高智力，改善运动。痉挛型脑瘫患儿主要因为肌张力不平衡表现出姿势的异常模式，因此张力平衡针法在治疗痉挛型脑瘫患儿时选用阴经和阳经上的相应穴位，通过对阴经施以弱化刺激手法，抑制筋肉拘急；对阳经施以强化手法，兴奋弛缓肌肉，从而达到"抑阴扶阳"，使机体"阴平阳秘"，阴阳脉气趋于协调平衡，从而恢复正常的运动模式。

### 验案 3：上交叉综合征案

周某，男，35岁，因颈项部反复疼痛2个月余就诊。症见：颈项部疼痛不适，时呈电击样疼痛，伏案后或劳累后加重，平日常感头痛、胸闷，余无特殊不适。专科检查：颈部前倾，耳垂线在肩峰垂线之前 2cm，驼背、翼状肩胛骨等异常姿态。双侧胸锁乳突肌压痛，颈椎旁压痛，双侧臂丛牵拉试验（+-）。测颈曲值 2.46。颈椎 MRI 示颈椎退行性变。

**中医诊断**：项痹。**西医诊断**：上交叉综合征。

**辨证**：经筋失调、经脉闭阻。**治则**：疏调经筋，通经活络。

**取穴**：云门、肩前、风池、肩中俞、肩外俞、风门、膈俞、大包。

**操作**：按前所述的技术操作标准对各穴施以相应手法，并配合运动疗法。

**疗效：**按上述治疗方法，隔日针刺 1 次，针刺后配合运动。2 周后，患者颈项部疼痛及头痛、胸闷等症消失。8 周后，诸症未发，且颈部前倾姿态较前明显改善，耳垂线在肩峰垂线之前 1cm，翼状肩较前好转，驼背较前减轻。双侧胸锁乳突肌无压痛，颈椎旁无压痛，颈曲值 3.22。

**按语：**上交叉综合征主要是由于肌肉力量不均衡所致，以胸大肌、胸小肌、肩胛提肌、斜方肌上束等肌肉紧张；菱形肌、前锯肌、斜方肌中下束、深层颈部屈肌等肌群相对弱势而出现的一种 X 型交叉的状态。临床主要表现为：颈肩部疼痛、手臂麻木，或伴有头晕、头痛、心悸、胸闷、气促等不适，以及头前伸、含胸、驼背等体态的改变。

中医古籍当中并无上交叉综合征的病名，但其主要症状可见于"筋伤""颈筋急""项强""颈肩痛"等中医病症中。《张氏医通》曰"观书对弈久坐而致脊背痛""其病当所过者支痛及转筋"，说明长期维持一个姿势容易引起筋骨疼痛。《黄帝内经》中也有关于筋肌失衡的叙述"痹在于筋，则屈不能""经筋之病，寒则反折筋急，热则筋弛纵不收，阴痿不用。阳急则反折，阴急则俯不伸""病在筋，筋挛节痛，不可以行，名曰筋痹"，均说明筋肌失衡可以出现关节屈伸不利、周围肌群疼痛等症状，与 UCS 颈部肌肉劳损，外在动力失衡，继发内在动力失衡，产生颈肩臂疼痛、活动不利等一系列症状较为相符，说明筋肌失衡是 UCS 发病的主要原因。本案针对患者紧张肌群侧选取云门穴（穴位下有胸大肌、胸小肌）、肩前穴（穴位下有胸大肌）、风池穴（胸锁乳突肌上端与斜方肌上端）、肩中俞穴（斜方肌上束、肩胛提肌）等四穴，穴位均位于紧张肌肉的起止点，施用柔和的手法，以降低腧穴所在肌肉的高张力；针对弱势肌群侧选取肩外俞穴（穴位下有斜方肌中束、菱形肌）、风门穴（穴位下有斜方肌中束、菱形肌）、大包穴（穴下有前锯肌）、膈俞穴（斜方肌下束）等四穴，穴位均位于相对弱势肌群的肌腹部位，施用强刺激的手法，增强腧穴所在肌肉的张力。上述腧穴共用，不仅能起到调节肌群之间张力平衡的目的，还能够调节肩胛骨后移、改善颈前倾等异常姿态。

运动疗法可以使肌肉被动拉长，重塑关节的活动度，降低肌群之间张力，提高肌肉抗疲劳能力，针对紧张肌群采用静力性伸张，给予肌肉缓慢、持续的作用力，让肌肉进行等长收缩，降低肌群的张力；针对相对弱势的肌群，运用强化锻炼，激活肌肉机械感受器，以提高肌群的力量及肌肉的张力，用以拮抗紧张侧肌群，达到调节胸背部肌群之间张力的平衡的目的。故针刺与运动疗法相结合，可以更好地调节肌张力平衡，从而治疗 UCS。

### 验案 4：腰椎间盘突出症案

陈某，男，66 岁，2021 年 7 月 26 日就诊。主诉：腰部疼痛 1 个月，加重 5 天。病史：患者诉 1 个月前因劳累后出现腰部酸胀疼痛，当时休息、自我按摩后症状好转，此后症状反复发作，时轻时重，曾在当地医院诊，行腰椎影像学检查显示"腰椎退变"，诊断为"腰椎间盘突出症"，经针灸等治疗后，症状稍有改善。5 天前劳累后出现腰部酸胀疼痛加重，伴翻身、行走困难，为求进一步治疗，于门诊就诊，门诊以"腰椎间盘突出症"收住院。现症：腰部疼痛，痛处固定，无下肢放射痛，久坐、下蹲后站起腰痛加重，床上翻身费力，无胸闷气促，头晕，头痛，无明显视物旋转，纳欠佳，寐欠安，二便调。面色晦暗，舌质暗，苔薄白，脉弦。体格检查：腰椎向前活动度轻度受限，侧弯困难，腰椎各棘突旁压痛，双侧直腿抬高试验、双侧"4"字征、双侧跟臀试验均阴性，双下肢肌力、肌张力、腱反射等均正常。腧穴压痛：腰夹脊。腰椎 MRI 示腰段脊柱退行性变，腰 3-4 椎间盘向左后突出。

**中医诊断：**腰痛。**西医诊断：**腰椎间盘突出症。

**辨证：**气滞血瘀。**治则：**行气活血，舒筋活络。

**选穴：**气海、关元、水分、天枢、肾俞、气海俞、大肠俞、关元俞、带脉。

**操作：**按前所述的技术操作标准对各穴施以相应手法。

**二诊：**采用上述治疗方案，治疗 3 次后患者腰痛明显减轻，可稍俯仰，由坐位转俯卧位自如，但仍不可侧弯，继续治疗 1 个疗程。

**疗效**：经针灸治疗10次，患者症状较前明显改善，可活动自如，嘱其避风寒、调情志、慎劳累，不适随诊。

**按语**：腰椎间盘突出症是导致腰腿部疼痛的主要原因，主要病理变化是腰椎间盘退行性变，在外力作用下，髓核突出，与周围组织粘连、机化，压迫或刺激神经根。近年来，由于生活方式的改变，久坐少动，缺乏锻炼，腰椎间盘突出发病率逐渐增加，发病年龄呈年轻化趋势。

腰椎间盘突出症发病主要病机与腰椎失稳、核心肌群弱化显著相关，符合中医经筋"失衡"的具体表现特点。张力平衡针法以"经筋和衡"为治疗思想，"张力平衡"为治疗原则，按照经筋与运动力线关系，即经筋损伤由点及线，由线到面的广泛病变，用经筋理论指导针刺选择治疗点时，不能以痛为腧，应该整体地、辨证地选择。可所选治疗点有前腹部腧穴、腰部腧穴、侧腹部腧穴。前部腧穴水分、气海、关元穴均位于任脉上，总任阴经的任脉与总督阳经的督脉相交，督脉的病变能够在腹部任脉上有所体现，通过针刺气海、关元穴能通达任督二脉经气，从而使得全身阴阳气血条达。腰部腧穴肾俞、气海俞、大肠俞、关元俞均位于足太阳膀胱经上，其循行路线贯穿腰脊，且腰脊痛为膀胱经"是主所生病"。前腹部的天枢穴位于足阳明胃经上，针灸大家彭静山认为人体的经络都是前后相应，左右相通，胃经对膀胱经第一侧线，采用前后缪刺取穴治疗腰痛，起效迅速。侧腹部的带脉穴位于足少阳胆经上，胆经的循行经过腰部两侧，腰痛伴随腿痛或者两胁痛常选取胆经腧穴。从解剖学论，腰椎周围肌肉韧带分布与"筋结点""筋聚点"等聚集处联系密切，包括腰椎后方的竖脊肌以及腰椎前方腹部肌群等。其中水分、气海、关元穴位于腹白线上，是腹横肌的止点，京门穴位于第十二肋骨游离端的下方，是腹横肌的起点。肾俞、气海俞、大肠俞、关元俞均位于竖脊肌腰段；天枢位于腹直肌腹段。针刺治疗有明显的针对性，刺病之所在，更具有良好的靶点效应。

"张力平衡针法"治疗腰椎间盘突出症可通过修复劳损腰腹肌（足六经筋），恢复经筋平衡，打破疼痛—挛缩—疼痛恶性循环，重建腰椎肌骨力学平衡，改善症状，针刺通过"调筋"达到"治骨"目的。

### 验案 5：膝关节骨性关节炎案

谢某，男性，60 岁，农民。主诉：反复双侧膝关节疼痛 1 年余，再发加剧 3 天。现病史：患者于 1 年多前始出现双侧膝关节酸痛，晨起关节僵硬，无关节游走性疼痛，无关节焮红，无关节畸形等，间断于外院治疗，症状反复。3 天前左膝关节不慎扭伤，疼痛加重，尤以上下楼梯时明显，遂来就诊。现症见：双侧膝关节疼痛，上下楼梯时疼痛明显，晨起关节活动僵硬，左侧尤甚，夜间痛甚，休息后减轻，左侧关节稍显红肿，无关节游走性疼痛，关节无畸形，无潮热盗汗及进行性消瘦，纳尚可，寐欠佳，二便尚可，舌质淡红，苔薄白，脉弦。查体：神清，双侧膝关节无明显红肿、畸形，局部肤温无升高，双侧膝关节内侧压痛，左侧膝关节屈曲 75°，右侧膝关节屈曲 90°，双侧抽屉试验、浮髌试验阴性。X 线片显示：双侧膝关节间隙狭窄，边缘见骨质增生。生理反射存在，病理反射未引出。

**中医诊断：**膝痹。**西医诊断：**膝关节骨性关节炎。

**辨证：**肝肾亏虚、气滞血瘀。**治则：**行气活血，化瘀止痛。

**取穴：**犊鼻、血海、梁丘、委阳、殷门、曲泉。

**操作：**按前所述的技术操作标准对各穴施以相应手法。每日治疗 1 次，10 次为 1 个疗程。

**疗效：**治疗 1 个疗程后，左膝关节疼痛减轻，红肿消除，下蹲无困难。治疗 2 个疗程后，双膝关节疼痛基本消除，上下楼梯时无明显酸痛，无晨僵。随诊患者述无任何不适，纳寐可，精神佳。

**按语：**膝关节的稳定有内源性和外源性两种，内源性稳定包括半月板、关节囊、骨性组织和相连的韧带结构，为静力性平衡；外源性稳定主要为关节周围肌肉的调节与控制，它是关节运动的原始动力，为动力性平衡。上述任何一个稳定遭受破坏，均可导致膝关节力学平衡功能的失常，从而导致软骨细胞、软骨基质及软骨下骨三者合成耦联和降解动态失衡而发病。通过等速肌力测试发现，膝关节骨性关节炎患者膝屈伸肌群肌力下降，静态平衡功能也随之下降，其中屈伸肌力不同步性降低影响尤为明显，佐证了膝关节骨性关节炎发病的生物力学机制。

张力平衡针法针对膝关节骨性关节炎患者膝关节屈伸肌力平衡失调，以调整患者患膝屈伸肌肌力平衡为目的，取仰卧位及俯卧位行两次针刺治疗，使患膝屈伸肌肌力得到提高的同时，改善屈伸肌协调平衡，从而加强膝关节稳定性，提高临床疗效。膝关节骨性关节炎患者患侧股内侧肌、股直肌和股外侧肌的收缩速度及力量均下降，其上循行的血海、梁丘、犊鼻三穴，可通过影响骨骼肌细胞内钙离子的浓度，改善骨骼肌细胞的不正常状态，提高其收缩能力。针刺也可以刺激肌细胞膜电位的恢复，影响骨骼肌细胞内钙离子、钾离子的浓度等，从而改善肌细胞功能，促进其收缩功能的恢复。屈肌主要是腘绳肌，包括股二头肌、半腱肌、半膜肌。股二头肌长头起自坐骨结节，短头起自股骨粗线，两头会合后，以长腱止于腓骨头。半腱肌、半膜肌起于坐骨结节，半腱肌止于胫骨骨干上 1/4 的内侧面，半膜肌止于胫骨内侧髁后部。腘绳肌收缩时的主要功能就是屈膝和后伸髋关节，是防止胫骨过度前向错动的重要动力性稳定结构。膝关节骨性关节炎患者的屈肌肌力下降，针刺循行于其上的曲泉、委阳、殷门穴可改善后侧肌群的力学性能。通过前后配穴针刺激腧穴，可疏通经络，调整气血，调和阴阳，达到屈伸肌肌肉的正常状态以及屈伸肌的平衡，调整膝关节力学平衡。

# 第五章　聪脑通络针法

## 一、技术简介

"聪脑通络针法"是由湖湘老中医陈俊军教授最初为治疗脑性瘫痪而创立的，是指选取督脉、足太阳膀胱经上特定的头部腧穴透刺，辅以腰背及四肢穴位针刺，以补肾益髓通督，益气养血通络，达到畅通脑络，聪脑益智，改善脑性瘫痪患儿的运动、认知、语言及智力障碍等综合功能状态为目的的一种针法。

## （一）特点

聪脑通络针法通过毫针刺激经络、腧穴和头皮大脑组织功能投射区以达到调整人体的阴阳平衡、疏通经络、醒脑开窍、补益肝肾、振奋督阳，改善脑部微循环的作用。现代医学亦证明头皮针治疗后能增加大脑血流量，改善大脑皮质缺血状态，提高大脑供血供氧，促进大脑中枢神经系统的发育，改善肢体运动功能，提高智力和大脑综合功能。

应用聪脑通络针法治疗脑瘫，选用督脉、足太阳膀胱经的头部腧穴为主。督脉为阳脉之海，与脑及各脏腑关系密切，通调督脉，可振奋诸阳经气，起到充实髓海，健脑益智之效。足太阳膀胱经脉直接入络脑，而且各脏腑的背俞穴都分布在该经脉上，针刺该经腧穴，对脏腑的功能具有调节作用，达到调补肝肾，益精生髓，聪脑开窍的功效，《灵枢·海论》曰："脑为髓之海……髓海有余，则轻劲多力，自过其度。"以四肢特定穴为辅，针刺能疏通经络，强筋壮骨，使全身气血、津液、精气流注、输布正常，而综合功能障碍得以康复。其技术特点如下：

1. 以取头部腧穴透刺（头穴线）为主，予以留针：头为诸阳之会，手足六阳经皆上循头面；头为清阳之会，脑为髓海，为元神之府，是脏腑经络之大主，调节全身气血的重要部位。顶中线和枕中线属督脉经，顶旁线和枕旁线属膀胱经，督脉循行于脊柱之后，上行入颅络脑，并分支连属肾，肾生髓，脑为髓海；且督脉为阳脉之海而调节全身阳经气血，通调督脉，可补肾生髓、健脑益智，振奋诸阳经经气。膀胱经亦入颅络脑，各脏腑背俞穴都分布在该经脉上，针刺该经腧穴，可激发经络之气，调整脏腑功能，柔肝益肾，聪脑通络。通过头部腧穴连穴成线，扩大针刺的刺激面，增强针感、针敏，且通过留针候气，进一步强调刺激量，增强治疗效应。

2. 针刺腰背部腧穴为辅，行手法后不留针：取大椎穴、命门穴、腰阳关穴通调督脉，大椎穴为手足三阳经交会穴，针之可振奋全身阳气，通阳活络；筋缩穴脉气通肝，针之可柔筋舒络，缓解肢体痉挛状态，临床上用其治疗各种痉挛症，疗效满意。命门穴、腰阳关穴位于腰部，腰为肾之府，针之可补肾壮阳，强筋健骨。根据患儿好动、难以长时间维持体位的特性，并遵循"快乐康复"理念，尽量减轻针刺的痛苦感，减少针刺过程中对孩子躯干肢体的长时间束缚，故选择施行平补平泻捻转手法后即刻出针不留针。

3. 配合针刺四肢部腧穴不留针：内关穴为心包经穴，心主神明，《灵枢·邪客》说"心者，五脏六腑之大主"，针之可健脑益智，聪脑通络。三阴交穴为脾经腧穴，乃足三阴经交会穴，针之可疏调肝、脾、肾，且健脾益气生血，濡养肌肉。合谷穴为手阳明经之原穴，针之能通经活络，缓解肩臂痉挛，且通调大肠腑气，促进肠蠕动。脑清穴为经外奇穴，即足阳明胃经解溪穴上2寸处，针之可舒经活络，醒脑开窍，是治疗脑瘫的经验效穴。要求手法轻巧柔和，快进快出针。

## （二）理论基础

聪脑通络针法基于中医经络脏腑理论，因督脉和足太阳经均入络于脑；且根据现代医学解剖学理论，顶正中线与顶旁线及枕正中线与枕旁线、颞线等份别为大脑额叶、顶叶、枕叶、颞叶皮层投射区及视皮层投射区，相应部位头皮针刺激对脑组织和功能存在着天然优势的调控和治疗作用。通过毫针刺激经络、腧穴和头皮大脑组织功能投射区可以达到调整人体的阴阳平衡、疏通经络、醒脑开窍、补益肝肾、振奋督阳，改善脑部微循环的作用。现代医学亦证明头皮针治疗后能增加大脑血流量，改善大脑皮质缺血状态，提高大脑供血供氧，促进大脑中枢神经系统的发育，改善肢体运动功能，提高智力和大脑综合功能。

脑性瘫痪应用聪脑通络针法治疗，选穴以督脉、足太阳膀胱经的头穴为主。理论基础如下：

1. 从"脑""神"立论：中医学对脑的认识由来已久，明确指出脑与先天之本关系密切，如"肾为先天之本，肾生骨髓，而脑为髓之海""人始生，先成精，精成而脑髓生"，《灵枢·大惑论》中所记载的"五脏六腑之精气……裹撷筋骨血气之精而与脉并为系，上属于脑，后出于项中"，指出脑对人体脏腑的调控是不可或缺的。脑的功能异常势必造成先天根基的动摇。且脑亦关乎人体脏腑气血的盛衰，从其生理功能来看，脑为髓海，其充盈与否和人体功能状态直接相关，如《灵枢·海论》所云"髓海有余，则轻劲多力，自过其度；髓海不足，则脑转耳鸣，胫酸眩冒，目无所见，懈怠安卧"。要领悟"聪脑通络针法"学术思想中"脑"的作用，除对以上脑的功能认识，其与"神"的关联是重中之重，"聪脑"常与"醒神"并称。明代李时珍提出"脑为元神之府"，"元"有元首之意；"元神"即指人体的高级中枢的神经功能活动；"府"指所在之处。"元神之府"说明脑是主管高级中枢神经功能活动的所在。后世医家逐渐认识到脑和神的密切联系，认为二者同出一源，均来源于先天之精。脑为元神之府，为"神"之所在，"神"需依附于"脑"而存在，脑同时也是脑部疾病的发病部位，脑部病变势必影响"神"的正常功能。而"心主神明"，医家张锡纯认为"神明之体藏于脑，神明之用发于心"，从整体上看，脑心耦联，二者是并存的，脑所主之"神"为广义之神，起决定性作用，"心主神志""心藏神"为狭义之神，是在心主血脉的基础上派生而来，神明由脑所主宰、由脑所藏。现代医学也已经证实，脑是人体耗氧量最多的组织，对血液的要求非常高，所以脑功能的正常运行与心推动血液到脑及脑血流量密切相关。心通过主血脉来发挥其主神志的功能，受脑神统配，隶属于脑主神明的功能之下。

脑性瘫痪之病，中医学认为主要表现为"五迟""五软""五硬"，病位在"脑"，主要表现在"瘫"，故治疗脑瘫以头皮针（头部经穴线）为主，采用透刺的方法，使刺激由"点"变成"线"达到"面"，通过"调神"达到"聪脑"，起到整体调治的作用，全面提升患儿综合功能。

2. 从"通络"立论：中医学认为，脑络通畅是"脑""神"发挥正常功能的前提和基础。若脑络不通，气血不得正常输布，脑失所养，则脑神涣散失用；脑瘫患儿因"神"藏匿不用，致神无所附，肢体失用，其基本病机为先天不足，窍闭神匿，故表现为生长发育迟缓，可见立迟、行迟、语迟、齿迟、发迟等"五迟"和头项硬、口硬、手硬、足硬和肌肉硬等"五硬"，常伴随出现智力障碍、癫痫，吞咽障碍，筋骨痿弱，头发稀少，色泽无华，或肢体紧张，姿势异常，头颈后仰，甚或角弓反张、上肢僵直、手紧握拳、下肢硬直交叉、尖足，或肢体不对称、头颈躯干扭转等小儿运动障碍病证。疏通经络是针灸最直接和最主要的作用，研究证实，头皮针可改善脑部血液流变性及微循环，增加脑血流量，提高机体耐缺氧能力。故聪脑通络针法通过通络调神达到聪脑益智，主治脑瘫等脑源性疾病。临证治疗时，还需要特别关注人的思维、意识、精神状态等"神"之外象，包括在针刺前重视关注患儿情绪，放松全身，使患儿进入情绪平和的状态，《标幽赋》"凡刺者，使本神朝而后入；既刺也，使本神定而气随。神不朝而勿刺，神已定而可施"。强调针刺治疗时，尽量减少患儿惊恐不安，手法宜轻巧柔和。

3. 现代医学理论：最新研究表明，头针治疗脑源性疾病具有明显优势。研究发现，头皮针穴位主要受三叉神经支配，而颅内感觉的传入特别是支配大脑皮质软脑膜的神经纤维也由三叉神经支配。头面部的感觉传入与来自脑膜的传入可以在三叉神经节、三叉神经脊束核发生类似于躯体—内脏牵涉性反应的相互作用。头皮针对脑源性疾病的治疗优势可能通过感觉初级传入和次级传入，使来自头面部穴位和颅内组织的传入在三叉神经系统的一级、二级神经元发生会聚和相互作用，在病理情况下通过轴突反射和（或）背根反射引起神经源性炎性反应及中枢敏化，故头面部穴位刺激及头针刺激传入，可能通过上述通路对颅内组织存在着天然优势的调控和治疗作用。

此技术操作予以平补平泻捻转手法为主，头部腧穴予以留针，腰背部和四肢部腧穴不留针，适用于病位在脑的多种疾病，尤其是小儿脑病。同时该技术常与康复训练配合，可明显提升患儿运动功能、认知语言功能及日常生活活动能力。

## 二、适用范围

聪脑通络针法主要适用于治疗小儿脑性瘫痪，包括痉挛型、不随意运动型、共济失调型以及脑瘫的伴随障碍，如语言障碍、吞咽障碍、认知障碍、癫痫等；还适用于儿童发育迟缓、智力发育障碍、小儿抽动障碍、注意力缺陷多动障碍、学习障碍、孤独症谱系障碍等。有人研究尝试使用此技术干预乙醇相关性慢性胃炎伴抑郁症，取得一定疗效。在脑性瘫痪康复治疗时，主张同时进行针对性功能训练，疗效更佳。

## 三、技术操作

### （一）取穴定位

1. 头穴线：包括顶中线、顶上正中线、顶旁 1 线、枕中线、枕旁线、颞线，共 6 条，准确定位和进针点如下。

顶中线：属督脉，在头部正中线上，由神庭穴向百会穴方向透刺，神庭穴（头部正中线入前发际 0.5 寸处）为进针点。

顶上正中线：属督脉，在头部正中线上，由百会穴向脑户穴方向透刺，百会穴处为进针点。

顶旁 1 线：属膀胱经，由承光穴向络却穴方向透刺，承光穴（头部正中线旁开 1.5 寸，入前发际 2.5 寸）处为进针点。

枕中线：属督脉，在头部正中线上，由脑户穴向下透刺 0.8 寸，脑户穴

（头部正中线入后发际上 2.5 寸）处为进针点。

枕旁线：属膀胱经，由玉枕穴向下透刺 0.8 寸，玉枕穴（头部正中线旁开 1.5 寸，入后发际直上 2.5 寸）处为进针点。

颞线：耳尖直上 2 寸处为进针点（率谷直上 0.5 寸），向下透刺 0.8 寸。

2. **腰背部腧穴**：包括大椎、身柱、筋缩、命门、腰阳关，均在身体后正中线上，属督脉穴。

3. **四肢部腧穴**：包括合谷、内关、三阴交、脑清（脑清穴为经外奇穴，位于解溪上 2 寸）。

## （二）针具选择

普通一次性无菌针灸针，规格 0.30mm×25mm（1 寸）。

## （三）操作方法

1. **针刺头穴线**：患儿取抱坐位，面向抱持人的左侧，操作者站立在抱持人对面，即患儿右侧，均成 15° 斜刺进针。

①顶中线和顶上正中线：第 1 针从神庭穴处沿该线向后透刺 0.8 寸；第 2 针从神庭与百会的中点处刺入，沿该线向百会穴透刺 0.8 寸；第 3 针从百会穴刺入，沿该线向后顶透刺 0.8 寸。

②顶旁线（双侧）：将承光穴到络却穴连线等份为二，第一针从承光穴进针，沿线向后透刺 0.8 寸，第二针从该连线中点处刺入，沿线向后透刺 0.8 寸。

③枕中线：从脑户穴进针向下透刺 0.8 寸。

④枕旁线（双侧）：从玉枕穴进针向下透刺 0.8 寸。

⑤颞线（双侧）：耳尖直上 2 寸处向下透刺 0.8 寸。

行针手法：进针后行快速捻转手法，每穴行针 5～10 秒后留针。

2. **针刺腰背部腧穴**：患儿俯卧位，操作者站立在患儿头朝方向，由上至下依次针刺。快速进针直刺 0.5 寸，行小角度捻转平补平泻手法，每穴行针 5～10 秒后出针。

3. **针刺四肢部腧穴**：患儿取抱坐位，面对操作者，先针上肢部腧穴合

谷、内关，后针下肢部腧穴三阴交、脑清。快速进针直刺 0.5 寸，行小角度
捻转平补平泻手法，每穴行针 5 ～ 10 秒后出针。

操作时间：头针一般留针 15 ～ 30 分钟，根据患儿接受程度决定，采用
上述手法行针 1 次；体针每穴行针 5 ～ 10 秒出针，具体视患儿体质、年龄、
敏感度而定，不留针。

### （四）疗程

每日针刺 1 次，连续治疗 5 天，休息 2 天；4 周为 1 个疗程，疗程之间
可间隔 3 ～ 5 天，一般连续治疗 3 个疗程。

## 四、注意事项

1. 嘱家长保证患儿头皮清洁，针刺时注意严格消毒，避免头皮感染。

2. 施术者专心致志，精心操作，手法轻柔，控制好针具，避免弯针、滞
针等现象，并注意防止小儿过度哭闹、挣扎，避免造成不必要的伤害。

3. 婴幼儿头皮细嫩，颅骨柔软，帽状腱膜下层很疏松，针刺后不易固
定，患儿家长应尽量固定好小儿的肢体，以免影响针刺。

4. 小儿囟门未闭合时，头顶部的穴位应特别谨慎针刺，避开囟门，防止
发生危险。皮肤有感染、溃疡、瘢痕的部位，不宜针刺。

5. 针刺背腰部腧穴，应避免深刺，注意掌握一定的角度，不宜大幅度提
插、捻转，以免伤及重要组织器官产生严重的不良后果。

## 五、临床验案

### 验案 1：小儿脑瘫伴构音障碍案

丁某，男，3 岁 10 个月，常德人，2021 年 3 月 12 日就诊。家长诉：至
今独走欠稳、姿势异常、言语吐词不清。患儿系第 1 胎第 1 产，孕 40 周，
平产，宫内发育迟滞，脐带绕颈，出生体重 2.9kg，出生后不哭，有新生儿

窒息，在湖南省某医院行心肺复苏后转入新生儿科治疗留观。1月龄时查头颅 MRI 示：双侧额颞部脑外间隙增宽伴硬膜下少量积液；4月龄时因竖头不稳在湖南省某医院行康复治疗；6月龄时因运动发育明显落后继续在医院行康复训练，其间因体质差易感冒，间断行综合康复。目前患儿独走欠稳、易摔倒，快走时有尖足，姿势步态异常、言语吐词不清，可说常用双音节词，偶可说短句，双手抓握欠灵活、精细运动欠佳，食纳量少，睡眠可，小便正常，大便干。

**查体：**体温 36.7℃，脉搏 96 次 / 分，呼吸 20 次 / 分，体重 12kg。发育迟缓，营养中等，形体偏瘦，神志清楚，瞳孔等大等圆，直径 3mm，对光反射灵敏。大运动：仰卧位姿势对称，无角弓反张，控头可，会翻身；俯卧位抬头 90°，可四爬，左侧肩关节内旋内收，左侧拇指稍内收。坐位平衡（+），扶立位可支持体重，可独站独走，独走时稳定性差、易摔倒，快走时有尖足，精细运动，双手抓物欠灵活，精细动作欠佳；四肢肌力 4+ 级，四肢肌张力高；足握持反射（+），膝反射亢进，踝阵挛（+）；辅助检查：头部 MRI 显示①双侧额颞部脑外间隙增宽伴硬膜下少量积液；②双侧后交通动脉细小，左侧大脑中动脉与左侧前动脉近段形成交通分支。

**中医诊断：**五迟、五硬。**西医诊断：**痉挛型脑性瘫痪（运动障碍、构音障碍）。

**辨证：**肝肾亏虚，筋骨痿弱。**治则：**补肾填精，养肝强筋，兼以开窍利咽。

**处方：**聪脑通络针法为主。

**操作：**针刺顶中线、顶上正中线、顶旁 1 线、枕中线、枕旁线、颞线，施平补平泻捻转手法后，留针 15 分钟；配合大椎、身柱、筋缩、命门、腰阳关、合谷、内关、三阴交、脑清、哑门、廉泉，针刺不留针。

周一至周五每天上午治疗，配合中药足浴、水疗、物理疗法（physical therapy，PT）、言语疗法（speech therapy，ST）等治疗康复，患儿 4 周后评估，下肢运动功能较前好转，行走姿势较前纠正，稳定性好转，言语吐词较前明显流利，能说短句。按原方案继续治疗康复 3 个月，症状好转明显，患儿回当地上幼儿园，继续给予远程家庭康复指导，半年后随访患儿情况良好，很少感冒，语言较前清晰洪亮，仍在间断康复治疗，进一步提升功能。

**按语：** 本案属脑瘫痉挛型，伴有言语构音障碍，辨证为肝肾亏虚，筋骨痿弱。患儿出生时窒息，素体虚弱，经常感冒，食纳欠佳，脾肾不足，脑髓不充，筋骨不健，故肢体痿弱、行走困难，语言不利。通过聪脑通络针法配合康复训练，疗效满意。头皮针疗法的适应证以脑源性疾病为主，有专家研究"头皮针与脑联系的捷径通路"，认为头皮针疗法是以现代大脑皮质生理解剖为基础，在治疗时强调要达到一定的刺激强度。颅内感觉主要来源于颅内痛敏结构，由三叉神经脑膜支支配；三叉神经周围支同时也是面部和前头部一般感觉的传入纤维。三叉神经节神经元中枢突形成三叉神经感觉根止于三叉神经脊束核尾侧亚核（TNC），是三叉神经周围支传递痛觉、温度觉和大部分触觉的初级传入投射部位。因而为临床上应用聪脑通络针法提供了一定的现代医学理论依据。

### 验案 2：小儿抽动秽语综合征案

肖某，男，8 岁，岳阳人，2020 年 9 月 13 日初诊。家长诉：患儿近半年频发左侧面部抽动，经常不自主挤眉弄眼，耸肩摇头，夜间睡眠较差，纳差，颈后部僵痛，性情易怒，近期伴见不自主喉头发声，无法在教室安坐读书学习，因此已休学。已寻求西医治疗半年，服西药治疗（药物不详），疗效欠佳，遂来本院寻求中医治疗。查体：颈部两侧及上背部肌肉僵硬，四肢肌力、肌张力正常，舌淡红、苔白有齿痕，脉弦细。

**中医诊断：** 痉证。**西医诊断：** 小儿抽动秽语综合征。

**辨证：** 脾虚湿滞，肝风内动。**治则：** 健脾化湿，息风止痉。

**处方：** 以聪脑通络针法为主，配合小儿推拿和耳穴贴压。

**操作：** 针刺顶中线、顶上正中线、顶旁 1 线、枕中线、枕旁线、颞线，施平补平泻捻转手法后，留针 20 分钟；配合俯卧位针刺大椎、身柱、筋缩、命门、腰阳关等穴，仰卧位针刺合谷、内关、足三里、三阴交、阳陵泉、太冲等穴，适当留针 5 ~ 10 分钟；配合小儿推拿和耳穴贴压，并针后揉按风池、颈夹脊、膈俞、脾俞、肝俞、肾俞、足三里、丰隆、太冲、行间等穴各 30 秒，捏脊 5 遍。

每周治疗 3 次，连续治疗 1 个月，患儿左侧面部抽动消失，耸肩摇头明显减轻，颈后部僵硬疼痛症状缓解，继续巩固 1 个疗程，半年后随访已治愈，未复发。

**按语：** 小儿抽动秽语综合征，中医属"抽搐""慢惊风""瘛疭"等范畴，认为与肝、脾、肾三脏关系密切。三脏功能失调导致风火痰湿代谢异常，聚积体内，导致脾虚湿滞、肝风内动。该病病因不明，患儿精神紧张、情绪暴躁时症状更严重，抽搐不可自控。故治疗以健脾益肾、平肝息风、安神止痉为法，并予以调神聪脑通络针法。"小儿肝常有余，脾常不足"，《黄帝内经》有"诸风掉眩，皆属于肝"的记载，故本病的治疗可从肝脾论治。配合小儿推拿，首选五经推治；背俞穴是脏腑之气输注于背腰部的特定穴位，背俞穴可以治疗五脏病，故针刺肝俞、脾俞、肾俞，以达到调整脏腑功能的作用，配足三里、三阴交、太溪、太冲以健脾化湿、滋阴潜阳，针刺内关、神门、百会、四神聪、神庭、印堂以安神止痉。治疗过程中，不论是针灸处方，还是推拿处方，遵循局部整体相结合、标本兼治的原则，以整体调节脏腑功能，从而取得较好的治疗效果。

### 验案 3：孤独症案

田某，男，4 岁，2021 年 7 月 3 日来诊。家长诉：发现患儿无主动语言交流、缺乏目光对视 1 年余。1 年前家长发现患儿不与人交流，呼名有反应，无应答，缺乏目光对视，遂至湖南省某医院就诊，考虑诊断为"儿童孤独症"，建议系统康复治疗，家长未予接受和重视。现上述症状加重，与同龄儿童差距明显，缺乏目光对视，无主动语言，好动，喜欢独自玩耍，不能与同龄小朋友建立伙伴关系，有要求时不会用手示意，喜欢动画片、儿歌、转圈，对陌生环境哭闹抵触，基本不听指令，对日常生活用品基本不认识，纳食可，夜寐安，大小便可。查体：体温 36.8℃，脉搏 98 次/分，呼吸 25

次/分，体重15kg；体格发育正常，营养良好，形体中等，神志清楚，精神尚可。对陌生环境哭闹抵触，情绪波动，受教无反应，知道常见水果，会数数从1—20，不会算数，不会背唐诗，不能区分简单颜色及前后、左右方位，不能自行穿脱衣物，四肢脊柱无畸形，四肢肌张力正常，活动自如。生理反射存在，病理反射未引出。

**中医诊断：**小儿自闭症。**西医诊断：**儿童孤独症。

**辨证：**肝肾亏虚。**治则：**补肾填精，醒脑益智，开窍安神。

**处方：**聪脑通络针法。

**操作：**针刺头穴线，施平补平泻捻转手法后，留针20分钟。配合体针，如足三里（双）、三阴交（双）、太冲（双）、悬钟（双）、申脉（双）、照海（双）、风池（双）、脾俞（双）、神门（双）、通里（双）、内劳宫（双）、肾俞（双）、膈俞（双）、印堂（双）、内关（双）、肝俞（双）、合谷（双）、天枢（双）、关元等穴，以上穴位分为两组，速刺不留针，1次/日；配合小儿推拿、耳穴贴压及引导式教育、言语训练和行为矫正。

经12周康复治疗和训练，语言较前进步，患儿可以主动叫妈妈，呼名可应答、注意力集中时间延长，可安坐训练，可以理解和执行部分指令。现仍持续在康复。

**按语：**孤独症谱系障碍又称自闭症，是一种终生性、具有异常行为特征的广泛性神经发育障碍性疾病，以儿童自幼开始的社会交往障碍、语言发育障碍、兴趣范围狭窄和刻板重复行为方式为基本临床特征。孤独症属于中医学"五迟"范畴，其发生多因先天不足、肾精亏虚或后天失养，且小儿体属"纯阳"，心火易亢，肝木易旺，郁而化火亦可发病。本病病位在脑，与心、肝、肾关系密切。基本病机是肾精亏虚，元神失养，痰火扰心。中医治法以"补肾填精，聪脑益智调神"为主，予以聪脑通络针法，刺激头皮针头穴线，并配合局部、循经、辨证选穴等，督脉入络脑，百会为督脉要穴，还可配以四神聪、智三针、颞三针等头部穴位调脑神、通脑络，心主血脉，内关为心包经络穴，可调理心气，促进气血运行，三阴交为足三阴经交会穴，配以肝俞、肾俞、足三里、关元、气海、血海补益肾气，活血通络，诸穴配伍，共奏补肾填精，聪脑益智之功。并配合小儿推拿治疗、灸法、耳穴压豆、穴位贴敷及言语训练、引导式教育训练、行为矫正治疗等综合康复训练。儿童孤独症病位在脑，经系统康复治疗有望进一步提高患儿语言和社交能力，需注意避风寒、慎饮食，防误吸，防坠床，防跌倒，防走失，注意保暖，加强家庭康复训练。

# 第六章　湖湘胃经三段取穴法

## 一、技术简介

湖湘胃经三段取穴法是指将足阳明胃经上、中、下三段的代表腧穴四白、梁门、足三里配伍应用，用以治疗胃肠腑病及相关疾病的一项湖湘中医特色治疗技术，也称湖湘胃经三段组穴法。

湖湘胃经三段取穴法是湖南中医药大学第一附属医院以严洁教授为核心的科研团队的原创技术。严洁教授是湖湘五经配伍针推学术流派的代表性传承人，她带领的科研团队，根据"经脉与脏腑相关"的中医理论，从20世纪80年代起即在国内率先开展了胃经腧穴特异性研究及足阳明经与胃相关规律的研究，通过大量的实验研究，发现足阳明胃经多个腧穴具有独特效应，总结出了"一经司控多脏""多经司控一脏"的学术核心理论，发表了一批国内外颇有影响的学术论文。研究取得了一系列国内领先的学术成果，其中足阳明胃经上、中、下三段的代表腧穴四白、梁门、足三里的研究成果引人注目；流派一代代传承人学习继承前辈的学术精华，将胃经腧穴特异性的实验研究成果进行临床转化，指导临床应用，进行了一系列临床验证研究，结果证实足阳明胃经上、中、下三段的代表腧穴配伍应用，可明显提高临床疗效，扩大主治范围，这是科研成果临床转化的一个范例。

## （一）特点

1. 取穴简单：三穴配伍，包括足阳明胃经上段的四白穴（头面部）、中段的梁门穴（胸腹部）、下段的足三里穴（下肢部），三穴均具有显著的调整胃运动、保护与修复受损胃黏膜的作用，与胃经其他腧穴相比，有其一定的独特效应。

2. 多法适用：三穴配伍，可加强胃经的上下沟通与联系，精简周到，协同作用，或针或灸，或推按，或埋线，均可以起到疏通经络、调理气机、和胃止痛消痞等作用。

## （二）理论基础

1.经穴配伍意义：在"经脉所过，主治所及"的基础上，结合《易经》"三才理论"的思想，立意"三段取穴法"，即选取足阳明胃经所经头面、躯干、下肢之经穴四白、梁门、足三里穴为代表，由此构成"三段组穴"治疗胃肠道疾病。头面部为诸阳之会，诸阳经均上行于头面，尤其是足阳明胃经，多气多血，行于整个头面部。《素问·太阴阳明论》记载"阳明者表也，五脏六腑之海也，亦为之行气于三阳，脏腑各因其经而受气于阳明"；《灵枢·邪气脏腑病形》也说"十二经脉，三百六十五络，其血气皆上于面而走空窍"，可见针刺头面部穴位可以起到通调全身气血的作用，此为临床选取头面部四白穴治疗胃肠疾病的理论依据。躯干部为十二经络循行之所，也是脾胃脏器所在之处。以阴阳五行论，胸腹属阴，腰背属阳，针刺躯干部穴位为取"阴病治阳，从阳引阴；阳病治阴，从阴引阳"之意。梁门穴位于上腹部，为脏器体表反射区。足三里穴既是足阳明胃经经穴，也是胃腑下合穴，位于膝关节下，"合治内腑"，取《灵枢·九针十二原》"十二原出四关，四关主治五脏"之意。

2.现代医学研究：胃经三段组穴的来源是基于大量的胃经腧穴特异性实验研究成果所进行的临床转化，严洁教授科研团队选择跨越人体多个节段的足阳明经与胃相关为突破口，以临床最为常见的胃脘痛（慢性胃炎）和胃痞病（功能性消化不良）为临床研究切入点，对胃经三段组穴进行了广泛的临床验证。"慢性胃炎"是不同病因引起的胃黏膜的慢性炎症病变，依据其病理特征有慢性浅表性胃炎与慢性萎缩性胃炎之分，针灸对于慢性浅表性胃炎有着良好效果。通过人体与动物实验观察，发现刺激健康人头面四白穴，可使胃窦面积明显增大，其效应强于足三里穴。针刺患者四白穴、足三里穴，可使功能性消化不良患者的胃电、胃阻抗总功率增强，与此同时血液中胃动素（MTC），胃泌素（GAS）的释放亦有增强，生长抑素释放降低。针刺四白穴、梁门穴、足三里穴，可使胃黏膜损伤指数明显降低，胃黏膜血流量增强，血液及胃组织前列腺素 E、表皮生长因子含量增加。在中枢与外周通路与体液机制的研究中，进一步发现针刺传入信号进入延脑孤束核（NTS）后通过激活 SP 能神经对胃功能起调整作用，率先提出"经脉－脏腑－肽能神经相关假说"。通过从器官－细胞分子－胞内信息物质传导等途径开展研究，揭示了足阳明经与胃相关的初级中枢神经传导通路及脑肠肽受体、受体后信息传导的关系，以及蛋白质组学、基因表达谱等方面研究的重要发现，对将胃经三段取穴法应用于针灸治疗慢性胃肠疾病的临床，奠定了现代医学理论基础。

人体的胃肠消化系统经常受到各种内源性或外源性的机械性、化学性损害，它可通过调整其自身的分泌、运动及血液供应，对外界不良刺激产生防御性的保护作用。研究证明针刺四白穴、梁门穴、足三里穴为主的足阳明胃经"三段组穴"，能改善胃功能状态，调整胃运动功能，保护修复胃黏膜，调节中枢神经系统。

## 二、适用范围

湖湘"胃经三段组穴法"适用于多种胃肠疾病，包括胃脘痛、呃逆、呕吐、厌食、腹胀、腹痛、泄泻、胃痞等病症；尤其是对功能性消化不良、胃肠神经官能症、慢性非萎缩性胃炎、消化性溃疡、胃食管反流病、便秘、肠易激综合征、胃下垂、肥胖等病有效果。临床上应根据疾病辨证，加减配伍使用。

另外，"三段组穴"的治疗理念也常应用于其他杂病治疗中，如胆道疾病取四白穴、日月穴、阳陵泉穴；抑郁症取四神聪穴、膻中穴、太冲穴；围绝经期综合征取人迎穴、气海穴、三阴交穴等，常收到满意的治疗效果。

## 三、技术操作

### （一）施术前准备

1. 针具准备：一次性无菌性灸针，规格为 0.30mm×25mm、0.30mm×40mm、0.30mm×50mm。

2. 灸材制备：选取精制艾炷或艾条，艾炷规格为（15～18）mm×（25～27）mm，艾条规格为（15～18）mm×200mm；以湘艾、蕲艾为佳，使用前检查艾绒有无霉变、潮湿。

3. 辅助工具：电针仪、打火机或火柴、线香等点火工具、治疗盘、弯盘、镊子、消毒棉签、安尔碘、无菌棉球、消毒镊子等辅助用具（具体根据临床操作需求准备）。

4. 穴位定位：应符合《经穴名称与定位》（GB/T12346—2021）的规定。

5. 体位选择：根据针灸的部位，选择患者舒适、医者便于操作的治疗体位。常用体位：仰卧位、侧卧位、俯卧位。

6. 环境：卫生要求应符合《医院消毒卫生标准》（GB15982—2012）的规定，保持环境安静，清洁卫生，避免污染，温度适宜。

7. 消毒：施术前应该对受术者针灸部位进行消毒，针灸区消毒可用0.5%～1% 碘伏的棉签或棉球在针灸区部位由中心向外做环行擦拭消毒。施术者双手应用肥皂或洗手液清洗干净，再用速干手消毒剂消毒。

### （二）施术方式

湖湘胃经三段组穴法是根据足阳明胃经分布特点，分别在头面部取四白穴（双侧）、躯干部取梁门穴（双侧）、下肢部取足三里穴（双侧）为主穴，配穴随证加减，采用点穴、普通针刺、电针、温针、埋线等。

1. 点穴按摩：是指医者或患者在患者体表适当的穴位或特定刺激线上，用手进行点、按、掐、拍、叩等不同手法的刺激，通过经络的作用使体内的气血畅通，促使已经发生障碍的功能活动恢复正常，从而达到治疗、预防疾病的一种方法。临床上常嘱患者自行手指点穴，该类方法不用借助药物、针具等物品，且三大主穴有明显的体表标志来定位，可随时随地进行点穴。该法可适用于消化系统疾病各证型，也可用于亚健康者、肥胖者及食积食滞者以加强消化功能。

2.普通针刺：嘱患者取仰卧或侧卧位，医者立于患者右侧。四白穴快速垂直进针 8 ～ 13mm，梁门穴快速垂直进针 13 ～ 25mm，足三里穴快速垂直进针 25 ～ 35mm，双侧同取，梁门穴、足三里穴可行捻转补法，得气后留针 20 ～ 30 分钟，1 次 / 天，10 次为 1 个疗程。该法适用于消化系统疾病各证型。

3.电针：在上述普通针刺得气的基础上，为避免电针连接时通过大脑与心脏，分别在每个穴位下方（经脉循行路线上）约 0.5cm 处各加刺一针，不必得气，连接电子针疗仪，将每对导联线的负极接于治疗针上，正极接于其旁开的辅助针上，共 6 对导联线，选用疏密波，频率 10Hz/50Hz，刺激强度以保持针刺局部轻微抖动及患者能耐受为度，留针约 25 分钟。隔日治疗 1 次，3 次 / 周， 4 周为 1 个疗程。该法适用于消化系统疾病实证或虚实夹杂证。

4.温针：是针刺与艾灸相结合的一种治疗方法，在留针过程中，将艾炷置于针柄上点燃，通过针体将灸火的温和热力及药物作用传入穴位。在上述普通针刺得气的基础上，将 1 壮艾炷点燃后插入针柄处，至皮肤渐红至潮红或微痛，待艾炷燃尽去除艾灰后出针，1 次 / 天，10 次为 1 个疗程。该法主要用于消化系统疾病虚证或寒证。

5.埋线：是将不同规格的医用可吸收胶原蛋白线埋入穴位，通过线对穴位产生持久而柔和的生物物理和生物化学刺激，来达到治病目的。埋线一般选择肌肉比较丰满部位的穴位，如"胃经三段组穴"中的足三里穴、梁门穴。每次埋线 1 ～ 3 穴，可间隔 2 ～ 4 周治疗 1 次。穴位埋线疗法操作规范要求严格，常规局部皮肤消毒，医者手消毒戴无菌手套，镊取一段 1 ～ 2cm 长无菌胶原蛋白线，放置在埋线针针管的前端，后接针芯，左手拇、食指绷紧或提起进针部位皮肤，右手持针，刺入到所需深度，当出现针感后，边推针芯，边退针管，将胶原蛋白线埋置在穴位的皮下组织或肌层内，出针后针孔处覆盖消毒敷料。

## 四、注意事项

1. 施术者应严肃认真，专心致志，精心操作。施术前应向患者说明施术要求，消除恐惧心理，取得患者的合作。临床针刺应选择正确的体位，要求患者的体位自然舒适，既有利于准确选定穴位，又有利于留针过程的安全顺利。

2. 四白穴不宜针刺过深，若超过 1 寸可能刺伤眼球，刺入眶下管内伤及眶下动、静脉，引起血管破损而致出血。进针时宜用轻巧手法，起针后，应用消毒干棉球按压片刻，以防出血。若针孔有渗血，应延长按压时间，以减少眼周血肿的发生概率；梁门和足三里一般操作安全性较好。

3. 在施灸时，要注意防止艾火脱落，以免造成皮肤及衣物的烧损。若患者感觉过烫，可用镊子将针灸针连同艾炷向上提起或加垫纸片隔热，必要时提前出针。

4. 皮肤局部有感染或有溃疡时不宜针灸或埋线。埋线前须与患者充分沟通，签署知情同意书；操作过程中须严格无菌操作，防止感染；埋线需掌握进针部位和深度，切勿伤及内脏、大血管和神经干，以免造成功能障碍和疼痛；并注意观察患者术后反应，一般在埋线后 1～3 天内，可能出现局部轻度红、肿、热、痛等无菌性炎症反应，一般不需要处理。极少数患者可能出现全身反应，即埋线后 24 小时内体温上升，一般在 38℃左右，持续 1～3 天后体温恢复正常。患者有任何不适，可随时咨询医师。

## 五、临床验案

### 验案 1：胃痛案

患者赵某，男，38 岁，职员。2019 年 5 月初诊。主诉：胃脘部胀痛 3 个月。患者诉近 3 个月工作紧张压力大，加之饮食不节，应酬饮酒后诱发胃痛、胃胀，既往有胃痛病史，服西药后效果不明显。现症见：胃痛、胃胀，胸骨柄下灼痛，烧心感，兼反酸，口苦，纳食量正常，小便可，大便次数正常，但稀薄不成形，夜寐欠安，舌淡红，苔黄腻，脉弦滑。胃镜检查显示：浅表性胃炎（胆汁反流）。

**中医诊断**：胃脘痛。**西医诊断**：浅表性胃炎（胆汁反流性胃炎）。

**辨证**：肝胃郁热型。**治则**：清肝泄热，和胃止痛。

**取穴**：以"胃经三段组穴法"为主，随证加减。四白（双）、梁门（双）、足三里（双）、太冲（双）、公孙（双）、关元。

**操作**："胃经三段组穴法"诸穴施提插捻转平补平泻为主，太冲捻转泻法，关元穴温针灸，间隔 5 分钟行针 1 次，留针 20 分钟，1 次 / 天，10 次为 1 个疗程。

经针灸 1 个疗程后，患者觉胃痛好转，诉咽喉不适伴咳痰，遂加丰隆穴、复溜穴，继续治疗 10 次，第 2 个疗程结束时即基本痊愈，患者诉胃痛、胃胀缓解，反酸、烧心等不适消失，大便正常，夜寐安，为巩固疗效取足三里穴、梁门穴埋线 1 次。随访 2 个月，未见复发。

**按语**：胃痛病以胃脘部疼痛为主症，兼见痞满、胀闷、嗳气、吐酸、纳呆、腹胀等症。常反复发作，久治难愈。胃痛与胃、肝、脾关系最为密切。病位初起主要在胃，间可及肝，病久损脾。该患者男性，既往有胃痛史，此次因工作紧张、饮食不节、饮酒后复发，乃脾胃气虚在先，饮食不节，伤伐胃气，胃气不降则肝气亦不得升，导致肝胃气机不和，久而郁滞化热。热积中州，故胃脘剑突下有烧心感；肝热犯胃，故胃酸，胃胀；肝胃不和，气机疏泄不及，碍及脾运化湿，故大便虽次数正常，但稀薄不成形；肝胃蕴热，上扰心神，故夜寐欠安；舌淡红苔黄腻，为脾运气机被困；脉弦滑，为肝胃郁热之征。本例患者有胃病史，脾胃之气已损，以"胃经三段组穴法"为主，上取四白穴、中取梁门穴、下取足三里穴，体现了本经配穴、上下配穴、远近配穴的三大配穴原则，"天—地—人"三穴合用，加强了胃经的上下沟通与联系，增强了健脾和胃，理气止痛之功；配取脾经络穴公孙"一络通两经"健运脾胃而利水湿；取肝经输穴太冲以清热疏理肝气，勿使其横逆犯胃，太冲不仅为肝经输穴，亦为其原穴，"五脏六腑之有疾者，皆取其原也"，如此肝气得疏，脾胃得健。诸穴合用，共奏清肝泄热、和胃止痛之功，故而胃痛、胃胀诸症乃解。

### 验案 2：胃痞案

患者王某，女，32 岁，教师。2021 年 7 月初诊，主诉：胃脘胀满闷痛 7 月余。经口服西药奥美拉唑等治疗后胃脘疼痛缓解，觉胃脘胀满痞闷，隐隐作痛，嗳气，无反酸，大便欲解而不得出，且先干后稀，饮食尚可，睡眠欠佳，月经正常，舌淡苔白，脉沉细。2021 年 6 月行胃镜、肠镜检查，结果示：慢性浅表性胃炎，肠道炎症。

**中医诊断**：胃痞。**西医诊断**：慢性浅表性胃炎，功能性消化不良。

**辨证**：脾胃气虚。**治则**：健脾和胃，理气消痞。

**取穴**：以"胃经三段组穴法"为主，随证加减。四白（双）、梁门（双）、足三里（双）、内关（双）、公孙（双）、上巨虚（双）。

**操作**：足三里、梁门、上巨虚行提插捻转补法，其余各穴行捻转平补平泻，间隔 5 分钟行针 1 次，留针 20 分钟，1 次 / 天，10 次为 1 个疗程。并配合耳穴肝、脾、胃、皮质下、交感，每次取一侧耳穴，王不留行子贴压 3 天后，换对侧耳穴，嘱每日每穴按压 3 次，每次每穴按压约 30 秒，嘱清淡规律饮食，忌过饥过饱、饮食生冷，避受风寒。

两个疗程后患者诉胃脘胀满闷痛、嗳气症状显著好转，大便畅快，便质可，睡眠佳。为巩固疗效取足三里穴、梁门穴埋线 1 次，随访 3 个月未见复发。

**按语**：患者青年女性，或外感寒邪，或内伤情志，戕伐脾胃，虽经治疗后有缓解，但邪虽去大半而正未全复，脾胃正气已虚。胃主通降，胃气不足则通降不及，故出现胃脘胀闷痞满；浊气不降，气反上逆，故嗳气。脾胃同居中焦，互为表里，胃气不荣则脾气不运，湿化不及，故大便欲解而不出，解则先干后稀；"胃不和则夜卧不安"故睡眠欠佳。脾胃为后天之本，虚则气血不荣，故舌淡；苔白，脉沉细为脾胃气虚之体现，故取穴以

"胃经三段取穴法"为主。足三里穴可疏理胃肠气机，通降胃气，凡胃脘痞满疼痛，不论其寒热虚实，皆可用之，其与本经四白穴、梁门穴、上巨虚穴相伍匡扶胃气；公孙穴为脾经络穴，亦为八脉交会穴之一，通冲脉，"冲脉为病，逆气里急"，与内关穴相配专治心、胸、胃病症。诸穴相伍共奏理脾健胃、降气化浊消痞之功。本案治疗特点是以"胃经三段取穴法"（四白穴、梁门穴、足三里穴）与八脉交会穴（内关穴、公孙穴）为主配伍，若肝气犯胃症状明显则加太冲穴或行间穴兼疏肝和胃，若脾胃虚寒、四肢不温，则加脾俞穴、胃俞穴或中脘穴、气海穴等，随证加减，针上加灸，必要时也可针药结合，如此可获良效。

# 第七章　祛风化痰针法

## 一、技术简介

祛风化痰针法是根据"腧穴所在，主治所在""经脉所过，主治所及"的规律，通过针刺风池穴（双）、完骨穴（双）、廉泉穴、丰隆穴（双）腧穴来达到祛风化痰、通利咽喉、开窍醒神的功效，对假性球麻痹引起的饮水呛咳、进食困难、发声困难、构音障碍等症状起到治疗作用的一种针法。此法是湖南中医药大学第二附属医院以吴清明教授为核心的团队多年来临床研究的成果，主要用于治疗中风病假性球麻痹的经验针刺法。

### （一）特点

祛风化痰针法以风池穴（双）、完骨穴（双）、廉泉穴、丰隆穴（双）为主，根据"腧穴所在，主治所在""经脉所过，主治所及"的规律，通过强刺激以上腧穴来达到祛风化痰、通利咽喉、开窍醒神的功效。

1.注重手法：因选用的为颈项部的穴位，且需要强刺激手法，所以在施术的过程中，应注意颈部腧穴不采用平直进针法，风池、完骨穴进针深度不得超过1.5寸，禁用提插手法，以免伤及椎动脉及延髓等深部重要组织。

2.注重选穴：风池穴为足少阳胆经与足阳维脉的交会穴，《类经图翼》载"治中风不语，汤水不能入口"；而足少阳胆经又与循喉咙之后的足厥阴肝经相表里，故针刺风池穴可以调肝息风、豁痰利咽。完骨穴为足少阳胆经与络心（脑）脉的足太阳经交会穴，刺之既可通咽利喉、又能开窍醒神。廉泉穴为任脉经穴，临近舌咽部具有通利咽喉、舒舌理气之功，能治"口噤舌根急缩下食难"。丰隆穴为足阳明胃经穴，具有和胃健脾、化痰利湿之功。诸穴并用而祛风化痰、通咽利喉、开窍醒神。

## （二）理论基础

球麻痹即延髓麻痹，因为延髓又叫延髓球。延髓内的运动神经核团，或来自延髓的脑神经（包括咽神经、迷走神经和舌下神经），因病引起麻痹时，就会出现一组症状群。主要表现饮水进食呛咳，吞咽困难，构音障碍，声音嘶哑或失音等。因此，凡是病变直接损害了延髓或相关的脑神经者，称为真性球麻痹。而病变在桥脑或桥脑以上部位，造成延脑内运动神经核失去上部之神经支配，而出现的延髓麻痹，即为假性球麻痹。中医学理论认为，中风病假性球麻痹乃风痰阻滞，痰随气逆，蒙蔽清窍所致。祛风化痰针法以湖湘针推流派理论为基础，结合中医理论及西医解剖学、神经学，通过针刺风池穴（双）、完骨穴（双）、廉泉穴、丰隆穴（双）这七个穴位，利用腧穴的"疏通经脉，调和气血"的作用，根据经络与脏腑在生理病理上相互联系，相互影响的机理，使经络畅通，营运有度，气血调和，阴阳平衡。降低大脑动脉系统的外周阻力，增加颅内血液供应；改善病灶微循环障碍和新陈代谢，促进受损脑神经组织的功能恢复；并且缓解颈部软组织的紧张状态，减轻了周围组织对椎 – 基底动脉的压迫，有利于椎 – 基底动脉系统改善血液供应。

1. 从中医认识：祛风化痰针刺法以风池穴、完骨穴、廉泉穴及丰隆穴为主穴，取"腧穴所在，主治所在""经脉所过，主治所及"的作用特点。风池穴属足少阳胆经经穴，为胆经与阳维脉之会。池，喻水之汇贮也。此为风之所汇，故曰"风池"。风池穴为风邪入脑之冲要，治风之要穴；而《玉龙歌》提到"偏正头风有两般，有无痰饮细推观；若然痰饮风池刺，倘无痰饮合谷安"，表明风池穴有祛风化痰之效。《千金要方》有"风池、迎香、水沟主口僻不能言"，《类经图翼》也提到风池穴可以"治中风不语，汤水不能入口"；且肝经循咽喉之后，肝胆经相为表里，《针灸资生经》也提到"风池主喉痹"，故风池穴具有祛风化痰，利咽开窍之功效。完骨穴亦属足少阳胆经经穴，通过相表里之肝经与喉咙、颃颡相联系，其为胆经与膀胱经脉的交会穴，膀胱经由颠顶入络脉而达脑部，故针刺完骨穴有利咽开窍醒神之功。廉泉穴为任脉经穴，位于舌咽部，可内通咽喉，上达腭池，取腧穴近治作用，可利咽喉，通舌窍。丰隆穴属足阳明胃经，足阳明胃经经脉分支、络脉和经别循行均过咽喉，根据腧穴远治特点，丰隆穴可以治疗咽喉部疾病。"脾为生痰之源"，脾胃二经为表里经，且丰隆穴为胃经络穴，连接脾经和胃经，具有和胃健脾，化痰利湿功效。综上所述，结合腧穴近治、远治作用的特点，取以上穴位以祛风化痰，利咽开窍。

2. 从西医解剖和神经学认识：风池穴、完骨穴进针可由浅及深直透颈部深层，刺激范围大，针感可及整个咽喉部。通过针刺风池穴、完骨穴可调节颈部浅层局部的神经、血管、肌肉代谢，并改善椎动脉供血不足。另有研究发现，根据短反射理论针刺风池穴、完骨穴、廉泉穴，可兴奋迷走神经和舌下神经，从而改善以上神经支配的咽缩肌、环甲肌、颏舌肌功能，促进吞咽、发音等功能肌群的运动。通过针刺以上穴位，可直接通过感觉纤维促进这些腧穴所在部位神经的运动纤维功能的恢复，从而达到恢复吞咽、发音等功能的目的。另有研究发现，针刺翳风穴、完骨穴和风池穴，能够改善病灶侧支微循环，改善脑部供血，加快中枢神经功能恢复，并对上运动神经元重建、合理支配延髓运动核有一定意义。

3. 安全理论基础：对于安全性方面，通过解剖发现延髓和椎动脉位于风池穴深部附近，其针刺方向对于操作安全性很重要。有研究发现：在定位下对风池穴针刺角度进行安全性验证，向双眼内眦深刺则易伤及椎动脉和延髓，向鼻尖深刺易伤及椎动脉。祛风化痰针刺法中风池穴、完骨穴针刺方向均以针尖向喉结的方向刺入；廉泉穴向舌根方向刺入，丰隆穴所在部位局部肌肉丰厚，以上两穴操作较为安全，且四穴均不留针，故一般发生危险的概率较低。

## 二、适用范围

祛风化痰针法主要用于风痰型假性球麻痹患者，出现进食困难、饮水呛咳、构音障碍等症状者；也可用于治疗缺血性中风、脑干梗死等疾病。

## 三、技术操作

1. 针刺取穴：风池（双侧）、完骨（双侧）、廉泉、丰隆（双侧）。

2. 针具选择：一次性无菌性针灸，规格为 0.30mm×40mm、0.30mm× 50mm、0.30mm×70mm。

3. 操作方法：患者取坐位，颈直立，对风池穴、完骨穴、廉泉穴、丰隆穴七穴，从左至右，从上至下，依次进行取穴、消毒、针刺。双侧风池穴、完骨穴均以针尖朝向喉结的方向（朝前下 45°）刺入，进针深度 1.5 寸以内，得气后捻转运针 180°～260°，每分钟 60～80 次，连续 1～2 分钟；廉泉穴以针尖朝舌根方向进针，深 1.5 寸，得气后提插捻转运针，提插幅度在 1.5 寸以内，捻转幅度为 180°，50～70/min，共计 1 分钟；丰隆穴直刺 2 寸，得气后提插捻转运针 3 分钟，50～70/min，提插幅度在 2 寸以内，捻转幅度为 180°～360°，以上诸穴均不留针。

4. 疗程：每天治疗 1 次，每 6 天为 1 个疗程，疗程间休息一天，连续治疗 4 个疗程。

## 四、注意事项

1. 风池穴、完骨穴禁用提插手法，进针深度严禁超过 1.5 寸，禁用提插手法，以免损伤椎动脉，造成严重医疗事故。

2. 针刺过程中可能出现的晕针现象，应尽力避免。刺激强度不要过大，运针用力宜均匀；不在患者紧张、饥饿、疲乏等时刻施治；保证施治环境冬暖夏凉，通风良好，舒适宜人。

3. 一旦有患者出现晕针现象，要迅速反应和认真对待，先立即拔针，让患者平卧休息，再视情况进一步处理。轻微者给饮温糖水，同时嘱其放松，稍重者给静脉推注 10% 葡萄糖 20mL，配合指压或针刺人中、内关等穴治疗，严重者给以补液、升压、吸氧，并加强观察和护理，必要时请相关专科专家会诊救治。

## 五、临床验案

### 验案1：中风后吞咽障碍

患者王某，女，74岁，因"突发右侧肢体活动不利伴吞咽困难、言语不利15天"于2020年7月4日至针灸推拿康复科就诊，外院诊断为"脑梗死、假性球麻痹"。患者既往有高血压病、高脂血症病史，平素偏食油腻之品，性情急躁。现症见：右侧肢体活动不利，言语謇涩，吞咽困难，声音嘶哑，饮水呛咳，留置鼻饲管鼻饲流质饮食，自诉伴头晕，视物模糊，喉中时有涎痰，色白，小便失禁，大便1～2天一次，黄色软便。舌暗红，苔白厚腻，脉弦滑。查体：血压130/78mmHg，神清，精神欠佳，言语含糊不清，咽反射减弱，右侧肢体肌力3+级，右巴氏征（+），洼田吞咽能力评定2级，标准吞咽功能SSA评分41分。

**中医诊断：**①缺血中风（恢复期），吞咽构音障碍；②风眩。**西医诊断：**①脑梗死（恢复期），假性球麻痹；②高血压病3级，极高危。

**辨证：**风痰阻络。**治则：**祛风化痰、通咽利喉。

**处方：**予祛风化痰针刺法。**主穴：**廉泉、双侧风池、双侧完骨、双侧丰隆；**配穴：**人中、百会、内关、极泉、尺泽、委中、三阴交、足三里、合谷。

**操作：**采用祛风化痰针法，常规操作。

每天操作1次，每6天为1个疗程，每个疗程间隔1天。针刺第7次时，患者头晕缓解，声音较前响亮，吞咽功能好转，可经口进食少许半流质，但进食、饮水慢，言语欠流利，舌暗红，苔白稍腻，脉弦，继予祛风化痰针刺法加刺双侧血海，向上方斜刺1.5寸，得气后提插捻转1分钟，提插在进针1.5寸范围内操作，来回捻转180°；继续针刺12次后患者拔掉鼻饲管，进食、饮水偶有呛咳，吐字较前清楚响亮，稍欠流利，右侧肢体乏力减轻，可独立行走。洼田吞咽能力评定5级，标准吞咽功能SSA评分21分。

**按语：** 患者因右侧肢体乏力伴吞咽困难、言语不利就诊，平素嗜食肥甘厚味，致中焦失运，水湿不化，痰湿内生，又性情急躁，肝阳偏亢，风阳动越，挟痰上扰清窍而发病。风痰流窜经络，血脉痹阻，气血不畅，故见半身不遂，言语謇涩，吞咽困难。痰浊中阻，清阳不升，则头晕目眩；舌暗红，苔白厚腻，脉弦滑，符合风痰阻络证。治疗本病遵循远近配穴法，取近处风池穴以调肝息风、豁痰利咽，取完骨穴通咽利喉、开窍醒神，另取局部廉泉穴，以通利咽喉、舒舌理气，配合远端丰隆穴以和胃健脾、化痰利湿。治疗中根据病情加上血海穴以活血行血，使气机通畅，气血流通，促进痰湿化散、经络通畅、咽喉通利。

### 验案 2：中风后言语障碍

患者周某，男，45 岁，因"右侧肢体活动不利伴言语謇涩 21 天"于 2021 年 11 月 11 日由门诊以"脑梗死恢复期"轮椅推入院。患者于 2021 年 10 月 20 日无明显诱因感右侧肢体乏力、站立及行走困难，伴言语不清，当时意识清楚，无头晕头痛、无恶心呕吐、无明显吞咽困难、饮水呛咳等表现，由家人急送往中南大学湘雅医院急诊，行颅脑 CT 示：左侧侧脑室旁低密度灶，急性脑梗死可能，右侧岛叶软化灶，大枕大池；并查头部 CTA+CTP：左侧颈内动脉岩段 - 破裂孔段显影纤细，左侧颈内动脉海绵窦段 - 床突段闭塞，左侧大脑中动脉纤细，多发侧支循环形成，远端分支稀疏；左侧额叶局部灌注减低，可见侧支循环形成。急诊予以静脉溶栓等处理后收住院治疗，入院后进一步完善相关检查，给予抗凝、降压、护脑、调脂稳斑、控制血糖等对症支持治疗 17 天，病情平稳出院既往有"高血压 3 级""2 型糖尿病"病史 10 多年，长期服药维持。否认食物、药物过敏史。现症见：言语不利，吐词不清，难以听懂，可回答简单问题，右侧肢体活动不利，右上肢不能抬举，右手握力差，右下肢可抬离床面，可在陪人扶助下缓慢跛行，无咳痰，无口干口苦，纳可，夜寐欠安，大便 3 ～ 4 日一行，小便尚可。

**查体：** 体温 37.0℃，脉搏 71 次 / 分，呼吸 20 次 / 分，血压 133/68mmHg。

神志清楚，精神欠佳，被动体位，查体合作，双侧眼球活动可，口角向左侧歪斜，伸舌右偏，舌体活动不灵活，声音低微，右上肢肌力 2 级，右下肢肌力 3+ 级，左上肢肌力 4+ 级，左下肢肌力 4+ 级，四肢肌张力尚可，腱反射存在，病理征未引出。舌质暗，苔黄腻，脉弦滑。

**中医诊断：**缺血性中风（恢复期），言语障碍。**西医诊断：**①脑梗死恢复期；②颈内动脉闭塞；③2 型糖尿病；④高血压病 3 级（极高危）。

**辨证：**风痰阻络。**治则：**祛风化痰、醒脑开窍、通咽利喉。

**处方：**针对言语障碍，予祛风化痰针刺法（主穴：廉泉、双侧风池、双侧完骨、双侧丰隆），余治疗按中风偏瘫处理。

**操作：**采用祛风化痰针法，常规操作。诸穴均不留针，手法严格按照规范操作。

经以上针灸治疗，结合降压降糖、康复训练，1 周后言语明显改善，吐词较前清晰，声音响亮，睡眠改善。继续治疗 1 周出院。

**按语：**该患者年仅 45 岁，以右侧肢体活动不利伴言语謇涩为主症，辨病属缺血性中风范畴。患者因多食肥甘，脾失健运，聚湿生痰，复因长年患有其他疾病导致脏腑功能失调，引动肝风，夹痰上扰，蒙蔽清窍，发为中风，本病病位在脑，病性属实。言语障碍中医可归属"中风舌本病""舌謇""喉痹""喑痱"等范畴。唐代孙思邈《备急千金要方·论杂风状》曰："风痱者，身无痛，四肢不收，智乱不甚，言微可知，则可治；甚则不能言，不可活。"舌即难言、语言謇涩、言微即假性球麻痹中声音嘶哑、构音障碍的临床表现。本病由于内伤积损，加之情志失调，饮食失当或外邪侵袭，继而风痰上扰、痰湿阻窍，蒙蔽神识，出现猝然昏倒、半身不遂、口角歪斜、言謇语涩等表现。

现代医学研究表明，假性球麻痹常并发于脑卒中患者，而脑卒中患者多有脑动脉粥样硬化，动脉粥样硬化（AS）是动脉内膜出现脂质沉积，纤维组织发生增生后形成粥样硬化斑块，其形类似于中医的痰浊留于血脉成瘀的过程。再者，AS 易使动脉痉挛、管腔变窄甚至闭塞而影响血液循环，致使脑部出现缺血性病变。故针对风痰型假性球麻痹患者的病理特点，采取祛风化痰、通咽利喉的治疗原则，选用祛风化痰针刺法，取任脉的廉泉、胆经的风池及完骨、胃经的丰隆穴为主穴，能祛风化痰、通咽利喉、通络醒脑。从现代医学角度看，祛风化痰针刺法取穴进针刺激面大，可透达颈部深层肌肉，针感遍及整个咽喉部，刺激发音、吞咽等功能的恢复。

# 第八章 湖湘隔药饼灸疗法

## 一、技术简介

湖湘隔药饼灸疗法是指在艾绒制成的艾炷与穴位之间垫隔相应规格的中药饼后施灸的一种治疗方法。此法源自马王堆医书，属于间接灸法。

### （一）特点

湖湘隔药饼灸疗法是将艾灸、中药、经络腧穴相结合的一种综合疗法，利用艾炷燃烧的温热刺激，加速血液循环，再集合药物的透皮吸收，集温热刺激、中药、经络穴位三者于一体，以温促通、以通达补、通补互用，达到疏通经络、调和阴阳、扶正祛邪的目的。

1.注重灸量、强调灸感：隔药饼灸的灸术体现在灸材、灸法、灸量、灸感等的有机组合上。最佳灸材，取自湘艾（湖南临湘、张家界、郴州临武）作为隔药饼灸的灸材；适宜灸法，针对不同病症选择适宜隔药饼灸处方（艾炷、药饼、穴位）；有效灸量，有效灸量的产生取决于合理灸时（艾炷壮数）与灸程；强调灸感，灸感（透热、扩热、传热）的产生能显著提高艾灸疗效。

2.补泻兼施、通补并用：温补之要，益气以生血；温补之用，轻重与徐疾。对于阴阳离决、阳气虚脱、危急病症，隔药饼灸可用温里方灸神阙，治疗需要量大火足，重灸疾补；对于气血两虚、慢性病症，隔药饼灸选用八珍方灸气海、足三里等，治疗可以量小火微，轻灸徐补；前者即是重补、急补，后者即是轻补、徐补。温通之要，调气以和血；温通之用，强弱与缓急。对于经络阻滞、气血不通的急重症，隔药饼灸可用活血化瘀方灸四关穴、阿是穴等，治疗需要量大火足，产生明显的即刻效应；对于痰浊瘀滞、气血不畅的慢性疾病，隔药饼灸选用调脂化浊方灸丰隆、天枢等，治疗可以量小火缓、徐徐温煦，注重积累效应；前者即是强通、急通，后者即是弱通、缓通。总之，隔药饼灸温通与温补效应之间的关系可归纳为：以温促通、以温达补、以通促补、以补促通、通中有补、补中有通、通补互用。

## （二）理论基础

湖湘隔药饼灸以湖湘针推流派理论为基础，主要包括五经配伍、经脉—脏腑相关、艾灸的温通温补效应的理论，此法将药饼置于穴位与艾炷之间，结合中药与艾灸的作用，利用艾灸燃烧的热力促进药物渗透入腧穴，从而达到温经通络、祛寒除湿、行气活血、回阳固脱等治疗作用，经穴、艾灸、中药三者的联合运用不仅提高了临床疗效，也扩大了疾病的主治范围。

1. 一经调控多脏（腑）：是指一条经脉在循行路线上与多个脏腑、器官密切联系，因此，功能上相互影响，可以调控多个脏腑、器官的生理功能，治疗多个脏腑的各种病证。如足阳明胃经在头面部穴位以局部主治为主，胸部穴位以呼吸循环疾病为主，腹部及下肢穴位以消化系统疾病、泌尿生殖系统疾病、局部神经肌肉病变为主。胃经腧穴的功效，其一为治疗胃经循行部位的疾患，其二为补虚、散寒、清热、祛风、化痰利湿，临床上多用灸法施治。治疗时也可选用在病变脏腑所属的经脉上选取其子穴或母穴进行艾灸补泻。

2. 多经司控一脏（腑）：是指由于多条经脉在循行路线上与同一脏（腑）密切联系，功能上相互影响，可以调控同一脏（腑）的生理功能，治疗同一脏（腑）的各种病证，但各条经脉对同一脏腑的作用效应有差异。理论基础是五经配伍理论。"五经"是指人体经络系统中的肝经、心经、脾经、肺经、肾经五条经脉，五经配伍理论结合了五行学说的相生相克理论、藏象学说及经脉脏腑相关学说等理论，强调经脉经穴及脏腑间的五行配伍、生克制化关系，主张以五经腧穴为核心，运用隔药饼灸及其他外治方法，对人体经络系统进行合理调节。

3. 艾灸温通效应："温通"，即是"以温促通"，"通"具有通畅、通达、通调等含义。艾灸温通效应，即艾灸的温热刺激作用于人体特定部位，可以产生人体气血运行通畅的效应和作用。重用四肢特定穴（五输穴、络穴、八脉交会穴），隔药饼灸要求用大艾炷施灸，达到量大火急时间短的温通灸量，灸之略感灼痛但是能够耐受为度，温通强调即刻效应。

4. 艾灸温补效应："温补"即是"以温达补"，"补"具有补助、补益、补充等含义。艾灸温补效应即艾灸的温热刺激作用于人体特定部位，可以产生补益人体气血和提高其功能的效应和作用。重用躯干特定穴（背俞穴、募穴、八会穴），隔药饼灸要求用小艾炷施灸，达到量小火缓时间长的温补灸量，灸之温润热感而无痛感为度，温补注重积累效应。

5. 中药的药理作用：隔药饼灸时，通过外用温灸，使皮肤更有效吸收药物从而发挥其药理效应，湖湘隔药饼灸则强调引经药和透皮剂的临床运用。

## 二、适用范围

隔药饼灸疗法可以广泛用于内科、外科、妇科、儿科、五官科疾病，尤其对功能性胃肠病、高脂血症、失眠、关节炎、颈椎病、高血压、慢性胃炎、神经衰弱、乳腺炎、前列腺炎、肩周炎、盆腔炎、糖尿病等。

## 三、技术操作

### （一）施术前准备

1. 药饼制作

①药材选择：根据病症，按配方选取中药材，检查药材有无变质、霉变、潮湿等。

②药粉制作：根据疾病或体质证型，选取配方，将配方药材打粉，过 100 目筛，药粉瓶装或袋装密封备用（注意药粉的储存，以防变质）。

③制作方法：临床使用前检查药粉有无变质、霉变等，取适量药粉，按比例加入调和剂调和，手工或采用特制模具制成药饼。推荐使用调和剂为黄酒。制成大小、形状、平整度等合适的药饼，隔药饼灸药物调制过程中调制溶液与药物以适当的比例调和，药粉与黄酒的比例为 1∶1 或 1.5∶1（g/mL）（根据中药配方及溶剂的不同，药粉与溶液比例稍有差异）。

④药饼规格：直径，小 2.5 ～ 3.0cm，中 3.1 ～ 3.5cm，大 3.6 ～ 4.0cm；厚度 0.7 ～ 0.9 cm（温度较易渗透且不易烧伤皮肤）。（注：药饼要求新鲜配制，现制现用；每只药饼使用一次）

2. 艾炷制备

①灸材选择：选择合适的艾绒（湘艾、蕲艾），检查艾绒有无霉变、潮湿。

②制作方法：制作时，取艾绒适量置于左手掌心，抵住掌心，用右手拇、食、中及无名指捏实艾绒，即形成圆锥体艾炷，或将艾绒放入规定规格的圆锥状模具制成。

③艾炷规格底径：小号 2.0 ～ 2.5cm，中号 2.6 ～ 3.0cm，大号 3.1 ～ 3.5cm（与药饼直径相对应，约比药饼直径小 0.5cm）。高度：小号 2.0 ～ 2.2cm，中号 2.3 ～ 2.5cm，大号 2.6 ～ 3cm。重量：小号 0.7 ～ 1.1g，中号 1.2 ～ 1.8g，大号 1.9 ～ 2.5g。

3. 辅助工具：打火机或火柴、线香等点火工具、治疗盘、弯盘、镊子、消毒棉签、消毒棉球、消毒镊子等辅助用具（具体根据临床操作需求准备）。

4. 穴位定位：定位应符合《经穴名称与定位》（GB/T12346—2021）的规定。（注：具体疾病选穴可根据临床具体情况选取）

5. 体位选择：根据艾灸的部位，选择患者舒适、医者便于操作的治疗体位。常用体位：仰卧位、侧卧位、俯卧位、俯伏坐位、侧伏坐位。

6.环境：卫生要求应符合《医院消毒卫生标准》（GB15982—2012）的规定，保持环境安静，清洁卫生，避免污染，温度适宜。

7.消毒：施灸前应该对受术者施灸部位进行消毒，灸区消毒可用0.5%～1%碘伏的棉球在灸区部位由中心向外做环行擦拭消毒。施术者双手应用肥皂或洗手液清洗干净，再用速干手消毒剂消毒。

## （二）施术方式

将制作好备用的药饼放在施灸部位，再把艾炷放在药饼上，自艾炷顶端点燃艾炷。艾炷燃烧至施灸部位皮肤潮红，若患者有灼痛感，将药饼左右或上下移动。需刺激量轻者，在患者有灼痛感时，即移去艾炷，或更换另一艾炷续灸，直至灸足应灸的壮数。需刺激量重者，在患者有灼痛感时，术者可隔药饼灸稍许上提或左右移动，待艾炷燃毕，再更换另一艾炷续灸，直至灸足应灸的壮数。一壮艾炷燃烧时间为小号5～6分钟，中号6～8分钟，大号8～12分钟（与艾炷重量、艾炷大小、艾炷制作松紧度和室内排烟设施等相关），燃烧结束到患者温热感消失持续时间5～10分钟。艾炷燃烧结束到患者温热感消失后，结束本次操作。

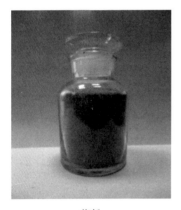

药粉

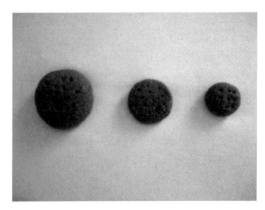

药饼

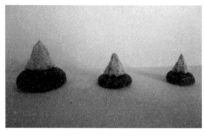
置艾炷

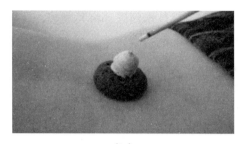
点火

图 8-1　隔药饼灸

## （三）施术后处理

1. 施术后的正常反应：施灸后，施灸局部皮肤多有红晕灼热感，无须特殊处理，保持施灸部位洁净，避免表皮溃疡引发感染，灸感多在灸后 3 小时内自行消失。

2. 施术损伤的善后与处理：若施灸过程中对表皮基底层以上的皮肤组织造成烧伤可发生水肿或水疱。如水疱直径在 1cm 左右，不需任何处理，待其自行吸收即可；如水疱较大，大于 1cm，可用消毒针剪刺破或剪开疱皮放出水疱内容物，并剪去疱皮，暴露被破坏的基底层，涂搽消炎膏药以防止感染；若情况严重，请专科医生协助处理。

## 四、注意事项

1. 施术者应严肃认真，专心致志，精心操作。施灸前应向患者说明施术要求，消除恐惧心理，取得患者的合作。

2. 临床施灸应选择正确的体位，要求患者的体位平正舒适，既有利于准确选定穴位，又有利于施灸的顺利完成。

3. 在施灸时，要注意防止艾火脱落，以免造成皮肤及衣物的烧损。

4. 施灸过程中，要随时了解患者的反应，若患者感觉过烫，可将药饼轻轻托起，使其与皮肤之间有一定的距离，或在穴位局部缓慢移动以缓解。

5. 灸后若局部出现水疱，只要不擦破，可任其自然吸收。若水疱过大，可用消毒针从水疱底部将其刺破,放出水液后,再涂以甲紫药水。

6.施术的诊室,应注意通风,保持空气清新,避免烟尘过浓,污染空气,伤害人体。

**附录 1：隔药饼灸的常用药饼配方**

1.温里方:附子打粉,常用于脾肾阳虚所致的腹泻、腹痛、阳痿、早泄、疮疡久溃不敛等。

2.活血化瘀方:丹参、赤芍、川芎、红花、降香各等份,常用于局部扭伤、疼痛、麻木不仁等气滞血瘀证。

3.行气止痛方:川乌、乳香、没药、川芎各等份,常用于局部扭伤疼痛。

4.理气平喘方:细辛、白芥子、甘遂、白果、地龙、黄芪、半夏、柴胡、元胡、川芎、补骨脂、五味子各等份,常用于哮喘。

5.调脂化浊方:丹参、山楂、郁金、大黄、泽泻各等份,常用于高脂血症。

6.八珍方:人参、白术、茯苓、炙甘草、当归、熟地、川芎、白芍各等份,常用于气血亏虚证。

**附录 2：常用疾病的隔药饼灸穴位处方举隅**

1.咳喘取穴:定喘、肺俞、心俞、膈俞。

2.过敏性鼻炎取穴:迎香、鼻通、印堂、大椎、大杼、风门、肺俞。

3.慢性胃炎取穴:中脘、天枢、气海、足三里。

4.腰部软组织损伤取穴:阿是穴(压痛点)、肾俞、命门。

5.小儿厌食症取穴:神阙、脾俞、胃俞、足三里。

## 五、临床验案

### 验案 1：咳喘案

于某,女,35 岁,教师,2019 年 3 月 13 日初诊。主诉:咳嗽气喘 2 月余。病史:年初春天天气尚寒伴湿,衣物增加不及时,有过几次风寒感冒,迁延发展成为咳喘，喉中哮鸣时有发作，严重时，哮喘声高气粗，呼吸深长，痰多，色白，稀薄，苔白而滑，脉紧有力。

**中医诊断**：哮病。**西医诊断**：哮喘。

**辨证**：冷哮证。**治则**：宣肺散寒，化痰平喘。

**处方**：拟隔药饼灸治疗。

**取穴**：定喘、风门、肺俞、列缺、尺泽、中府。

**药方**：细辛、白芥子、甘遂、白果、黄芪、半夏、元胡、川芎各等份。

**操作**：将药方各药研末，过 100 目筛，药粉瓶装或袋装密封备用。施灸时，取适量药粉，以黄酒调和，手工或采用特制模具制成直径 3.1～3.5cm，厚度 0.7～0.9cm 的药饼，中间戳数孔备用。选取湘艾绒适量置于左手掌心，抵住掌心，用右手拇、食、中及无名指捏实艾绒，形成底面直径 2.6～3.0cm，高度 2.3～2.5cm，重 1.2～1.8g 的圆锥体艾炷（或将艾绒放入相应规格的圆锥状模具制成）。患者选取仰卧位，取穴列缺、尺泽、中府或俯卧位，取穴定喘、风门、肺俞（腹、背部交替施灸），用 0.5%～1% 碘伏棉球在穴位皮肤由中心向外做环行擦拭消毒后，将药饼放置于穴位处，上置艾炷，用线香点燃施灸。施灸过程中，如患者感到灼痛，可将药饼连艾炷一同提起片刻再放下，燃尽一壮后移除艾灰，换下一壮施灸，每穴每次灸 5 壮，每日 1 次，10 次为 1 疗程。注意环境通风，做好排烟。

**3 月 15 日二诊**：接受治疗后，咳喘症状时有缓解，继续治疗。

**3 月 22 日三诊**：经隔药饼灸治疗 1 个疗程，咳喘、喉中哮鸣症状基本消除，痰变少，苔白而薄，脉有力，为进一步巩固疗效，再灸治 1 个疗程。

**4 月 2 日四诊**：经隔药饼灸治疗 2 个疗程，大部分症状消失，偶有咳嗽，少量痰，舌红苔白，脉有力。

**按语**：支气管哮喘是一种常见的支气管变态反应性疾病，多由外感风寒，细菌感染，吸入花粉、烟尘、异味气体，过食生冷，嗜食酸咸、鱼虾，体质虚弱或遗传等原因所致，临床表现为反复发作性的喘息、呼气性呼吸困难、胸闷或咳嗽等症状，常在夜间或清晨发作加剧，多数患者可自行缓解或经治疗缓解。本病一般属中医哮喘、哮证范畴。其病机关键在于宿痰内伏于肺，导致肺不主气、肾不纳气、痰浊壅滞而作哮，呼吸不利而成喘。与肺、脾、肾三脏虚损密切相关。《证治要诀·哮喘》谓此病"宿有此根"；《临证指南医案》则有"幼稚天哮"之说，认识到了本病与体质因素有一定关系。

此案中患者因外感风寒，迁延不愈而由咳嗽而发为哮喘，外邪侵袭，内合于肺，"伏痰"遇感引触，痰随气升，气因痰阻，相互搏结，壅塞气道，而致喉中哮鸣，严重时，甚则哮喘声高气粗，呼吸深长，痰气搏结于气道，故痰多，而病属外感风寒，由寒诱发，痰从寒化，故痰稀薄色白，病在初期，正邪斗争正盛，故脉虽滑却有力。辨病为哮病，辨证为发作期冷哮证，治当宣肺散寒，化痰平喘为主。

"正气存内，邪不可干"，"卫气"是抵御外邪的第一道屏障，当体内正气不足或邪气过于亢盛，就会出现卫气不足，卫外不固，无法抵御外邪，卫外疏松，邪气从腠理入内，所以只要正气充于内，卫气充足腠理通畅外邪就不能入脉，是故在本案中，不仅要祛邪，更要扶正，隔药饼灸是一种集艾灸、中药、经络腧穴于一体的综合疗法，集温热刺激、中药、经络穴位三者于一体，以温促通、以通达补、通补互用，达到疏通经络、调和阴阳、扶正祛邪的目的。隔药饼灸药方中的细辛、白芥子、甘遂、白果等药物为治疗肺系疾病的常用方药，白芥子、甘遂等由于有毒，常作为外用药使用，白芥子为温肺祛痰要药，白果敛肺定喘，细辛温肺化饮，配合甘遂泄水逐饮，四药合用，具有祛邪肃肺、化痰平喘的良效，黄芪为补气第一要药，更具有固表升阳的作用，既扶正又固表。由于哮喘病症病位主要在肺，与脾肾关系密切，故选穴方面当以辨经选穴为主选择肺经，结合辨证选穴及经验取穴，手太阴肺经列缺穴可宣通肺气、祛邪外出；尺泽穴为肺经合穴，可化痰平喘；肺俞穴、中府穴为肺之背俞穴、募穴，宣肺气，止哮喘；定喘穴为止哮喘的经验效穴；风门穴为背膀胱经第一侧线穴位，《会元针灸学》提到"风门者，风所出入之门也"，善治肺系病证。患者由风寒感冒迁延不愈，发展隔药饼灸药方为咳嗽，治以扶正解表，散寒祛邪，化痰平喘为主。用上述处方，隔药饼灸治疗2个疗程好转。

### 验案 2：腰痛案

张某，男，32 岁，程序员，2020 年 7 月 15 日初诊。主诉：腰痛 5 天。病史：长期伏案工作，有久坐习惯；于 5 天前，自觉腰部肌肉紧张，局部按压有刺痛，舌稍紫暗，脉涩。

**中医诊断：**腰痛病。**西医诊断：**功能性腰痛。

**辨证：**气滞血瘀。**治则：**行气通滞，活血化瘀。

**处方：**拟隔药饼灸治疗。

**取穴：**阿是穴（压痛点）、命门、肾俞、大肠俞。

**药方：**丹参、赤芍、川芎、红花、降香各等份。

**操作：**将药方各药研末，过 100 目筛，药粉瓶装或袋装密封备用。施灸时，取适量药粉，以黄酒调和，手工或采用特制模具制成直径 3.6 ～ 4.0m，厚度 0.7 ～ 0.9cm 的药饼，中间戳数孔备用。选取湘艾绒适量置于左手掌心，抵住掌心，用右手拇、食、中及无名指捏实艾绒，形成底面直径 3.1 ～ 3.5cm，高度 2.6 ～ 3cm，重 1.9 ～ 2.5g 的圆锥体艾炷（或将艾绒放入相应规格的圆锥状模具制成）。患者选取俯卧位，取穴阿是穴（压痛点）、命门、肾俞、大肠俞，用 0.5% ～ 1% 碘伏棉球在穴位皮肤由中心向外做环行擦拭消毒后，将药饼放置于穴位处，上置艾炷，用线香点燃施灸。施灸过程中，如患者感到灼痛，可将药饼连艾炷一同提起片刻再放下，燃尽一壮后移除艾灰，换下一壮施灸，每穴每次灸 9 壮，每日 1 次，10 次为 1 个疗程。注意环境通风，做好排烟。

**7 月 18 日二诊：**接受治疗后，腰痛有缓解，继续治疗。

**7 月 25 日三诊：**经隔药饼灸治疗 1 个疗程，腰痛消失，舌淡红，有薄白苔，脉和缓。

**按语：**腰痛又称腰脊痛，是以腰部一侧或两侧疼痛，或痛引背脊腿胯，或腰部屈伸转侧不利为主要表现的一类病症。腰痛有急性和慢性之分。急性者病因多明确，常因感受外邪或用力闪挫，起病较急，腰痛多为拘急疼痛、刺痛、疼痛程度剧烈；慢性腰痛起病较缓，常无明显外感外伤史，表现为病程绵绵、时作时止、痛势悠悠、疼痛程度较缓和、腰部酸楚而软等。腰痛的发生主要因外邪侵袭、体虚年老、跌仆闪挫引起经脉受阻，气血不畅；或肾气亏虚，腰府失养；或气血阻滞，瘀血留着，进而痹阻经脉，气血不通，发为腰痛。《素问·脉要精微论》云"腰者，肾之府，转摇不能，肾将惫矣"，首先明确提出腰痛的部位在肾。肾虚是腰痛发病的根本，经脉瘀阻是发病的重要环节，本病的病机演变常见于本虚标实之间。外感腰痛或跌仆损伤多属实证，为邪阻经脉，"不通则痛"；内伤腰痛多属虚证，为肾精亏虚，腰府失养，"不荣则痛"。本案患者，青年男性，以腰痛5天为主症。患者长期伏案工作，有久坐习惯，劳损过度，导致筋肉受损，脏腑、经络之气受到阻滞从而运行不畅，血液在肢体运行受阻，出现腰部肌肉紧张，局部按压有刺痛。本病属中医学"腰痛"范畴，结合患者舌稍紫暗，脉涩，辨证为"气滞血瘀证"，正如《素问·刺腰痛》云："衡络之脉，令人腰痛，不可以俯仰，仰则恐扑，得之举重伤腰，衡络绝，恶血归之。"治法为行气通滞、活血化瘀。湖湘隔药饼灸疗法是将艾灸、中药、经络腧穴相结合的一种综合疗法，利用艾炷燃烧的温热刺激，加速血液循环，再集合药物的透皮吸收，集温热刺激、中药、经络穴位三者于一体，以温促通、以通达补、通补互用，达到疏通经络、调和阴阳、扶正祛邪的目的。药选用丹参、赤芍、川芎、红花、降香，其中赤芍、丹参、红花可活血化瘀止痛，川芎、降香可行气活血止痛。腰为肾之府，肾经贯脊属肾，膀胱经夹脊络肾，督脉并于脊里，故本病与肾及足太阳膀胱经、督脉等关系密切。治法以舒筋活络、通经止痛为主，以局部阿是穴及足太阳、督脉经穴为主。阿是穴（压痛点）、命门穴、肾俞穴、大肠俞穴均为近部选穴，可疏调局部经脉气血，通经止痛；"腰为肾之府"，肾俞穴为肾的背俞穴，灸治肾俞穴，既可以局部治疗作用缓解腰痛，又可益肾壮腰。

### 验案3：中风后尿失禁案

张某，男，78岁。因右侧肢体活动不利伴大小便失禁半个月于2018年3月5日入院，患者半月前无明显诱因下出现右侧肢体乏力，不能站立及持物，伴有大小便失禁，于当地医院诊断为脑梗死，经常规治疗后肢体乏力好转，但仍有小便失禁，每天小便失禁 10 余次，舌淡，脉沉弱。

**中医诊断**：小便失禁。**西医诊断**：脑卒中后尿失禁。

**辨证**：肾阳亏虚。**治则**：补益肾阳，收敛固涩。

**处方**：拟隔药饼灸治疗。

**取穴**：气海、关元、中极、足三里（双）、三阴交（双）。

**药方**：党参、炒白术、制附子、干姜、五味子、益智仁、覆盆子、白芥子。

**操作**：将药方各药研末，过 100 目筛，药粉瓶装或袋装密封备用。施灸时，取适量药粉，以黄酒调和，手工或采用特制模具制成直径 3.6 ～ 4.0m，厚度 0.7 ～ 0.9cm 的药饼，中间戳数孔备用。选取湘艾绒适量置于左手掌心，抵住掌心，用右手拇、食、中及无名指捏实艾绒，形成底面直径 3.1 ～ 3.5cm，高度 2.6 ～ 3cm，重 1.9 ～ 2.5g 的圆锥体艾炷（或将艾绒放入相应规格的圆锥状模具制成）。患者选取俯卧位，取穴气海、关元、中极、足三里（双）、三阴交（双），用 0.5% ～ 1% 碘伏棉球在穴位皮肤由中心向外做环行擦拭消毒后，将药饼放置于穴位处，上置艾炷，用线香点燃施灸。施灸过程中，如患者感到灼痛，可将药饼连艾炷一同提起片刻再放下，燃尽后移除艾灰，换下一壮施灸，每穴每次灸 9 壮，每天 1 次，10 次为 1 个疗程。注意环境通风，做好排烟。

**3 月 19 日二诊**：治疗 14 天后，尿失禁明显减轻，每周尿失禁次数约 1 次，大便失禁消失。

**3 月 26 日三诊**：续灸治 7 次而尿失禁消失，随访 3 个月未复发，取得较好疗效。

**按语**：脑卒中后尿失禁属于中医学"小便失禁"范畴。卒中后尿失禁多见于中老年人，因年老体弱、久病体虚，可致肾阳不足，命门火衰，不能温阳利水，致膀胱气化不利，水道失司，病位在膀胱，补益肾之阳气成为治疗该病的基本法则。西医认为大脑对脑桥的排尿中枢起抑制作用，因此脑血管疾病患者其大脑常失去抑制脊髓反射脊上抑制作用，随着膀胱充盈至一定程度，在患者无知觉的情况下出现排尿反射，逼尿肌反射亢进，急迫性尿失禁即随即发生。湖湘隔药饼灸疗法利用艾炷燃烧的温热刺激，加速血液循环，再集合药物的透皮吸收，集温热刺激、中药、经络穴位三者于一体，以温促通、以通达补、通补互用，达到疏通经络、调和阴阳、扶正祛邪的目的。

# 第九章　湖湘铜火罐疗法

## 一、技术简介

拔罐是以罐为工具，利用燃火、抽气等方法产生负压，使之吸附于体表，造成局部瘀血，以达到通经活络、行气活血、消肿止痛、祛风散寒等作用的疗法。

### （一）特点

拔罐疗法有着悠久的历史，在西汉时期的帛书《五十二病方》中就有关于"角法"的记载，角法就类似于后世的火罐疗法。铜火罐以纯紫铜为原材料，利用现代化生产技术一次成型。此疗法以纯紫铜为原材料，充分利用了紫铜瞬间导热和杀毒除湿的各种保健特点，铜罐结实耐用，避免了玻璃火罐、陶瓷火罐冰凉、易碎的缺点，留罐时罐身温暖，吸附力大，罐身导热性好，不仅通过负压作用使经络气血得到疏通，恢复"阴平阳秘"的状态，还可以在铜罐底部直接点火加热，利用其良好的导热性，将热量渗入皮肤并且通过穴位、经络传导至全身各处，作用深透，可达人体深层组织，引起组织的温热效应，活化细胞组织，激发脏器功能，改善机体的阴阳平衡，使气血得以调畅，起到温阳散寒、扶助阳气以改善患者虚寒性体质等作用。此外，该法利用铜罐良好的导电特性，还可进行磁疗，调理荷电微粒的运动、人体电流分布、生物高分子的磁矩取向以及膜系统的通透性等的功能，使组织细胞的生理、生化过程改变，从而达到消肿、镇痛、促进淋巴及血液循环等作用。

### （二）理论基础

"正气存内，邪不可干。"疾病的发生、发展过程，就是人体的正气与外邪相争的过程。在这个过程中，若正气盛，邪不得侵，则病退；若邪气旺，正不胜邪，则病进。拔罐疗法能激发经络之气，振奋衰弱的脏腑功能，提高集体的抗病能力，同时，通过吸拔作用，能排出风、寒、湿邪及瘀血，发挥扶正祛邪的作用。铜火罐充分利用了铜的导热特点和保健功能，达到扶正祛邪、平衡阴阳、舒筋活脉、祛风散寒、泄热排毒、强身健体等作用。

1. 导热性：铜罐底部可直接点火加热使用，利用其良好的导热性，将热量渗入皮肤并且通过穴位、经络传导至全身各处，作用深透，可达人体深层组织，引起组织的温热效应，能活化细胞组织，激发脏器功能，从而起到温阳散寒、扶助阳气以改善患者虚寒性体质等作用。

2. 导电性：利用铜罐良好的导电特性，还可进行磁疗，调理荷电微粒的运动、人体电流分布、生物高分子的磁矩取向以及膜系统的通透性等的功能，使组织细胞的生理、生化过程改变，从而达到消肿、镇痛、促进淋巴及血液循环等作用。

铜罐操作便捷，其罐底作用范围较大，可同时温灸多个穴位，加强疗效，具有振奋阳气，温经散寒，行气活血之功。针之不到必予灸之，以温补为主扶正祛邪。

从现代医学角度来说，铜火罐疗法能通过肌肉牵张反射直接抑制肌肉痉挛，又能通过消除疼痛病灶而间接地解除肌肉痉挛，可刺激某一区域的神经，调节相应部位的血管和肌肉的功能活动，反射性地解除血管平滑肌的痉挛，获得比较明显的止痛效果，具有良好的活血化瘀作用，能加快静脉回流，有利于水肿、血肿的吸收，能够促进炎症介质的分解、排泄，消除无菌性炎症，达到镇痛作用，尤其是刺络拔罐法的止痛效果更为突出，可吸出局部瘀血，使局部气血通畅，疼痛自然缓解。铜火罐疗法通过温热的机械负压刺激作用，引起局部和全身反应，从而调整机体的整体功能，消除病理因素，达到治病目的，在改善血液微循环、促进新陈代谢等方面有突出作用，进而可增强和改善人体免疫系统功能。

## 二、适用范围

对感冒、头痛、咳嗽、胃痛、便秘、泄泻、呕吐、中风偏瘫、落枕、肩周炎、颈椎病、类风湿关节炎、痛经、月经不调、带下病等多种疾病有很好疗效。

## 三、技术操作

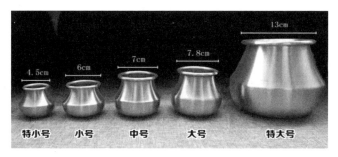

图 9-1　不同型号铜火罐

注：特大号、大号、中号适用于背部；小号、特小号适用于四肢、颈项部及足部。

### （一）留罐法

留罐法又称坐罐法，是指将罐具吸拔在皮肤上留置 5 ~ 15 分钟，然后将罐起下。此法是最常用的拔罐方法，一般疾病均可应用。铜罐根据拔罐的部位治疗所需加大吸附力留罐时可以在小铜罐上加一个大的铜罐，加大吸附力及吸附面积。

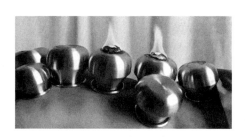

图 9-2　留罐法

### （二）走罐法

走罐法又名推罐法，即在身体暴露部分涂上凡士林等润滑剂，再用上述方法将罐吸住，然后医生手握罐体，均匀用力，将罐沿着一定路线往返推动，直至走罐部位皮肤红润、充血甚至瘀血时，将罐起下。此法适宜于脊背、腰臀、大腿等面肌较大、肌肉丰厚的部位。

### （三）闪罐法

闪罐法是将罐吸拔于所选部位，立即取下，再迅速吸拔、取下，如此反复，直至皮肤潮红。闪罐动作要迅速、准确，手法要轻巧，吸附力适中，多用于局部皮肤麻木、疼痛或功能减退等疾患，尤其适用于不宜留罐的部位及儿童患者。需注意一罐多次闪罐后，罐口温度升高，应及时换罐，以免烫伤。

### （四）刺络拔罐法

刺络拔罐法是指在局部消毒，并用三棱针、粗毫针等点刺或皮肤针叩刺出血后，再在出血部位拔罐、留罐，以加强刺血治疗效果的方法。

### （五）留针拔罐法

留针拔罐法是指在毫针留针过程中，在留针部位加用拔罐的方法。操作时，先以毫针针刺，得气后留针，再以毫针为中心，加用拔罐并留置10～15分钟，然后起罐、起针。

## 四、禁忌证与注意事项

### （一）禁忌证

1.有出血倾向的疾病禁用拔罐，如血小板减少症、白血病、过敏性紫癜。

2.新伤骨折、瘢痕、恶性肿瘤局部、静脉曲张、体表大血管处、局部皮肤弹性差者禁用。

3.妇女月经期下腹部慎用，妊娠期下腹部、腰骶部、乳房处禁用。

4.心、肾、肝严重疾病以及高热抽搐者禁用。

5.皮肤过敏、外伤、溃疡处、五官部位、前后二阴部位禁用。

6.大出血、过饱、大汗、大渴、过饥、酒醉和过劳等禁用。

## （二）注意事项

1.拔罐时，要选择适当体位和肌肉相对丰满的部位。若体位不当、移动、骨骼凹凸不平、毛发较多者，罐体容易脱落，均不适用。

2.拔罐手法要熟练，动作要轻、快、稳、准。用于燃火的乙醇棉球，不可吸含过量乙醇，以免拔罐时乙醇滴落到患者皮肤上。留罐过程中如出现拔罐局部疼痛，可减压放气或立即起罐。起罐时不可硬拉或旋转罐具，以免引起疼痛，甚至损伤皮肤。

3.有心脏起搏器等金属物体的患者，禁用电磁拔罐器具。

4.留针拔罐，选择罐具宜大，毫针针柄宜短，以免吸拔时罐具碰触针柄而致损伤。

5.特大号在操作时，可双人合作，确保治疗的安全性。

## 五、临床验案

### 验案1：感冒案

王某,女,28岁,2016年8月25日初诊。主诉：鼻塞、流涕3天。病史：患者3天前吹空调后出现鼻塞、流清涕、咽痛、恶寒、无汗、头痛、周身酸痛、纳呆，无发热，二便正常，平素体虚易感冒，常感食欲不振。检查：心肺腹查无异常，脉浮紧，舌质淡白，苔薄白。

**诊断**：感冒。**辨证**：风寒袭肺。**治则**：疏风散寒。

**处方：**铜火罐走罐法。

**取穴：**背部督脉及足太阳膀胱经循行线。

**操作：**嘱患者取俯卧位，充分暴露背部，在督脉及膀胱经穴沿线上，涂适量凡士林，然后用大小适宜的火罐吸拔于背部，医生手握罐体，沿着背上的太阳膀胱经循行线，均匀用力，往返推动几次，至皮肤出现潮红为止。起罐后将背部皮肤上的凡士林擦净。隔日走罐1次，3次为1个疗程。

**8月26日二诊：**自诉昨日走罐后周身酸痛感减轻，头痛减轻，仍有鼻塞、流清涕、咽痛等症状。在走罐法基础上，加用艾灸疗法，选取气海穴、足三里穴使用艾条进行悬灸，每日1次，每次10分钟。

**8月28日三诊：**患者诉头痛及全身酸痛基本消失，鼻塞、流清涕缓解，食欲尚可。继续按上述方法治疗。

**8月30日四诊：**经连续使用铜火罐治疗2个疗程后，鼻塞、流涕、头痛、恶寒、周身酸痛等症状消失，食欲改善。

**按语：**感冒是感受触冒风邪，邪犯卫表而导致的常见外感疾病。临床表现以鼻塞、流涕、打喷嚏、咳嗽、头痛、恶寒、发热、全身不适、脉浮为特征。本案中患者发病时节虽为夏末，但因空调当风受凉，又因平素体虚，腠理稀疏，风寒从皮毛而入，外束肌表，卫阳被郁，腠理闭塞，所以恶寒；风寒袭表，卫阳被困，邪气阻于头身四肢，脉络失和，腠理闭塞而致头痛身痛，无汗，四肢酸楚；肺合皮毛，寒气犯表，肺气失宣，上窍不利则咽痛、鼻塞、打喷嚏、流清涕；肺失宣肃，不能调布气机，影响中焦脾胃运化，则纳呆；舌淡苔薄白，脉浮紧是表寒的舌脉之象。结合舌脉证，辨证为"风寒痹阻证"，治疗以宣肺散寒、辛温解表为主。"阴平阳秘，精神乃治"，机体阴阳平衡失调，是疾病发生的根本原因，这种自稳功能一旦丧失，就会出现阴阳偏盛偏衰的病理现象。拔罐疗法通过吸拔身体某一特定部位或穴位，能够改善和调整内脏的生理功能，使机体达到稳定自和状态，以维持和稳定阴阳动态平衡。足太阳膀胱经从头至足，纵贯全身，五脏六腑的经气均在背部输注于膀胱经上，膀胱经在背部的十二个背俞穴即是五脏六腑的经气所输注的部位；督脉为"阳脉之海"，督脉阳气虚衰，推动温煦固摄作用减弱，则体虚易感，故选取背部督脉及足太阳膀胱经循行线使用铜火罐进行走罐，能够疏通五脏六腑的经气，调整全身的阴阳平衡以及气血运行，从而增强机体的抗病能力。背部走罐还可直接作用于肺俞、风门、大椎、定喘、肾俞等穴，可振奋阳气，疏通经气而祛除风寒湿热等邪气。再配合艾灸气海穴、足三里穴，二者为人体保健要穴，艾灸可通十二经、入三阴，温热机体穴位及其经脉，从而活络血气，还可调节阴阳平衡，补益身体，增强免疫力，机体阳气旺盛，才可祛邪外出，疾病自愈。

### 验案 2：项痹案

李某，男，34 岁，2017 年 5 月 13 日初诊。主诉：反复颈项部疼痛 1 年余，加重 1 周。病史：患者长期伏案工作，1 年前后出现颈项部胀痛，上肢无放射痛及麻木，自行贴膏药后稍缓解，此后症状反复，时轻时重，1 周前劳累后上述症状加重，颈项部、背部酸痛、僵硬，无头晕恶心，无手指麻木，纳可，夜间疼痛无法入睡，二便正常。检查：心肺腹查无异常，颈项部、背部肌肉僵硬、压痛明显，脉弦，舌暗，有瘀点，苔薄白。

**中医诊断**：项痹。**西医诊断**：颈椎病。

**辨证**：气滞血瘀型。**治则**：行气活血，通经活络。

**处方**：铜火罐留罐法。

**取穴**：大椎、肩井、肩中俞、肩外俞、阿是穴。

**操作**：嘱患者取俯卧位或坐位，充分暴露背部，将罐具吸拔在所取腧穴的皮肤上，留置 5 ～ 15 分钟，然后起罐。每日 1 次，3 次为 1 个疗程。治疗后需进行适当颈项部活动，注意保暖，避免久伏案，避免睡高枕。

5 月 15 日二诊：颈项部僵硬感缓解，继续按上述方法治疗。

5 月 17 日三诊：颈项部、背部疼痛基本缓解，睡眠改善，继续治疗以巩固疗效。

**按语**：患者为中年男性，以反复颈项部疼痛为主症，患者长期伏案工作，导致劳损过度，筋肉受损，脏腑、经络之气受到阻滞从而运行不畅，血液在肢体运行受阻，继而导致肢体的供血不足，气血疏通手足，筋肉失去濡养，出现肢体麻木、僵硬、活动不便的症状，通常以刺痛为主，且痛处固定不移，夜间加重。本病属中医学"项痹"范畴，结合舌暗，有瘀点，苔薄白，脉弦细，辨证为"气滞血瘀证"，治法为行气活血、化瘀通络。拔罐能激发和调整经气，疏通经络，并通过经络系统而影响其所络属的脏腑、组织的功能，使百脉疏通，五脏安和，达到"通则不痛"的疗效。颈项后脊属督脉与足太阳膀胱经循行部位，《难经》云"督之为病，脊强而厥"，故选取督脉及肩背部穴位施治。大椎穴为诸阳之会，能通一身的阳气，有很好的散寒、除湿的功效。肩井穴、肩中俞穴、肩外俞穴均位于项背部，可以用于缓解颈肩部局部的疼痛麻木，比如常见的颈椎病、落枕、后背部的疼痛以及肩膀的疼痛和肩膀的屈伸不利等。铜火罐对局部皮肤有温热刺激作用，使热寒得以交换，温热刺激能使血管扩张，促进以局部为主的血液循环，改善充血状态，在以上穴位使用铜火罐留罐法具有疏通经络的作用，可以改善肌肉僵直的症状，并且缓解局部肌肉僵硬酸痛感，共奏行气活血、化瘀通络之功。

### 验案 3：漏肩风案

杨某，女，60 岁，2020 年 10 月 12 日首诊。主诉：右肩臂疼痛半年余。病史：患者于 3 月下旬，始感右肩臂疼痛，酸僵沉重，抬举不利，动辄疼痛加剧，天阴下雨疼痛加重，遇热痛减，遇寒痛重，曾服中药治疗未愈，近日疼痛加重，穿衣、脱衣、梳头均感困难。查：心肺腹无异常，局部无明显改变，令患者以手试摸对侧耳部，仅达百会穴处，舌淡，苔薄白，脉弦。

**中医诊断：**漏肩风。**西医诊断：**肩周炎。

**辨证：**风寒痹阻。**治则：**疏风散寒，通经活络。

**处方：**铜火罐拔罐疗法。

**取穴：**大椎、天宗、肩贞、肩髃。

**操作：**嘱患者取俯卧位或坐位，充分暴露背部，大椎穴采用刺络拔罐法，使用 75% 乙醇对大椎穴进行消毒后用三棱针点刺出血，并迅速将铜火罐吸附于大椎穴皮肤处，5 分钟后将罐起下，再次用 75% 乙醇对皮肤进行消毒。天宗、肩贞、肩髃等穴采用留罐法，将罐具吸拔在上述穴位皮肤上留置 5 ～ 15 分钟，然后将罐起下。隔日 1 次，3 次为一疗程。

**10 月 13 日二诊：**右肩臂部沉重感减轻，仍有疼痛，穿衣、梳头仍困难，继续按此方案治疗。

**10 月 15 日三诊：**右肩臂部疼痛减轻，令患者摸对侧耳，可过百会穴 2cm，右手可上举过肩，按上法继续治疗。

**10 月 17 日四诊：**右肩臂部疼痛基本消失，可摸到对侧耳，右臂可上举过头，继续治疗巩固疗效。

**按语：**本案患者为老年女性，以右肩臂疼痛为主症，畏风恶寒，阴天下雨疼痛加重，遇热痛减，患者年老体弱，加之外感风寒湿邪内侵，致气滞血瘀、经络不畅而发为疼痛，辨病属中医学"痹病"范畴，再结合舌淡，苔薄白，脉弦紧，辨证为"风寒湿痹证"，治疗须以祛风散寒、通络止痛为要。在大椎穴进行刺络拔罐疗法能够活血祛瘀，通络止痛。在天宗穴、肩贞穴、肩髃穴采用铜火罐留罐法可以舒筋利节、通络止痛，天宗穴、肩贞穴属小肠经，位于肩关节附近，具有生发阳气、通经止痛的作用，肩髃穴位于肩关节，并与阳跷脉相交会，故疏经活络、通利关节的作用甚强，为治疗上肢痛、麻、凉、瘫诸疾要穴。铜火罐可温通经脉，疏通气血，再配以手三阳经穴，以疏调经气，诸穴合用，共奏舒筋通络、通关利节、除凝止痛之功。

# 第十章 湖湘药灸疗法

## 一、技术简介

湖湘药灸疗法，又称药物灸疗法，属于艾条灸实按灸和天灸范畴，是指将具有特定功效的中药药粉加入艾绒中制成艾炷、艾条或药饼施术于穴位的一种治疗方法。

### （一）特点

湖湘药灸疗法是将艾灸、中药、经络腧穴相结合的一种综合疗法，在太乙针灸、雷火针灸实按灸基础上，改变其用法与配方创新发展而来的一种治疗方法，例如现代太乙针灸、雷火针灸等实按灸、火龙药灸及天灸等。

太乙针灸、雷火针灸等实按灸、火龙药灸均采用艾条或艾炷灸法，利用药物燃烧时的热量，通过悬灸、实按灸或隔药灸的方法刺激相关穴位，热效应激发经气，使局部皮肤肌理开放，药物透达相应穴位内，从而起到疏经活络、活血利窍、调和阴阳、扶正祛邪的作用。

天灸又称药物灸、发疱灸、穴位贴敷，将具有刺激性的药物涂敷于穴位，促使局部皮肤充血起泡，借助药物对穴位的刺激以激发经气，调节气血，起到固本扶阳和祛除病邪的作用。其常用的有白芥子灸、蒜泥灸、细辛灸、天南星灸等。

1.合理选法，注重灸感：药灸疗法是灸材、药粉、灸法、灸量、灸感的有机组合，最佳灸材——取自湘艾（湖南临湘、张家界、郴州临武）作为药灸的灸材；适宜药粉——针对不同病症选择适宜药灸药物处方；合理选法——针对不同病症选取合适的灸法（实按灸、隔药灸、穴位贴敷）；有效灸量——有效灸量的产生取决于合理灸时与疗程；注重灸感——灸感（透热、扩热、传热、发疱）的产生能显著提高疗效。

2.辨证处方，随证取穴：以"寒者热之，热者寒之，虚则补之，实则泻之"为总纲，以"盛则泄之，热则疾之，寒则留之，下陷则灸之，不盛不虚以经取之"为原则。中药药粉处方根据中医辨证论治及中药四气五味理论思想，结合证候辨证后对应处方。而药有药性，穴亦有穴性，掌握了药性，可据此处方遣药，同样，我们也可根据穴位穴性，随证取穴。如虚证则可取补益类穴位有补气之气海、气海俞、中脘、足三里、三阴交等穴；补血之脾俞、膈俞、足三里、三阴交、阴陵泉等穴；滋阴之三阴交、复溜、太溪、阴郄等穴；壮阳之命门、肾俞、关元、关元俞、神阙等穴。风寒痹阻等证则选用温通类穴位有温中回阳之气海、关元、神阙、足三里、百会、内关等穴；通脉之太渊、内关、神门、心俞、厥阴俞、膈俞、血海、三阴交、足三里等穴；通经之天枢、水道、归来、血海、水泉、地机、太冲等穴。痰湿壅滞者可选祛痰止咳平喘类穴位如丰隆、中脘、列缺、天突、膻中、中府、肺俞、风门、膏肓、气海等穴。

### （二）理论基础

湖湘药灸疗法以中医基础理论及湖湘针推流派理论为核心，以现代医学为依据，结合"天人相应""因时制宜"等理论，将对证的中药药粉加入艾绒或艾条之中，或单独制成药饼，置于穴位上，或悬灸，或实按灸，或贴敷，从而发挥中药与艾灸的双重作用，促进药物渗透入腧穴，达到温经通络、祛寒除湿、行气活血、回阳固脱、调和阴阳、扶正祛邪等治病防病作用。一经调控多脏（腑）、多经司控一脏（腑）、温通效应、温补效应等理论释义请参考第八章。

## 二、适用范围

药灸疗法可以广泛用于内科、外科、妇科、儿科、五官科疾病，涉及消化、呼吸、循环系统、骨骼肌肉、风湿免疫性系统，尤其对虚寒性胃肠病、风寒湿痹、咳嗽痰喘、痿证、腹痛泄泻、失眠等病症疗效更佳。

## 三、技术操作

### （一）太乙、雷火针灸实按灸

1. 施术前准备

（1）药物艾条制作

太乙艾条药物处方：人参 12.5g，穿山甲 25g，山羊血 9g，千年健 50g，钻地风 30g，肉桂 50g，小茴香 50g，苍术 50g，甘草 100g，防风 200g，麝香少许，将以上诸药研成细末和匀。

雷火艾条药物处方：沉香、乳香、羌活、干姜、穿山甲各 9g，麝香少许，将以上诸药研成细末和匀。

取桑皮纸 1 张，宽约 40cm 见方，摊平；然后取纯净细软的艾绒 15g，均匀铺在桑皮纸上；再取太乙或雷火药末 24g，掺在艾绒里，卷紧。外用鸡蛋清涂抹，再糊上桑皮纸一层，两头留空纸 1 寸许，捻紧即成。

药物艾条规格：艾条长度 20cm；艾条粗细直径约为 2.5cm。

（2）辅助工具：棉布（7～10 层）、打火机或火柴等点火工具、治疗盘、弯盘、镊子、消毒棉签、消毒棉球、消毒镊子等辅助用具（具体根据临床操作需求准备）。

（3）穴位定位：应符合《经穴名称与定位》（GB/T12346—2021）的规定。（注：具体疾病选穴可根据临床具体情况选取）

（4）体位选择：根据艾灸的部位，选择患者舒适、医者便于操作的治疗体位。常用体位：仰卧位、侧卧位、俯卧位、俯伏坐位、侧伏坐位。

（5）环境：卫生要求应符合《医院消毒卫生标准》（GB15982—2012）的规定，保持环境安静，清洁卫生，避免污染，温度适宜。

（6）消毒：施灸前应该对受术者施灸部位进行消毒，灸区消毒可用 0.5%～1% 碘伏的棉球在灸区部位由中心向外做环行擦拭消毒。施术者双手应用肥皂或洗手液清洗干净，再用速干手消毒剂消毒。

2. 施术方式：①用加药艾条点燃一端，将艾火一端以布 7～10 层包裹，熨于穴位上。若熄灭冷却，则重新点燃。如此灸 5～7 次。②在所灸的部位覆盖几层棉纸或布，再将点燃的艾条隔着纸或布，直接按在穴位上，留 1～2秒即可。紧接着再按其他穴位。若火熄则重新点燃。每次按灸10次左右。上述两法可任意选用。

3. 施术后处理

①施术后的正常反应：施灸后，施灸局部皮肤多有红晕灼热感，无须特殊处理，保持施灸部位洁净，避免表皮溃疡引发感染，灸感多在灸后3小时内自行消失。

②施术损伤的善后与处理：若施灸过程中对表皮基底层以上的皮肤组织造成烧伤可发生水肿或水疱。如水疱直径在1cm左右，不需任何处理，待其自行吸收即可；如水疱较大，大于1cm，可用消毒针剪刺破或剪开疱皮放出水疱内容物，并剪去疱皮，暴露被破坏的基底层，涂搽消炎膏药以防止感染；若情况严重，请专科医生协助处理。

## （二）火龙药灸

1. 施术前准备

（1）灸粉制备：如附子、麝香、干姜、狗脊等中药研粉。

（2）辅助工具：湘艾精品艾绒200g，纱布（根据治疗部位选择合适大小）、生姜泥、生姜汁、打火机或火柴等点火工具、治疗盘、弯盘、镊子、消毒棉签、消毒棉球、消毒镊子等辅助用具（具体根据临床操作需求准备）。

（3）穴位定位：应符合GB/T12346—2021的规定。（注：具体疾病选穴可根据临床具体情况选取）

（4）体位选择：根据艾灸的部位，选择患者舒适、医者便于操作的治疗体位。常用体位：俯卧位、仰卧位、侧卧位、俯伏坐位、侧伏坐位。

（5）环境：同太乙针灸、雷火针灸实按灸操作环境。

（6）消毒：同太乙针灸、雷火针灸实按灸消毒操作。

2. 施术方式：①常规消毒后在治疗部位涂抹生姜汁，铺上纱布，撒上灸粉；②把姜泥铺成梯状，要求下宽上窄呈梯形，姜泥厚度约3cm；③姜泥上平铺艾绒，呈锥形，高1.5～2.5cm，点燃；④艾绒燃尽后重新铺艾绒点燃，连续灸 3 次。

3.施术后处理：同太乙针灸、雷火针灸实按灸处理。

## （三）天灸

1.施术前准备

（1）贴敷药物制备

配方打粉：白芥子占比最大，为 35% ～ 40%，细辛 15% ～ 25%，延胡索 10% ～ 30%，甘遂 10% ～ 20%。

药饼制备：用生姜汁调匀药粉，用模具制成直径 1cm、高度 0.5cm 的圆柱体药饼。

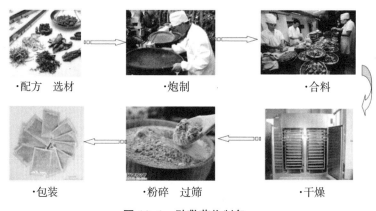

·配方 选材　　·炮制　　·合料

·包装　　·粉碎 过筛　　·干燥

图 10-1　贴敷药物制备

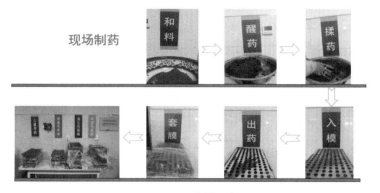

图 10-2　药饼制备

（2）辅助工具：敷贴片、胶带。

（3）穴位定位：应符合 GB/T12346—2021 的规定。（注：具体疾病选穴可根据临床具体情况选取）

（4）体位选择：根据艾灸的部位，选择患者舒适、医者便于操作的治疗体位。常用体位：站立位、坐位、仰卧位、侧卧位、俯伏坐位、侧伏坐位。

（5）环境：同太乙针灸、雷火针灸实按灸操作环境。

（6）消毒：同太乙针灸、雷火针灸实按灸消毒操作。

2. 施术方式：①选取合适的体位，暴露施术穴位；②将药饼置于敷贴片上；③将装有药饼的敷贴片贴于相应穴位上，并用胶带固定；④儿童留置1～2小时，成人留置4～6小时后（过敏体质者酌情减少敷贴时间），可取掉贴片，清洁皮肤，若有红斑和少量水疱为正常现象，若有大量水疱则可到医疗机构就医处理。

3. 施术后处理：同太乙针灸、雷火针灸实按灸处理。

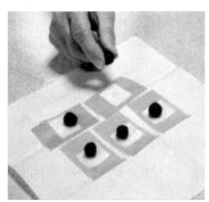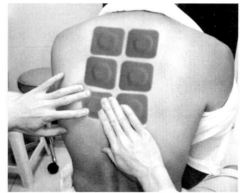

**图 10-3　贴敷贴**

## 四、注意事项

1. 施术者应严肃认真，专心致志，精心操作。施灸前应向患者说明施术要求，消除恐惧心理，取得患者的合作。

2. 临床施灸应选择正确的体位，要求患者的体位平正舒适，既有利于准确选定穴位，又有利于施灸的顺利完成。

3.在施灸时，要注意防止艾火脱落，以免造成皮肤及衣物的烧损。

4.施灸过程中，要随时了解患者的反应，若患者感觉过烫，可将药饼轻轻托起，使其与皮肤之间有一定的距离，或在穴位局部缓慢移动以缓解。

5.灸后若局部出现水疱，只要不擦破，可任其自然吸收。若水疱过大，可用消毒针从水疱底部将其刺破，放出水液后，再涂以甲紫药水。

6.施术的诊室，应注意通风，保持空气清新，避免烟尘过浓，污染空气，伤害人体。

7.实热证、阴虚证不宜使用本疗法；头面、五官、大血管处禁灸；孕妇腰骶部、腹部禁灸。

## 五、临床验案

### 验案1：强直性脊柱炎案

文某，男，30岁，职员。2017年10月16日初诊。患者半年前自觉腰髋部关节疼痛，伴活动受限，遇热则痛减，伴僵直不舒。曾于当地医院查红细胞沉降率70mm/h。予以青霉素、链霉素和炎痛喜康片等治疗无效。近日来腰髋关节痛加重，坐时尤著，腰椎僵直感明显，前弯、侧弯、后仰活动受限，双下肢无力，不能下床活动，生活不能自理。遂收入院治疗。入院后查红细胞沉降率45mm/h，类风湿因子（－），HLA-B27（＋）。腰骶椎正侧位片示：两侧骶髂关节改变符合强直性脊柱炎。查体：腰椎旁压痛（＋），腰背肌肉呈板状僵硬，双下肢肌肉萎缩，不能下地行走。舌质淡，舌苔白，脉细滑，诊断为强直性脊柱炎。

**中医诊断：**竹节风。**西医诊断：**强直性脊柱炎。

**辨证：**肾虚督寒。**治则：**补肾壮阳、祛风散寒、温通经络。

**处方：**拟予以火龙药灸疗法。

**取穴：**以局部取穴为主，选取脊柱及脊柱旁的督脉、华佗夹脊及膀胱经第一侧线腧穴。

**操作：** 采用火龙药灸，前两周隔天 1 次，第三周、第四周，每周 2 次，1 个月为 1 疗程。后可 1 周 1 次。

**11 月 13 日复诊：** 治疗 1 疗程后腰、髋关节疼痛明显减轻，僵直感显著好转，活动较前灵活，行走自如，能自行 300 多米，可自行登楼梯上 3 楼，精神好转，体力较前增加，生活能自理，纳食增，两便调。舌苔薄白，脉沉弦细，尺脉沉细。继续 1 周 1 次火龙药灸。

**12 月 15 日三诊：** 患者述治疗后髋关节疼痛消失，生活能自理，仅有轻微腰部酸痛，双膝关节略痛。行走自如，能跑步百米以上。患者因自觉症状明显减轻。查舌苔略白，脉沉略弦。嘱其继续 1 个月 1 次火龙药灸。

**2018 年 3 月 10 日四诊：** 患者述治疗后腰、髋关节疼痛已愈，可正常生活及工作。完成治疗。

建议适度锻炼身体，加强运动，注意防寒保暖，并忌食发物。

**按语：** 强直性脊柱炎属中医"竹节风"病范畴，《素问·骨空论》有言"督脉为病，脊强反折，腰痛不可以转摇"，竹节风的主要临床表现为脊柱活动受限及关节疼痛，大多由于先天禀赋不足，肾气亏虚，加之后天外邪入侵，肾督二脉经气不畅，经络痹阻而发病，属本虚标实，治宜补肾壮阳、祛风散寒、温通经络。火龙药灸通过药物透皮吸收起到补肾壮阳、祛风散寒、温通经络的作用。火龙药灸治疗强直性脊柱炎证属肾虚督寒者有较好疗效，但治疗疗程足量才能起效，并需要维持一定治疗量。

督脉为"阳脉之海"，主导人体一身阳气功能活动，在督脉上进行艾灸，可起到通督脉，激发督脉阳气的作用，足太阳膀胱经为巨阳，通过督脉之别，与督脉之阳气化生精微，内可以养神，外可以柔筋。而华佗夹脊穴内夹脊中督脉，外临膀胱经。督脉其经脉有与足太阳经同行者及相通者，其络脉深入脊柱两旁，与足太阳膀胱经的循行相互贯通，起到疏通人体阳经气血，调节脏腑气化的功效。

### 验案 2：过敏性鼻炎案

钟某，男，18 岁，2016 年 5 月 10 日初诊。主诉：反复鼻塞、流涕、打喷嚏 2 年余，加重 1 周。病史：患者从 2014 年 3 月开始，天气变冷时及闻到花香后出现鼻塞、喷嚏频作、流涕，鼻涕清稀，伴鼻痒，汗出，动辄尤甚，后迁延日久，间歇发作，症状时重时轻，昼轻夜重，偶有鼻塞不通时仅能用嘴呼吸，冬春季节发作更为严重，曾于当地医院就诊，诊断为"过敏性鼻炎"，曾配合激素类药物喷鼻，急性发作时能有效缓解症状；1 周前，因受凉患者出现上述症状加重，患者家属诉为求中医治疗特来针灸科门诊就诊。食纳欠佳，面色萎黄，大便稀溏，小便尚可，舌体胖，舌质淡红，伴齿痕，苔薄白，脉弱无力。

**中医诊断**：鼻鼽。**西医诊断**：过敏性鼻炎。

**辨证**：脾肺气虚。**治则**：健脾固肺益气。

**处方**：急性期以鼻腔局部和手太阴肺经、手阳明大肠经腧穴为主；缓解期以手太阴肺经、足太阳膀胱经背俞穴为主。

**取穴**：针刺：迎香、上迎香、鼻通、印堂、合谷、列缺、足三里。

**天灸（穴位敷贴）**：大椎、肺俞、风门、天突、膻中、中府、脾俞、肾俞、关元、定喘。

**操作**：迎香、上迎香沿鼻翼斜向上透刺鼻通穴，印堂由上向下沿皮直刺至鼻根部，列缺斜向上刺，合谷、足三里直刺 1 ～ 1.5 寸，平补平泻，留针30 分钟，每天 1 次。

**天灸（穴位敷贴）**：①药饼制备：白芥子 4g，细辛 2g，吴茱萸 2g，肉桂 2g，附子 1g 打粉，用生姜汁调匀成泥状，制成直径 1cm、高约 0.5cm 的圆柱体药饼。②穴位敷贴：取圆柱体药饼置于敷贴片内，贴于大椎、肺俞（双）、风门（双）、天突、膻中、中府（双）、脾俞（双）、肾俞（双）、关元、定喘穴（双）。留置 1 ～ 2 小时后取下。1 周 1 次。

**5 月 28 日二诊**：针刺 3 次后鼻塞、流涕症状明显好转，打喷嚏频率明显降低，嘴巴呼吸消失；针刺 1 疗程（10 次）配合天灸 2 次后，症状明显好转，仅留轻微鼻痒、鼻塞、流涕，因患者学习任务较紧，针刺治疗难以配合，故每周天灸 1 次。

**6 月 28 日三诊：**再次天灸一疗程（3 次）后，鼻塞、流涕、打喷嚏症状消失；正值三伏天之际，予以处方：伏前 7 月 7 日天灸、初伏 7 月 17 日天灸、中伏 7 月 27 日天灸、伏间 8 月 6 日天灸、末伏 8 月 16 日天灸、加强贴 8 月 25 日天灸。

**8 月 25 日四诊：**鼻塞、流涕、打喷嚏症状消失；汗出症状消失，食纳较前好转，大便稀溏改善。为了巩固疗效，嘱其可酌情在冬季三九天及明年三伏天继续天灸治疗。

**2017 年 1 月 16 日五诊：**患者家属诉曾于 2016 年 11 月中旬及 12 月下旬因受凉及接触花粉后出现鼻痒鼻塞、流涕、打喷嚏 1 次，但症状均较前轻，遂于 2017 年 1 月 8 日至 1 月 16 日期间行 3 次天灸治疗后，症状消失。

**3 月 10 日随访：**未再发鼻塞、流涕、打喷嚏等。患者家属表示将再坚持 1 年三伏天天灸及三九天天灸以巩固疗效。

**按语：**过敏性鼻炎以鼻塞、流涕、打喷嚏为主要症状，属于中医"鼻鼽病"范畴，中医学认为导致鼻炎的关键病机在于人体脾肺气虚，卫表不固，腠理疏松，风寒之邪乘虚而入而发病。病案中患者冬春季节发作较甚，且花粉接触后诱发发作或加重，符合过敏性鼻炎发作的特点；素体脾肺亏虚，腠理不固，加之风寒、花粉等外邪侵袭，发为本病，结合舌脉象，辨证为脾肺气虚证，中医治以健脾固肺益气。

上迎香穴、迎香穴、鼻通穴、印堂穴为局部取穴，可通利鼻窍；中府穴、肺俞穴、风门穴敷贴有效祛除邪风；脾俞穴、肾俞穴、关元穴健脾补肾，配合足三里穴强壮要穴益气固表；大椎穴则有解表疏风、散寒温阳的作用；结合中药药理作用，可外除肺脏风寒邪气，内调肺、脾、肾。而三伏天中药穴位敷贴治疗则应用多味热性药在三伏天人体阳气最旺盛的时节采用透皮吸收的方式刺激全身脉络，冬病夏治，内病外治，调节身体脏器功能，使穴位刺激与药物吸收相结合，在发挥其药理作用的同时产生整体效应，最终达到"缓治其本"的目的，调整人体阴阳平衡。经常锻炼身体，适当户外运动，增强抵抗力；过敏性鼻炎应积极寻找过敏原，避免接触。

**附录 1：药灸的常用中药及选穴处方**

1.温中健脾类方：理中汤、小建中汤加丁香、肉桂等。

2.理肺固本类方：止嗽散加瓜蒌、贝母、麻黄、干姜等。

3.温肾助阳类方：肾气丸加肉桂、牛膝、肉苁蓉等。

4.暖宫祛寒类方：暖肝煎、温经汤加艾叶等。

5.宣痹止痛类方：乌头汤、独活寄生汤加延胡索等。

6.补益气血类方：八珍汤、归脾汤、十全大补汤等。

7.宁心安神助眠：酸枣仁汤、安神定志汤加柏子仁、远志、茯神、白术、夜交藤等。

**附录 2：常用疾病药灸穴位处方举隅**

1.肺系疾病：大椎、肺俞、风门、天突、膻中、中府、肾俞、关元、定喘、列缺、合谷、曲池等。

2.脾胃系疾病：中脘、上脘、下脘、天枢、气海、至阳、脾俞、胃俞、命门、足三里、三阴交、曲池等。

3.风湿免疫性疾病

主穴：阿是穴、大椎、曲池、阴陵泉、丰隆。

（1）腕关节：加阳池、阳溪、腕骨。

（2）肩关节：加肩髃、臂臑、天宗。

（3）肘关节：加曲池、天井、尺泽。

（4）髋关节：加髀关、环跳、居髎。

（5）膝关节：加膝眼、鹤顶、膝阳关。

（6）腰骶部：加肾俞、腰阳关、大肠俞。

4.肢体经络疼痛类疾病

（1）颈痛：大椎、颈夹脊、阿是穴。

（2）腰痛：肾俞、腰阳关、大肠俞、阿是穴。

（3）膝痛：膝眼、鹤顶、足三里、膝阳关、阴陵泉、血海。

（4）肘臂痛：曲池、手三里、臂臑、阿是穴。

5.月经病、阳痿病等：气海、关元、中极、子宫、三阴交、关元俞、肾俞、志室、关元、神阙、太溪等。

# 第十一章 湖湘经筋导引解结术

## 一、技术简介

湖湘经筋导引解结术，是以《黄帝内经》的"经筋学说"为指导思想，结合现代医学的解剖、生理、病理学理论，以经筋导引板为操作工具、导引术为操作方法的特色经筋疗法，通过多维松解深层筋结，以达到治疗的目的。

### （一）特点

湖湘经筋导引解结术，以经筋理论为指导，以经筋点、线、面为作用点，以导引解结特色手法为主要技术，结合湖湘特色陶罐和特色灸疗等外治疗法，达到外治筋骨痛证、内调脏腑疾病的技术。独创"查灶探结、渗药软结、导引解结、固本消结"的四步解结理念则是湖湘经筋导引解结术的精髓，也是中医学在新的历史时期、新的形势需求下展现出来的中医特色技术疗法。

1. 注重骨正、强调筋柔："骨正筋柔"理论源自《素问·生气通天论》"谨和五味，骨正筋柔，气血以流，腠理以密，如是则骨气以精，谨道如法，长有天命"，强调了调和五味，则筋骨、气血及腠理各得其养；相应地，若腠理密，气血流，外邪不能侵，则骨正筋柔。且"骨正筋柔"精练地概括了骨与筋的关系（骨正则筋柔，筋柔则骨正）和各自的生理特性（骨正而不曲，筋柔软而不强硬）。

2. 补泻兼施、因人而异：经筋导引解结是以经筋理论为指导，对不同体质与不同病证者应采用不同的施术手法，而不同施术手法是由机体状态及疾病性质等因素决定的。不同施术手法主要是由导引术力度与速度决定。

经筋导引解结术的补法操作时力度宜轻柔、速度宜慢，能扶正、有效激发人体正气。临床多用于年老、体弱，久病、重病或形体瘦弱之虚证患者。

经筋导引解结术的泻法操作时力度宜重、速度快，能祛邪，使亢进的功能恢复正常。临床多用于年轻、体壮，新病、急病或形体壮实的实证患者。

经筋导引解结术的平补平泻法操作时，力度与速度适中，平补平泻法介于补法和泻法之间，常用于正常人保健或虚实兼见证的治疗。总之，不同体质、不同病证选用不同手法，依据患者机体状态、疾病性质等因素决定。

## （二）理论基础

湖湘经筋导引解结术以经筋理论为基础，经筋是经脉的附属部分，是脏腑与四肢经络连接的重要枢纽，可连接各经络、脏腑。对经筋为病所致的筋结点施以相应刺激方法（如针刺、艾灸、推拿等），更容易疏通经筋，促进气血流通，得气后还可以联系脏腑，促进脏腑功能的恢复。掌握经筋的作用，可以扩大针灸临床的主治范围。

1. 筋主束骨：束，约束也。骨与骨的连接就是关节。关节的形成依赖于韧带组织的连接，它们在经脉及其运行的血气营养调节下，完成骨与骨的连接功能，故《素问·痿论》称："宗筋主束骨而利机关。"经筋强盛，则关节运动灵活而富弹性；反之，经筋失养，关节周围经筋松弛，则出现关节异常活动，导致关节的进一步劳损，最终引起关节痹痛。

2. 利机关：机关，即关节。关节是人肢体屈伸旋转之处，肌肉的收缩是关节活动的动力。经筋调柔，舒缩自如，则关节活动有序而流利，故称为"利机关"。反之，经筋之肌肉失养，则肌肉痿软、关节活动无力不能自主，最终表现为肢体运动失灵、功能丧失。

3. 为刚为墙：经筋纵行肢体前、后、左、右，纵横交织形成人体肢节身形，成为脏腑的外卫，故云"支（肢）节身形者，脏腑之盖也"。经筋强健者，肢节灵活，当外力侵袭时，可减弱受伤的程度。反之，经筋不利，肢体动作迟钝，则容易受到外伤，甚至危及内脏，故《灵枢·经脉》指出"筋为刚，肉为墙"，表明了筋肉对人体有保护作用。

4. 反映病候：经筋系统是对全身肌肉与韧带内容的概括，经筋功能的强弱、经筋部位的病损、经筋肌腹的保护性痉挛所引起的病痛，既反映了局部的损害，也反映了内脏的病损。内脏疾病，邪气留而不去，可致经脉气血逆乱，经脉均在四肢关节处屈折浮行，故在关节处更容易表达出来。同时，脏腑功能的衰弱，也反映在经筋损伤后修复功能的减弱。

5. 调经脉：十二经脉作为经脉的总纲直接影响着经脉系统各部的生理与病理，经脉行于躯体组织中，躯体四肢中占最大容积的就是肌肉与韧带，即经筋。经筋在人的生理活动中，是最有表现活力的，能改变人体姿态、产生运动，是适应环境、改造环境的动力部分。经筋的"主束骨而利机关"功能，必然影响躯体四肢之中藏于经筋中的经脉。经筋在关节处的疾病常常会影响循行其间的经脉功能，引发相应经脉甚至相关内脏发生疾病。如胸背部的结筋病灶可影响心肺功能，出现胸闷、气短与胸痛等。经筋虽然不能运行气血，但是由于附着于关节周围的经筋损伤，影响了其周围经脉的正常运行，也就必然会出现经脉的阻滞，选用适宜刺激可出现经脉的感传现象，正是经筋影响经脉的表现。

## 二、适用范围

湖湘经筋导引解结术主要用于经筋病证及与经筋相关的病证、临床杂病等。

1. 头面部筋病：头痛（偏头痛）、三叉神经痛、面瘫、颞下颌关节紊乱病、耳鸣（耳聋）。

2. 颈项部筋病：落枕、颈椎病。

3. 胸背部筋病：背肌筋膜炎、胸椎后小关节紊乱、肋间神经痛。

4. 上肢部筋病：肩关节周围炎、肱二头肌长头肌肌腱炎、冈上肌肌腱炎、肱骨外上髁炎、肱骨内上髁炎、腕管综合征、指屈肌腱腱鞘炎、腱鞘囊肿。

5. 腰骶部筋病：慢性腰肌劳损、急性腰扭伤、腰臀部筋膜炎、梨状肌综合征、腰椎横突综合征、腰椎间盘突出症。

6. 下肢部筋病：膝侧副韧带损伤、髌腱炎、髌骨软化症、髌下脂肪垫肥厚、腓肠肌群损伤、踝关节损伤、跟腱炎、足跟痛。

# 三、技术操作

## （一）施术前准备

1. 做好解释工作：对初诊患者施术时，应先向患者介绍湖湘经筋导引解结术的操作流程及注意事项，对精神紧张、疼痛敏感者，更应做好解释安抚工作，以便取得患者的积极配合。

2. 选择工具：选用专用刮板，其边缘光滑，边角钝圆，厚薄适中。每次使用前应仔细检查其边缘有无裂纹及粗糙处，以免伤及皮肤。（注：专用刮板每次使用前后应常规消毒）

3. 辅助工具：治疗盘、弯盘、专用刮板、软坚散结药液、消毒棉签、消毒棉球、消毒镊子等辅助用具（具体根据临床操作需求准备）。

4. 环境：卫生要求应符合《医院消毒卫生标准》（GB15982—2012）的规定，保持环境安静，清洁卫生，避免污染，温度适宜。

5. 消毒：①操作前应对受术者施术部位进行消毒，施术区消毒可用0.5% ～ 1% 碘伏的棉球在局部由中心向外做环行擦拭消毒。②施术者双手应用肥皂或洗手液清洗干净，再用速干手消毒剂消毒。

## （二）施术方式

1. 查灶探结

①体位选择：应满足两点，既能充分暴露施术部位，以利于施术，又能放松局部肌肉，使患者感到舒适。

常用的体位包括：俯伏坐位、坐位、仰卧位、俯卧位或侧卧位。其中，俯伏坐位多用于肩颈、背部操作，坐位多用于肩颈、上肢操作，仰卧位多用于头面部、上下肢、胸腹部操作，俯卧位多用于肩颈、背腰部、下肢后侧，侧卧多用于臀部、腰腹部操作。

②经筋查体：用拇指指腹压、揉、切、推患侧局部，探查局部筋结。

压：根据主诉在患侧局部，用拇指由轻到重压局部皮肤，以查找筋结。

揉：找到筋结后，用拇指指腹压揉筋结局部，以探查筋结大小。

切：探完筋结大小，用拇指偏锋由外向内切推筋结，以检查筋结活动度。

推：用拇指指腹沿经筋走行推筋结，以分筋理结。

经压、揉、切、推后，可在局部受累肌肉处触及压痛、筋结点，多在相应肌肉的起止点或肌腹出现紧张、压痛或筋结点。

2. 渗药软结：做好操作前的解释工作，选取相应体位，将软坚散结药液均匀涂抹在相应部位，术者手持专用刮板，立板，由外向内、由远及近均匀渗药约 5 分钟。

3. 导引解结：术者候气，气沉丹田，力从地起，传至腰腹，沉肩、悬肘、定腕、掌虚、指实、立板，腰背传肩，带动上肢，惯性发力，同侧卸力，由外到内、由远及近、由轻到重，多维解锁松解相应部位深层筋结。一般操作 10 ～ 15 次。

4. 固本消结

①导后艾灸：在操作局部予以艾灸，以活血化瘀止痛，每次 20 分钟。

②导后药罐：在施术部位相应脊柱节段予以加拔铜罐或药罐 5 ～ 10 分钟，以祛邪或祛邪扶正。

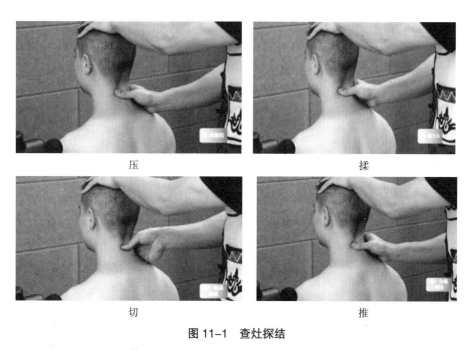

压 揉

切 推

图 11-1 查灶探结

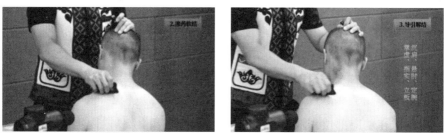

图 11-2 渗药软结 图 11-3 导引解结

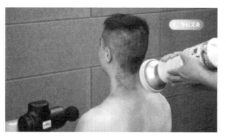

图 11-4 导后艾灸 图 11-5 导后药罐

## （三）施术后处理

1.施术后的正常反应：施术后，局部皮肤多有红或暗红结痕，一般无须特殊处理，保持局部清洁即可，结痕多在施术后72小时内自行消失。

2.施术创伤的善后与处理：若施术过程中刺激量过大，对表皮基底层以上的皮肤组织造成擦伤可出现皮肤破损或疼痛。如无破损仅有疼痛，一般无需任何处理，待其自行修复即可；如出现皮肤破损，则应局部涂搽消炎膏药以防止感染；若情况严重，请专科医生协助处理。

## 四、注意事项

1.施灸前应向患者说明施术要求，消除恐惧心理，取得患者的合作。

2.施术时施术者应严肃认真，专心致志，精心操作，同时应选择舒适的环境和体位，根据患者体质选取适当的手法，病情严重者应采取综合治疗。

3.施术时应避风、保暖，冬季室温较低时应防寒保暖，尽量减少暴露部位；夏季高温时不可正对电扇或空调施术。

4.施术后宜饮温水一杯，可以补充消耗的水分，还能促进机体新陈代谢，加速代谢产物的排出。

5.如出现皮肤破损，则应局部涂搽消炎膏药以防止感染；若情况严重，请专科医生协助处理。

6.施术后为避免风寒之邪侵袭，须待12小时后方可洗浴。

7.有出血倾向类疾病（如血小板减少症、过敏性紫癜等）手法宜轻，严重凝血功能障碍者应禁用本法。

8.新发骨折患部不宜施术，须待骨折愈合后方可在患部以适宜力度施术；外科手术瘢痕处亦应在2个月以后方可在局部施术。

9.施术局部皮肤有破损、溃疡、急性炎症或严重皮肤病者不宜施用。

10.月经期、妊娠期妇女下腹部禁用本法。

11.不明原因肿块及恶性肿瘤局部禁用本法。

12.严重心血管疾病、脏器衰竭等禁用本法。

## 五、临床验案

### 验案1：膝关节骨性关节炎案

吴某，女，61岁，干部，2021年5月12日初诊。主诉：左膝关节外侧疼痛不适伴关节弹响1年。病史：患者从2020年5月开始，不明诱因出现左膝关节外侧疼痛不适，伴关节弹响。劳累后加重，休息后缓解。检查：X线示膝关节退行性病变，膝关节无明显畸形，类风湿因子、尿酸无明显升高，舌体胖，舌质淡白，苔薄白，脉迟。

**中医诊断**：膝痹。**西医诊断**：膝关节骨性关节炎。

**辨证**：气血亏虚。**治则**：益气补血，宣痹止痛。

**处方**：经筋导引解结术加艾灸治疗。

**取穴**：阴陵上、血海次、阳陵次、曲泉次、膝关次。

**操作**：

查灶探结：选用仰卧位，充分暴露施术部位，根据主诉在相应部位压揉切推局部皮肤，在阴陵上、血海次、阳陵次、曲泉次、膝关次有大小不一粒状筋结，压揉切推痛感强烈。

渗药软结：在上述筋结病灶点处，均匀涂抹介质，术者手持导引板，立板由外向内、由远及近均匀渗药，渗药软结2～5分钟。

导引解结：术者候气，气沉丹田，力从地起、传至腰腹，沉肩、悬肘、定腕、掌虚、指实、立板，沿足少阳、足厥阴、足少阴经筋走行，向心性在上述筋结病灶点由轻到重，松解筋结。

固本消结：在施术部位，予以艾灸15分钟，补益正气、固护根本。

按上述方法，隔日一次，5次为1个疗程。

**疗效**：疗程结束后，左膝关节外侧疼痛不适及关节弹响明显减轻。

**按语**：膝关节退行性病变是一种以关节软骨变性破坏、关节边缘骨质增生、滑膜病变为特征的慢性关节病，属中医学"膝痹"范畴。其病因相当复杂，包括禀赋不足、久病大病之后、产后、劳逸过度、气候异常、居处环境欠佳、起居不慎、七情、饮食、跌仆所伤等诸多因素。主要症状为膝关节疼痛、活动受限及畸形。

　　本病好发于中老年人，患者 61 岁，此时脾胃肝肾亏虚，气血不足，内不能养脏腑，外不能营筋脉，且患者为干部，长期久坐伏案工作，缺少必要劳动锻炼，更易使气血运行迟缓，脾胃功能减弱，经筋失于荣养，而发痹病。经筋是十二经脉之气结、聚、散、络于筋肉关节的体系，是附属于十二经脉的筋肉系统。不仅能"主束骨而利机关"，固定限制运动系统，还能协助结缔组织生长，阻止感染扩散；《灵枢·邪客》载卫气"行于四末、分肉、皮肤之间，而不休者也"，由于肌肉之间赤白分界明显，故称之为"分肉"，肌肉被肌筋膜包裹，杨上善在《太素》提及"膜筋，十二经筋及十二筋之外裹膜分肉者"，指出筋膜之间行有卫气，卫气循行于分肉（筋膜）之间，相当于免疫系统，能够抵御病原体对人体的侵袭。《素问·痹论》云"循皮肤之中，分肉之间，熏于肓膜，散于胸腹"，故卫气所行之处与经筋分部相符合。筋膜之间通行卫气，当经筋病变时，外邪或者虚损可以使经筋因挛缩产生粘连、条索等特殊病灶，其出现的部位、频率与解剖结构和生物力学特点密切相关，代表邪气在此聚集。即"卫气之所在与邪气相合"，其有特殊刺激点，且大多数并非传统意义上的"经穴"，《灵枢·经筋》论及经筋病变治疗原则为"燔针劫刺，以知为数，以痛为输"，主穴应以病灶点或压痛点为首选。此时根据"以痛为输"的取穴原则，结合患者主诉在相应部位压揉切推局部皮肤，得阴陵上、血海次、阳陵次、曲泉次、膝关次等多个筋结点；对"筋结点"进行"解结"，即《灵枢·刺节真邪》所述"一经上实下虚而不通者，此必有横络盛加于大经，令之不通，视而泻之，此所谓解结也"，施以湖湘经筋导引解结术调节卫气，激发人体自身抗病能力。湖湘经筋导引解结术能解痉镇痛、剥除粘连，促使病变部位筋结通畅；通络能疏通气血，流转周身，濡养筋经，舒畅筋结，促使解除横络，通达经脉，缓解疼痛，从而缓解紧张肌肉、松解粘连肌肉、调节肌肉牵张力，进而恢复患者膝关节功能，即"动则松，松则通，通则不痛"。

　　同时配以艾灸膝关节周围阴陵泉、血海、阳陵泉、曲泉等穴位，即能疏通经络，调和气血，除湿散寒。还可濡养四肢肌肉，强健生化气血，调节脾脏功能，恢复失常关节、经筋。除上述治疗外，另嘱患者治疗后避风寒、饮温水。平素应注意关节保暖，避免风寒湿邪侵袭。《素问·调经论》称寒湿侵袭则"皮肤收，肌肉坚紧，荣血泣，卫气去"，若此时更受风寒湿热等外淫之邪侵袭，筋脉不强，外邪易与卫气相合，干扰卫气的正常温煦卫外等功能，气血不通，则易出现关节痛、肿、麻木等。

### 验案 2：肱骨外上髁炎案

王某，女，39 岁，白领，2020 年 9 月 17 日初诊。主诉：左肘关节外侧疼痛不适 3 年余。病史：患者从 2017 年 4 月开始，不明诱因出现左肘关节外侧疼痛不适，不能用力握物，拧毛巾、提重物等可使疼痛加重。检查：局部无红肿，肘关节伸屈不受影响，前臂旋转活动时可引发疼痛。X 线示：肘关节无明显异常，舌质紫，苔有瘀斑，脉弦涩。

**中医诊断：**肘痹。**西医诊断：**肱骨外上髁炎。

**辨证：**气滞血瘀。**治则：**行气活血，通络止痛。

**处方：**经筋导引解结术加推拿治疗。

**取穴：**尺泽次、手三里次、外关次。

**操作：**

查灶探结：选用坐位，充分暴露施术部位，根据主诉在相应部位压揉切推局部皮肤，在尺泽次、手三里次、外关次可触及明显筋结点，压揉切推痛感强烈。

渗药软结：在上述筋结病灶点处，均匀涂抹介质，术者手持导引板，立板由外向内、由远及近均匀渗药，渗药软结 2～5 分钟。

导引解结：术者候气、气沉丹田，力从地起、传至腰腹，沉肩、悬肘、定腕、掌虚、指实、立板，沿手阳明、手太阴、手少阳经筋走行，向心性在上述筋结病灶点由轻至重，松解筋结。

固本消结：在施术部位，予以推拿揉法 5 分钟。

按上述方法，隔日一次，5 次为 1 个疗程。疗程结束后：左肘关节外侧疼痛不适明显减轻。

**按语：** 肱骨外上髁炎又名"网球肘"，责之于气血运行受阻，经脉不通，经筋失养。西医认为本病由外伤或慢性劳损导致的肘部肌肉、肌腱的无菌性炎症，临床以肘外侧疼痛、关节活动不利、握力减弱为主要表现。本案中，患者为中年女性，以"左肘关节外侧疼痛"为主症，肘关节为手太阴、手阳明、手少阳经筋循行必经之路，用力握物、拧毛巾、提重物、前臂旋转活动时导致肘关节相关经筋肉形成一种积劳成伤，气血运行受阻，经筋失养，不通则痛；气血不通日久则聚而成"结"，本病辨病属中医学"肘痹"，同时属于"经筋病"，结合其舌质紫、苔有瘀斑，脉弦涩，辨证属"气滞血瘀证"，治宜行气活血、通络止痛。经筋是附属于十二经脉的一部分，是十二经脉之气血结、聚、散、络于肌肉关节的体系，关于经筋的生理功能，《素问·痿论》云"宗筋主束骨而利机关也"，详细地介绍了经筋具有约束骨骼，利于关节活动的作用。对于经筋病的描述，《灵枢·卫气失常》言"筋病无阴无阳，无左无右，候病所在"，即经筋病的病位在病变局部，无阴阳左右之别，故在临证治疗时常以"以痛为输"为基本治疗原则，同时这也是"经脉所过，主治所及"的一种体现。经筋病呈进行性发展，起始阶段经筋受损出现气血不通，出现"不通则痛"之症，继而经筋失养出现"筋急"之经筋拘急的表现，最后发展成"结节"阻滞气血。

本案患者有3年病史，病程长，故在触诊时发现其除肘关节外侧明显疼痛外，还有明显筋结点。《灵枢·经筋》强调"欲得而验之，按其处，应在中而痛解"，明确指出通过对筋结点的触摸循按可以达到痛解的作用。在本案中，通过查灶探结发现尺泽次、手三里次、外关次可触及明显筋结点，尺泽、手三里、外关分别归属于手太阴、手阳明、手少阳经脉，这进一步说明经筋与经脉之间的联系，经筋虽没有运行气血的作用，但其附属于十二经脉，附着于各关节部位，其劳损也会影响相邻经脉的气血运行情况，其受损必然会引起相邻经脉的阻滞，故可在其周围经脉穴位旁发现筋结点。因此选择手阳明、手太阴、手少阳经筋作为治疗出发点，采用湖湘经筋导引解结术治疗，这也是经筋治病原则"以结为腧"的重要体现。除了运用经筋解结术，本案中还配合推拿治疗，《素问》载"盖按其经络，则郁闭之气可通，摩其壅聚，则瘀结之肿可散也"，指出推拿疗法具有行气活血、消瘀散结的作用，从而达到"通则不痛"治疗肘痹；现代医学也认为推拿疗法可以治疗肌肉运动系统的各种痛症，其主要通过加速局部血液循环、消除炎症反应、促进炎症物质的吸收、改善局部神经受压情况来消除疼痛。

经筋导引解结术治疗肱骨外上髁炎疗效较好。平素运动或劳作时适当改变姿势，不宜保持一个运动姿势太长时间，劳作中不要经常冲冷水，避免受寒，尽量避免外伤。经过正规保守治疗半年至1年后，症状仍然严重、影响生活和工作者，可以考虑采取手术治疗。

# 第十二章　湖湘元寸灸疗法

## 一、技术简介

湖湘元寸灸疗法，属于直接灸法，是指用麝香、陈艾绒、赤芍、红花、肉桂、乳香、没药、薄荷油、沉香、当归、川芎、独活、黄芪等二十余种名贵药材制成灸条在相应穴位施灸的一种治疗方法。

## （一）特点

湖湘元寸灸疗法是将灸法、中药、经络腧穴相结合的一种综合疗法，利用特制灸条点燃后，以明火直接接触或吹灭即刻余温接触穴区皮肤而产生温热、清透（由麝香等药物引起）效应，快速调动机体局部甚至整体血液循环，同时结合麝香等药物的透皮吸收，经络腧穴的行气活血、沟通内外的作用，集温热、清透刺激、中药和经络腧穴作用于一体，以温促通、以药达用、以穴通经，达到疏通经络、平衡阴阳、扶正祛邪的目的。

1.甄选灸材、重视手法：元寸灸疗法特点体现在灸材、灸术、灸量和手法的有机组合，名贵灸材——取湖湘道地药材（湖南张家界桑植、郴州宜章、邵阳南山）制成特殊灸条；因证施术——针对不同病证选择适宜的元寸灸术（明火施灸法或吹灭余温施灸法）；有效灸量——有效灸量的产生取决于合理灸次（施灸壮数）与疗程；重视手法——元寸灸要求医者在施术时眼疾手快，手落火灭（明火施灸时，灸条压实于穴位上即火灭）、手起感生（产生温热/清透灸感），操作流畅。

2.补泻兼施、通补并用：温补之要，益气以生血；温补之用，轻重与徐疾。对于慢性虚证，元寸灸采用余温灸中脘、足三里、气海等，治疗宜壮少火温，轻灸徐补；对于急性虚脱重证，元寸灸采用明火灸百会、印堂、关元等，治疗宜壮多火热，重灸急补；前者即是轻补、徐温，后者即是重补、疾热。温通之要，调气以和血；温通之用，强弱与缓急。对于气滞血瘀的慢性疾病，元寸灸采用余温灸太冲、血海、丰隆等，治疗需要壮足火缓，温以行气，疗程足则效应彰；对于气血不畅、官窍闭塞的急重症，元寸灸可明火灸印堂、大椎、关元，治疗需要壮少火急，热以通窍；前者即是弱通、缓行，后者即是强通、急启。

## （二）理论基础

湖湘元寸灸以湖湘针推流派理论为基础，主要包括了"五经配伍，经脉—脏腑相关，艾灸的温通温补效应"的理论，此法运用特制灸条，结合中药与施灸的作用，利用灸条燃烧的热力促进药物渗透，以腧穴为切入点，循经联系脏腑组织器官，达到温通经脉、行气活血、醒神开窍等治疗作用。灸法、中药和经穴作用的联用，通过皮肤、孔窍、穴位达到防治疾病的目的，有利于提高临床疗效，扩大主治范围。

一经调控多脏（腑）、多经司控一脏（腑）、温通效应、温补效应等理论释义请参考第八章。

中药的药理作用：元寸灸，通过明火直接接触或吹灭即刻余温接触穴区皮肤施灸，使麝香、沉香、乳香、艾绒、红花、赤芍等药物经皮吸收，发挥药理作用，湖湘元寸灸强调引药入经，操作手法的正确使用对施灸效果和中药药理作用的发挥具有重要意义。

## 二、适用范围

元寸灸疗法可以广泛用于内科、外科、妇科、儿科、骨伤科、皮肤科、五官科疾病，尤其适用于小儿惊风、腹泻、功能性胃肠病、关节痹痛、颈椎病、肩周炎、腰腿痛、慢性胃炎等病证。

## 三、技术操作

### （一）施术前准备

1. 灸条制作

①药材选择：湖湘元寸灸的主药包括麝香、沉香、乳香、红花、赤芍、艾绒等，根据病症选择配药，检查药材有无变质、霉变、潮湿等。

②制作方法：将优质道地药材研磨打粉，过 100 目筛，通过加入调和剂，挤压、黏合成长度 4～10cm，直径 1～4cm 的圆柱体；也可以将药粉用仪器在模具中压制成型。

③灸条规格：长度，短 4.0～6.0cm，中 6.0～8.0cm，长 8.0～10.0cm。直径，细 1.0～2.0 cm，中 2.0～3.0 cm，粗 3.0～4.0 cm。（注：灸条制作完成后需要包裹隔热纸，在棕色避光瓶中保存，每次开封后要在 1 周内使用完）

2. 辅助工具：防风打火机、弯盘、碘伏消毒液、消毒棉球、消毒镊子等辅助用具（具体根据临床操作需求准备）。

3. 穴位定位：符合《经穴名称与定位》（GB/T12346—2021）的规定。（注：具体疾病选穴可根据临床具体情况选取。）

4. 体位选择：根据艾灸的部位，选择患者舒适、医者便于操作的治疗体位。常用体位：仰卧位、侧卧位、俯卧位、俯伏坐位、侧伏坐位。

5. 环境：卫生要求应符合《医院消毒卫生标准》（GB15982—2012）的规定，保持环境安静，清洁卫生，避免污染，温度适宜。

6. 消毒

①部位消毒：施灸前应该对受术者施灸部位进行消毒，灸区消毒可用含 0.5%～1% 碘伏的棉球在灸区部位由中心向外做环行擦拭消毒。

②术者消毒：施术者双手应用肥皂或洗手液清洗干净，再用速干消毒剂消毒。

### （二）施术方式

用碘伏棉球消毒施灸局部皮肤，等待消毒液挥发时，从棕色避光瓶中取出用隔热纸包裹的特制灸条，用防风打火机点燃一端，施术者一手拇、食、中指以握笔姿势握住距离点燃端 1.5cm 处，明火施灸法在火焰刚燃着时快速按向被施灸者穴位处皮肤，注意使灸条点燃面与穴位皮肤垂直，当火焰熄灭，快速提起灸条，以患者感觉施灸处无灼痛感，有热感、清透感或无感为度。余温施灸法在点燃灸条一端后，待火焰燃烧几秒，吹灭后将点火面垂直于穴位处皮肤按压、环形压揉并带动皮下组织运动，以患者施救灸处有温热感、清透感为度。上述操作一次为一壮，根据病症需要，选取不同规格灸条，连续重复上述操作至合适施灸量。一般明火施灸法每次每穴 3～5 次，余温施灸法每次每穴 5～8 次。

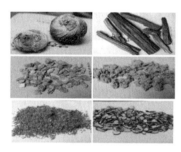

图 12-1　主药

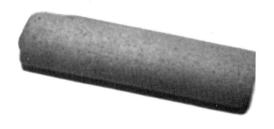

图 12-2　灸条

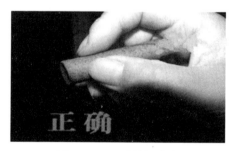

图 12-3　正确持握方式

## （三）施术后处理

1. 施术后的正常反应：施灸后，施灸局部皮肤多有白色药粉灰烬残留，用无菌棉签/棉球擦拭干净即可。若存在红晕灼热感，或在施灸第二天局部出现小水疱（1cm 左右），一般不需要特殊处理，保持局部洁净干燥即可，避免抓破引发感染，灸感一般在 3 小时左右消失。

2.施术创伤的善后与处理：若施灸过程中对表皮基底层以上的皮肤组织造成烧伤可发生水肿或水疱。若水疱较大，大于 1cm，可用消毒针剪刺破或剪开疱皮放出水疱内容物，以络合碘或碘伏消毒局部，涂抹消炎膏药并覆盖干燥无菌纱布，避免接触水，定时更换纱布，以防止感染；若情况严重，请专科医生协助处理。

## 四、注意事项

1.施术者应严肃认真，专心致志，熟练操作。施灸前应向患者说明施术要求，消除恐惧心理，取得患者的合作。（特别交代是明火元寸灸法，直接将有火焰的灸条按压在皮肤上，实际上灸条为药物特制，火焰并不会灼伤皮肤）

2.临床施灸应选择正确的体位，要求患者的体位平正舒适，既有利于准确选定穴位，又有利于施灸的顺利完成。

3.在施灸时，火焰较大，要防止随意挥动灸条而造成易燃物的烧损。

4.施灸过程中，要随时了解患者的反应，若患者感觉灼烫，可能由于操作不当引起，应该及时调整操作手法。

5.灸后若局部出现水疱，只要不擦破，可任其自然吸收。若水疱过大，可用消毒针从水疱底部将其刺破，放出水液后，再注意消毒防感染。

6.施术的诊室，应注意干净整洁、通风舒适，有利于患者放松心情。

7.皮肤有破损或感染以及孕妇等不宜使用。

8.药条不能暴晒，不能受潮，治疗结束后将药条装入瓶内密封保存，以保持药效。

**附录：常用疾病的元寸灸穴位处方举隅**

1.小儿惊风：风池、大椎、百会、太冲、合谷、阳陵泉。

2.小儿腹泻：天枢、气海、关元、足三里、上巨虚、三阴交。

3.慢性胃炎：梁门、中脘、天枢、足三里、脾俞、胃俞。

4.急性腰痛：阿是穴（压痛点）、肾俞、命门、腰阳关、大肠俞。

5.四肢关节痹症：阿是穴（压痛点）、阴陵泉、阳陵泉、血海、大杼。

6.妇科炎症如附件炎、盆腔炎，卵巢囊肿：带脉、关元、中极、八髎、足三里。

7.痛经：三阴交、关元、气海、阴陵泉。

8.回乳（退乳）：灸膻中、乳根、足三里、肩井、外关、支沟。

9.闭经：灸石门、中极、关元、三阴交、太溪、肾俞。

10.落枕：灸大椎、天柱、大杼、阿是穴、中渚。

11.慢性咽炎，梅核气：尺泽、太冲、内关、膻中。

12.感冒：合谷、太阳、印堂、足三里、迎香、大椎。

13.高血压：耳尖、涌泉、关元、神阙。

14.三叉神经痛：听宫、翳风、丝竹空、颊车、太阳。

15.月经不调：神阙、隐白、关元、三阴交、足三里。

16.缓解视疲劳（包括假性近视）：睛明、风府、太阳、丝竹空、攒竹。

## 五、临床验案

### 验案1：胃痞案

江某，女，44岁，办公室文员。初诊：2016年3月。患者诉上腹部胀满伴嗳气5年余，2013年9月于湘雅医院行幽门螺杆菌抗体检查阳性，胃镜示：慢性浅表性胃炎。服用药物（具体不详）效果不明显，1周前起居不慎，受寒致上述症状加重，自服斯达舒等药物后无效而来门诊求治。近几日来上腹部胀满感，嗳气，食欲不振，怕冷，易疲劳，小便正常，大便稀溏，睡眠尚可。上腹部及脐周轻压痛，苔白质暗，脉沉细。既往有胆囊炎病史，自服消炎利胆片症状缓解。月经量少，色淡暗。

**中医诊断**：胃痞。**西医诊断**：慢性浅表性胃炎。

**辨证**：脾胃虚寒，兼肝气犯胃。**治则**：温中健脾，疏肝和胃。

**处方**：湖湘元寸灸疗法。

**取穴**：四白（双）、梁门（双）、足三里（双）、上巨虚（双）、脾俞（双）、胃俞（双）、太冲（双）。

**操作**：每穴灸 3～5 壮，每日 1 次，10 次为 1 个疗程。且嘱患者清淡规律饮食，忌过饥过饱、饮食生冷，避受风寒。

**中药**：理中汤加味。党参 15g，干姜 10g，白术 15g，炙甘草 10g，白芍 15g，厚朴 15g，陈皮 10g，木香 10g，砂仁 10g。7 剂，水煎服，1 日 1 剂，分两次服。

**二诊**：上法治疗 1 个疗程后，上腹胀满感较前稍好转，但仍见便稀，且腹部脐周有压痛。上法加阴陵泉、天枢行湖湘元寸灸，灸后埋置皮内针，留置 48 小时隔 2 天后再次埋置。

**三诊**：二诊之法继治 10 天后，症状明显好转，天枢压痛消失，腹胀、便稀消失。

**按语**：浅表性胃炎是一种慢性胃黏膜浅表性炎症，是慢性胃炎中最多见的一种类型，发病高峰年龄为 31～50 岁，男性多于女性。慢性浅表性胃炎以上腹部疼痛为最常见症状，也有一些患者可无任何症状，临床表现可见上腹部疼痛，多不规律，与饮食无关，一般为弥漫性上腹部灼痛、隐痛、胀痛等，极少数患者表现为绞痛，并向背部放射，易误诊为心绞痛。慢性胃炎的病史常不典型，症状并无特异性，体征较少。主要根据患者症状如上腹部饱胀、疼痛等，可怀疑慢性胃炎诊断，X 线检查一般只有助于排除其他胃部疾患。确诊主要依靠胃镜检查和胃黏膜活组织检查，辅以胃分泌检查。

本例患者上腹部胀满伴嗳气 5 年余，因起居不慎，受寒导致症状加重。肝足厥阴经脉夹胃，胃为阳明燥土，其经别合诸经之气，肝与胃虽是一脏一腑，但在肝病过程中，肝气犯胃尤为多见，可谓"肝胃之气，本又相通，一脏不和，则两脏皆病"。肝气犯胃，胃气不和则腹部胀满，并伴嗳气，此乃肝气不舒的表现。患者病程数年，久病体虚，脾胃虚弱，加之又感受风寒，致寒邪客胃，脾阳受损，和降失司，发为胃痞。患者初诊时食欲不振、怕冷、大便稀溏等伴随症状，且苔白质暗，脉沉细，辨证为脾胃虚寒型胃痞，加之患者肝气不舒，故治以温中健脾、疏肝和胃。

初诊时选穴以补泻兼施，重在温补，结合足阳明胃经分布特点及临床经验采用三段取穴（即头部四白穴、躯干梁门穴、下肢足三里穴）以调理胃气；脾俞穴、胃俞穴健脾和胃；太冲穴疏肝理气；"合治内府"取大肠下合穴上巨虚调理肠胃。采用元寸灸余温灸轻灸徐补，余温灸双侧足三里、脾俞、胃俞、四白、梁门等穴，以壮少火温、温中健脾；余温灸太冲以壮足火缓、温以行气，操作时在点燃灸条一端后，待火焰燃烧几秒，吹灭后将点火面垂直于穴位处皮肤按压、环形压揉并带动皮下组织运动，每穴 3～5 次。并配合中药理中汤加味更奏温脾和胃之功。二诊时上腹胀满感较前稍好转，但仍见便稀，且腹部脐周有压痛。脾虚不能运化水湿故仍见便稀，故在一诊基础上加阴陵泉穴、天枢穴行湖湘元寸灸，共奏运脾祛湿之效。考虑患者病程日久，予以灸后埋置皮内针，可产生持续而稳定的刺激以稳固疗效，留置 48 小时，隔 2 天后再次埋置防止感染。三诊时症状明显好转，天枢压痛消失，腹胀、便稀消失，说明湖湘元寸灸确有疗效。以纯阳之艾加灼之于补阳之穴，共奏温经散寒、行气通络之效。此外，国内学者普遍认为，艾灸后产生的内啡肽等对血清免疫球蛋白有不同程度的增长，基于灸疗对于人体免疫的调节，灸后能提高人体免疫功能的作用，正气盛则易祛邪外出。此外元寸灸以其短暂的温热刺激作用于局部，通过神经系统的感传，加上艾条燃烧后残留于表皮的药物敷布作用，亦可起到镇痛、活血的作用。

### 验案 2：胃痛案

丁某，女，31 岁，职员。2018 年 9 月就诊。患者诉胃痛、胃胀 7 月余。经治疗后胃痛缓解，仍胃脘胀满闷痛，嗳气，无反酸，大便欲解而不出，解出则先干后稀。饮食尚可，睡眠欠佳，月经正常，舌淡苔白，脉沉细。2012 年 2 月行胃镜、肠镜示：浅表性胃炎，肠炎。

**中医诊断**：胃痛。**西医诊断**：浅表性胃炎。

**辨证**：脾胃气虚。**治则**：健脾益气，和胃止痛。

**处方**：湖湘元寸灸疗法。

**取穴**：四白（双）、梁门（双）、足三里（双）、内关（双）、公孙（双）、上巨虚（双）。

**操作**：每穴灸 3～5 壮，每日 1 次，10 次为 1 个疗程。共治 2 个疗程。

**耳穴贴敷**：取穴肝、肾、心、皮质下、交感。每次一侧耳穴贴敷三天后，换对侧耳穴，嘱每日每穴按压 3 次，每次每穴按约 30 秒。10 次为 1 个疗程，共 2 个疗程。

**按语**：凡由于脾胃受损，气血不调所引起胃部疼痛的病证，称之为胃痛，又称胃脘痛。临床表现胃痛以各种性状的胃脘部位疼痛为主症，往往兼见胃脘部痞满、胀闷、嗳气、吐酸、纳呆等症。常反复发作，久治难愈。脾胃者，仓廪之官，位于中焦，是气血生化之源，主受纳、运化水谷，升清降浊。若饥饱失常、思虑过度或劳倦过度，皆可耗伤脾胃之气，脾失健运，则出现胃脘部胀满、纳呆，胃失和降，则出现胃痛。因此病位在内在里，以脾胃气虚最为常见。湖湘元寸灸疗法以轻补、徐温的余温灸治疗慢性虚证，利用灸条余温接触穴区皮肤而产生温热、清透效应，快速调动机体局部甚至整体血液循环，同时结合药物的温通之性，刺激相应穴位以调和脏腑，从而达到疏通经络、平衡阴阳、扶正祛邪的目的。湖湘元寸灸疗法治疗胃脘疼痛以及其伴随症状效果较好，可有效地缓解胃肠痉挛状态；通过调节肠道功能，增强代谢与血液循环作用，减少渗出消除炎症；通过对自主神经功能的调节促使胃蠕动恢复正常；并可通过神经与神经体液及内分泌功能的调节，增强对胃黏膜细胞的保护与修复作用。

　　本例患者青年女性，以"胃痛、胃胀"为主症，患者或外感寒邪，或内伤情志，或饮食不调，戕伐脾胃，虽经治疗后有缓解，但邪虽去大半而正未全复，脾胃正气已虚。胃主通降，胃气不足则胃通降不及，故出现胃脘胀闷疼痛；浊气不降，气反上逆，故嗳气。脾胃同居中焦，互为表里，胃气不荣则脾气不运，脾胃之气无力推动故大便欲解而不出，脾胃气虚则湿化不及，解则先干后稀；"胃不和则卧不安"故睡眠欠佳。本病属中医学"胃痛"范畴，脾胃为后天之本，虚则气血不荣，故舌淡、苔白、脉沉细为脾胃气虚之体现，结合其舌脉，辨证为"脾胃气虚证"，因此治以健脾和胃，故取穴以足阳明胃经和足太阴脾经为主。取足阳明经合穴足三里，《灵枢·邪气脏腑病形》载"合治内府"，《素问·咳论》亦云"治府者治其合"，《四总穴歌》"肚腹三里留"总括了足三里穴对胃肠腑病的治疗作用，灸之可疏理胃肠气机，通降胃气，凡胃脘疼痛，不论其寒热虚实，皆可用之，其与本经四白相伍匡扶胃气；上巨虚为大肠下合穴，"大肠小肠，皆属于胃，是足阳明也"，此穴主传导，治疗腹泻、便秘等传导失常所导致的病证。梁门穴是胃经在胸腹部的第一道门，约束胃内容物，水谷由此而入胃之下部，承满穴与梁门穴常常在一起使用，是调节中焦水湿的要穴。公孙穴为脾经络穴，与经脉并行，脏腑精气别出皮下，又为八脉交会穴之一，通冲脉，本穴禀太阴湿土之阴精，补中焦脾胃之精气，为血海之源，"冲脉为病，逆气里急"，与内关相配专治心、胸、胃病证。

### 验案 3：慢性泄泻案

王某，男，30 岁，职工。首诊：2018 年 10 月就诊：患者诉大便不成形两年。患者两年前某日因过食西瓜、冰激凌等生冷之物后出现腹痛、水样泻，自服蒙脱石散、黄连素等药物后腹泻、腹痛症状缓解，遂未及时就医行进一步治疗。后每遇饮食过量、食生冷油腻之物后必腹泻。半年前行肠镜检查，示：慢性结肠、直肠炎。现症见：神情，精神可，腹泻 2～4 次/天，粪质清晰，偶有泡沫，无黏液、赤白脓血等，腹痛绵绵，食欲欠佳，食后腹胀，自觉腹中作响，失气多，夜寐尚可，素来手足冰凉，小便可，舌淡胖有齿痕，苔薄白，脉细。

**中医诊断**：泄泻病。**西医诊断**：慢性肠炎。

**辨证**：脾虚湿盛。**治则**：健脾升清，涩肠止泻。

**处方**：湖湘元寸灸疗法。

**取穴**：天枢（双）、气海、关元、足三里（双）、上巨虚（双）、三阴交

（双）。

**操作：**每穴灸 3～5 壮，每日 1 次，10 次为一个疗程。共治 2 个疗程。并嘱患者清淡规律饮食，忌过饥过饱、饮食生冷，避受风寒。

**耳穴贴敷：**取穴肝、肾、心、皮质下、交感。每次一侧耳穴贴敷 3 日后，换对侧耳穴，嘱每日每穴按压 3 次，每次每穴按约 30 秒。10 次为 1 疗程，共 2 个疗程。

**中药：**四君子汤加减。党参 10g，山药 15g，茯苓 10g，炒白术 10g，柴胡 10g，防风 10g，升麻 10g，诃子 10g，石榴皮 10g，赤石脂 10g，炙甘草 6g，干姜 6g，黄连 3g，7 剂，每日 1 剂，水煎服，分温服。

**二诊：**患者大便每日 1 次，性状较前明显好转，肠鸣现象明显减轻，舌淡白、苔薄白。嘱予原方加芡实 10g，继续服用 7 剂。

**三诊：**大便基本成形，每天 1 次，肠鸣正常，考虑其基本恢复正常功能，原方继续服用 7 剂，以巩固疗效。

**按语：**泄泻是以排便次数增多，粪便稀溏，甚至泻出如水样为主症的病症。在本案中，患者以饮食不节、过食生冷之物为主要诱因，大便不成形两年为主诉，伴随腹胀腹痛、肠鸣等症状，又有两年的病程，故中医诊断为泄泻病。

泄者，泄露之意，大便稀溏，时作时止，病势较缓；泻者，倾泻之意。大便如水倾注直下，病势较急。本病病位多在脾胃与大小肠，基本病机是脾胃受损、湿困脾土，肠道功能失司。而脾失健运是关键，同时与肝、肾密切相关。脾主运化，喜燥恶湿；大小肠司泌浊、传导；肝主疏泄，调节脾运；肾主命门之火，暖脾助运，腐熟水谷。本病多因外感邪气、饮食不节所诱发，在本案中，患者过食生冷之品，损伤脾阳，脾阳不生，脾气不运，一方面湿浊内生，湿为阴邪，易困脾阳，《医宗必读》有"无湿不成泻"之说，同时湿邪可夹寒、热、食滞为病；另一方面，脾阳不生，脾气不运，小肠无以分清别浊，大肠无法传化，水反为湿，谷反为滞混合而下，则发生为泄泻。总结而言，泄泻发生的关键病机是"脾虚湿盛"。

本案男性，过食生冷后损伤脾阳，虚寒内生，寒凝气滞则腹痛绵绵、喜温喜按；脾阳虚衰，运化失权，则纳少、腹胀、大便清稀，甚则完谷不化；脾阳亏虚，温煦失职，则可见畏寒肢冷；脾阳不足，水湿不得运化，舌胖大有齿痕；脾阳虚则气血化生无权，不得外充脉道则脉沉细弱。

治疗上利用湖湘元寸灸疗法配合药物温通治疗虚劳性疾病，湖湘元寸灸疗法以余温灸为特色，利用艾灸之后的余温接触皮肤产生透热的效应，通过局部的温热效应，从而改善局部甚至是全身的血液循环，配合耳穴压豆等特色疗法，起温经通脉、驱邪散寒的功效。本病辨证为脾虚湿盛，治疗上以健脾升清，涩肠止泻为法，取穴以足阳明胃经、足太阴脾经、任脉为主。足三里为足阳明经之合穴，"合治内府"，故治疗胃腑、大肠腑之病变；又因足阳明胃经循行经过腹部，取足三里有远治之功；再加之足三里穴为治疗虚损病症的要穴，灸之有温脾益肾、健脾止泻之用。天枢穴为足阳明大肠经之募穴，本穴气血强盛，灸之能够治疗大肠的虚损性病变，是治疗大肠腑疾病的要穴；上巨虚穴为足阳明胃经的穴位，是足阳明大肠经的下合穴，"合治内府"，其亦为治疗大肠疾病的主穴。任脉为"阴脉之海"，总任一身之阴，调节阴经气血运行，而关元穴、气海穴是任脉中的"强壮穴"，起大补元阳、益气固脱之功效，在本案中，患者脾阳虚损日久，久必及肾，脾肾阳虚，气血生化无源，中气下陷，取关元穴、气海穴，能补肾壮阳、温脾止泻。方用四君子汤加减，党参益气健脾，白术益气健脾兼能燥湿利水，茯苓利湿健脾，加用炙甘草共奏益气健脾、复脾胃运化之功。配升麻、柴胡升脾胃之清阳，亦能疏通肝气。防风为脾胃引经药，升阳止泻；山药益气养阴，健脾化湿，加强四君子汤健脾之功。石榴皮、赤石脂、诃子性酸收敛，能涩肠止泻。黄连苦寒，干姜辛热，两药相配，辛苦并进、一寒一热、辛开苦降，恢复中焦气机。二诊时腹泻已明显减轻，遂加上芡实与山药成山芡散，补脾祛湿、益肾固精。

# 第十三章　湖湘小儿推拿

## 一、技术简介

### （一）定义

湖湘小儿推拿起源于明清时期湘西地区，当地刘杰勋医生因精通儿科，擅长运用推拿法治疗小儿疾病而负有盛名，使民间流传的小儿推拿术引入宫廷，继而传承下来，形成了独具特色的湖湘小儿推拿，此项技术属于中医外治法的范畴，是指在中医学理论的指导下，运用手法作用于小儿体表穴位，预防和治疗儿科常见疾病一种治疗方法。

### （二）特点

湖湘小儿推拿是运用各种不同的手法在小儿体表穴位上进行点、线、面的操作，通过疏通经络，活利关节，畅通气血，祛邪扶正，调整脏腑功能，平衡阴阳，增加机体的自然抗病能力，以达到防治疾病目的。

1.五经为主、重视开阖：五经为主是湖湘小儿推拿最明显的特点，也是推治过程中的主体思想，指导着临床的治疗原则及穴位、处方的选择。五经穴为小儿独有穴位，脾经、肝经、心经、肺经、肾经分别位于拇指、食指、中指、无名指、小指螺纹面。湖湘小儿推拿五经穴为必推穴位，根据小儿身体状况虚实补泻调理五经穴，并根据小儿"阴常不足、阳常有余"的特点，确定了小儿五经中脾宜多补、清后亦须加补；肝只清不补；心宜清不宜补，补后需加清；肺可清可补；肾只补不清的操作要领，使小儿五经穴所对应的五脏阴阳趋于平衡以治疗疾病。此外，湖湘小儿推拿重视开阖手法，将开窍与关窍作为小儿推拿常规操作。开窍，包含开天门、推坎宫、揉太阳、掐总筋、分阴阳。关窍，为拿肩井。"一开一关"体现了湖湘小儿推治取穴的特殊性与完整性。

2.十法并用、复式结合：湖湘小儿推拿临床治疗上强调多种技法并用，推拿操作时注意"轻快柔和、平稳着实"，要求手法持久、有力、均匀、柔和、深透。在手法上以推揉为主，拿按为次，兼以摩、运、搓、摇、掐、捏，对手法的要求很高。小儿推法是从成人推法演变而来，属于螺纹推的范畴，根据其操作形式不同，有直推、旋推、分推之别，其中直推法重在祛邪，多为泻法，常用于天门、太阳、五经、三关、六腑等穴位；旋推法重在补虚，多用于虚证，常用于五经中的脾经、肺经、肾经；分推法即分阴阳，重在调和阴阳，常用于坎宫、手部阴阳等穴。推以通之，即开通关窍，疏通经络、祛除邪气、调节脏腑，适宜于小儿各种疾病的治疗。揉法由于所用部位的不同，可分为指揉法、掌根揉法、鱼际揉法，小儿揉法有别于成人，以指揉法运用最多，根据操作形式可分为旋转揉法和往返揉法，揉法轻柔缓和，揉以散之，可宽胸理气，消积导滞、活血散瘀、消肿止痛，可单独使用，也可于掐、按结合，形成复合手法，如揉中加按法，揉按法、掐后加揉法。拿法操作则刚中有柔，刚柔相济，拿以强之，可强心醒神，定惊止搐，发汗解表。按法的特点是按以止之，可止痛、止呕、止咳、止泻，临床常与揉法结合。此外，分部位、按功效形成的"推胸法、推腹法、推背法、运土入水、运水入土、水底捞月、大推天河水、打马过天河"等复式手法有其独特功效和操作规程，非常具有湖湘小儿推拿的特色。

## （三）理论基础

湖湘小儿推拿是以湖湘针推流派理论为基础，主要包括了"五经配伍，经脉脏腑相关，归经施治，推经治脏"的理论，此法将小儿推拿手法施治于体表经络腧穴，从而达到疏通经络，活利关节，畅通气血，祛邪扶正，防治疾病的目的。

1.五经配伍，五行制助：五经相助与相制的治则是根据五行相生与相克的关系而定的，并以此作为推治时取穴的依据，是五行学说在小儿推拿方面的具体运用。湖湘小儿推拿以中医脏腑、经络理论为根基，结合小儿推拿的施术操作，提出了"五经"的疾病分类方法。将疾病按症归属到某一经病，确立主病之脏，利用五行相助与相制的关系，指导五脏（脾病、肝病、心病、肺病、肾病）病症的治疗，并以此为依据确定五经穴的补泻主次用于五脏病虚证和实证，在治疗上做到兼顾标本，主次分明。五经相制的关系是指导推治中主补、主泻或兼治的依据，可指导医者根据这些关系对疾病进行治标或治本，从而达到良好的推拿治疗效果。如肺病虚证，主补肺，次补脾，再补肾，稍清心，即主补本脏，次补母脏（脾助肺），再补子脏（肺助肾），稍清克己之脏（心制肺）。此为"补三抑一法"，主要用于五脏病的虚证治疗，补法主次则以本脏为主，重在固本；以母脏为辅，子脏配合，意在治标；泻法为克己之脏，旨在预防克制太过。五脏病的虚证以补法为主，而实证则以泻法为主。五脏病证补泻中虽然五经属五脏，五脏病症可用推五经方法治疗，但由于五脏各有其生理特性，故运用五经制助法则对五脏病症进行补或泻时，必须考虑五经的各自生理特性，以防造成差错。如脾经宜补不宜清，如用清法后，要加补法，以防损伤脾胃。"肾为先天之本"，故肾经宜补不宜清，若要清，用清后溪穴代之。肝经只宜用清法，用补法须注意妄动肝风。心经宜用清法，不宜用补法，若用补法需补后加清法。

2. 辨证论治、归经施治：辨证论治是中医的灵魂，是中医治疗疾病的前提和依据，湖湘小儿推拿作为中医的一种外治方法，辨证施治同样是其基本原则。辨证是取穴的基础，只有准确地辨证，才能选取恰当的穴位及手法等，从而收到良好的治疗效果。小儿推拿主要以八纲辨证和脏腑辨证为主，临床通过对四诊所取得的资料进行综合分析，进而用阴、阳、表、里、寒、热、虚、实八类证候归纳说明病变的部位、性质及疾病过程中邪正盛衰等情况的一种辨证方法。归经施治是湖湘小儿推拿的临床诊疗的重要特色，即是在临床上将一系列疾病的症状归到五经中某经脉上（腑病也可据脏腑表里关系进行归经），通过辨证归经抓住主病之脏即抓住了主要矛盾，据此确定治疗中五经的主次关系，再采取恰当的穴位、推拿手法及清补原则进行治疗。如小儿常见的各类症状归经如下：咳嗽、痰鸣、发热等归肺经；心悸、高热昏迷、弄舌等归心经；抽搐、烦躁归肝经；腹泻、腹痛、呕吐、便秘等归脾经；盗汗、遗尿等归肾经。

## 二、适用范围

小儿推拿的治病范围比较广泛，涉及小儿各系统病症，同时又有预防保健的作用：

1. 常见病症：小儿感冒、发热、咳嗽、鼻炎、哮喘、厌食、呕吐、疳积、泄泻、便秘、腹痛、营养不良、夜啼、惊风、近视、遗尿、癃闭等，推拿有较好的治疗效果。

2. 疑难病症：小儿脑性瘫痪、小儿发育指标延迟、小儿肌性斜颈、小儿麻痹症等也可用推拿治疗，但最好结合其他疗法和康复训练。

3. 预防保健：小儿体质虚弱常施以推拿还能起到保健防病的作用。如按揉足三里、摩腹、捏脊，可以增强食欲，促进消化，强壮体质，达到防病保健功效。

## 三、技术操作

### （一）施术前准备

1. 环境：卫生要求应符合《医院消毒卫生标准》（GB15982—2012）的规定，保持环境安静，清洁卫生，避免污染，温度适宜。

2. 介质选择：小儿肌肤娇嫩，推拿时，为了减少对皮肤的摩擦损伤，或者借助某些药物的辅助作用可在施术部位的皮肤上涂抹液体、膏剂或粉末，统称推拿介质，目前小儿推拿临床运用的介质种类颇多，如滑石粉、乙醇、姜汁等。

3. 穴位定位：符合《经穴名称与定位》（GB/T12346—2021）。（注：具体疾病选穴可根据临床具体情况选取）

4. 体位选择：根据推拿操作的部位，选择患儿舒适、医者便于操作的治疗体位。常用体位：坐位、仰卧位、俯卧位。

5.消毒：施术者双手应用肥皂或洗手液清洗干净，再用速干手消毒剂消毒。

## （二）施术方式

1.常例开窍：开天门、推坎宫、推太阳、按总筋、分阴阳。

2.五经推治：辨病辨证后在脾经、肝经、心经、肺经、肾经施以旋推（补法）或直推（泻法）操作。

3.对症取穴：根据患儿病症选取相应的治疗效果的穴位，施以合适的推拿治疗手法，如外感咳嗽，可揉外劳宫、推三关、推胸法、推背法、捏脊等。

4.常例关窍：拿肩井。

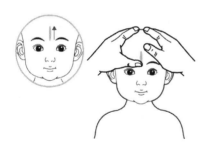

图 13-1　常例开窍——开天门

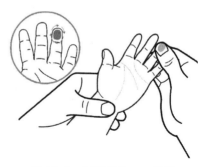

图 13-2　五经推治——补肺

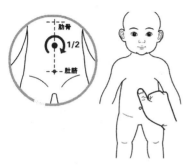

图 13-3　对症取穴——揉中脘

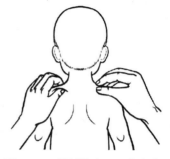

图 13-4　常例关窍——拿肩井

## （三）施术后处理

推拿操作后患儿注意避风，以免复遭外邪侵袭，加重病情，尤其是推拿发汗后，更应注意。

## 四、注意事项

1. 施术诊室应保持一定温度，不宜过热过凉，空气宜流通。

2. 施术者修剪指甲，注重手卫生，双手不可过凉，态度和蔼。

3. 施术过程中患儿体位既要坐卧舒适，又要便于施术者准确操作。

4. 推拿操作手法宜轻而柔和，不能过分用力。

5. 推拿操作时使用介质要因病适宜，既能润滑皮肤，防止皮肤破损，其药理作用又有助于增强疗效。

6. 推拿操作后患儿注意避风，以免复遭外邪侵袭，加重病情，尤其是推拿发汗后，更应注意。

7. 推拿操作宜每日 1 次，必要时可每日 2 ～ 3 次。

**附录 1：常用小儿推拿穴位手法的功能及归类**

1. 退热的穴位与手法：揉太阳，掐内劳，清脾经，清心经，清肺经，掐运小天心，揉外劳，推三关（表），退六腑（里），水底捞月，打马过河，大推天河水，揉肺俞，推脊柱，按涌泉。

2. 止咳化痰的穴位与手法：按揉膻中，揉天突，揉乳旁，揉乳根，补脾经，清肺经，补肾经，揉肺俞，按揉丰隆。

3. 止腹痛的穴位与手法：清脾经或补脾经，清肝经，揉一窝风，揉外劳，掐四横纹，揉中脘，揉肚脐，揉丹田，揉按足三里。

4. 止呕吐的穴位和手法：清脾经或补脾经，清肝经，揉膻中，揉中脘，按足三里，板门，揉按涌泉，推天柱骨。

5. 止腹泻的穴位与手法：清脾经或补脾经，推大肠，揉中脘，揉肚脐，揉龟尾，推七节，板门，按揉足三里，揉涌泉。

6.镇惊安神，止抽搐的穴部与手法：按百会、印堂，掐人中，掐承浆，掐小天心，掐中冲，掐老龙，拿肩井，掐大敦，按委中。

**附录2：小儿推拿常用介质与作用**

1.滑石粉：医用滑石粉，可润滑皮肤，适用于多种病症，是小儿推拿临床操作中最常用的介质。

2.爽生粉：市售爽生粉，有润滑皮肤吸水的作用，质量较好的爽身粉可代替滑石粉应用。

3.乙醇：20%～30%的乙醇，可清热消暑，润滑皮肤，一般在夏季使用，对小儿外感发热能起到退热的辅助疗效。

4.姜汁：将生姜捣碎取汁，或将生姜片用75%的乙醇浸泡，可散寒止痛，温中止呕，温润皮肤，常用于冬春季及小儿虚寒证。

5.薄荷水：取5%薄荷脑5g，浸入75%乙醇100mg内进行配制。可清凉解表，清利头目，润滑皮肤，常用于软组织损伤，用按揉法、擦法可加强透热效果。

6.凉水：食用洁净凉水，可清凉肌肤和退热，一般用于热证。

7.麻油：食用麻油、运用擦法时可涂上少许麻油，可增强手法透热作用，提高疗效。

# 五、临床验案

## 验案1：感冒案

彭某，男，2岁半，2021年5月10日初诊。主诉：发热恶寒1天。患儿母亲诉患儿昨日午睡时踢被子受凉，夜间开始出现发热恶寒，体温波动在37.8～38.3℃，打喷嚏、流清涕，鼻塞不通，阵发性咳嗽，无呕吐腹泻，纳食欠佳，夜寐欠安，大便未解，小便可。查体：体温38.5℃，咽稍红，双侧扁桃体无肿大，心率120次/分，双肺呼吸音清，未闻及干湿啰音，腹软，无压痛及反跳痛，肝脾肋下未扪及。舌淡苔薄白，脉浮紧，指纹鲜红隐于风关。

**诊断**：感冒。**辨证**：外感风寒。**治则**：疏风散寒、解表清热。

**处方**：湖湘小儿推拿治疗。

**取穴**：天门、坎宫、太阳、总筋、阴阳、肺经、脾经、肝经、肺经、肾经、二扇门、外劳宫、一窝风、合谷、三关、风池、肺俞、膻中、风门、迎香、肩井等。

**操作**：①常例开窍：开天门、推坎宫、推太阳、掐总筋、分阴阳各24次；②五经推治：清肺经300次、清脾经250次，清肝经200次，清心经100次，补肾经150次；③对症取穴：掐二扇门、按揉外劳宫、按揉一窝风各30次，拿合谷30次，推上三关90次，推六腑30次。拿风池30次；④常例关窍：拿肩井3次。

每天推拿1次,5次为1个疗程。经推治1次汗出热退，嘱患儿多喝温水。

**5月11日二诊**：凌晨1：30发热，测体温37.9℃，予以温水擦浴，患儿后半夜安睡。

**5月12日三诊**：无发热恶寒，流清涕，偶有咳嗽，按上法加揉迎香、肺俞、膻中继续推拿2次，感冒痊愈。

**按语**：感冒是儿科常见疾病之一，患儿受凉后出现发热恶寒、咳嗽流涕等症状，结合舌脉指纹辨证为外感风寒。推拿取穴中除了常例开关窍，五经推治中以清肺经为主以宣肺疏风以散寒气。推三关发汗解表，疏风散寒，配六腑以防发散太过，又能清热。掐二扇门、按揉外劳宫、一窝风、合谷、风池以加强发汗解表，散风寒之邪。感冒期间需要加强护理，清淡饮食，衣物舒适，避免复感风邪。病后注意营养，以免气血津液亏损。注意观察患儿神志、精神状态及体温变化，若高热不退，可每日推拿2～3次，必要时可予以中西医综合治疗。

### 验案2：呕吐案

肖某，女，3岁，2021年7月16日初诊。主诉：腹痛，呕吐1天。患儿母亲诉患儿昨日下午食用西瓜、酸奶、葡萄、牛肉，当晚出现腹痛腹胀，呕吐两次，呕吐物为胃内食物残渣，酸臭，患儿烦躁哭闹，大便未解，夜寐不安。体温：36.7℃，咽不红，双侧扁桃体不大，心率 112 次 / 分，律齐，无杂音，腹部膨隆胀满，疼痛拒按，舌红苔黄腻，指纹紫滞隐于风关。

**诊断**：呕吐。**辨证**：饮食积滞。**治则**：消食导滞，和胃止呕。

**处方**：湖湘小儿推拿治疗。

**取穴**：天门、坎宫、太阳、总筋、阴阳、肺经、肝经、心经、脾经、肾经、大肠、板门、四缝、天柱、神阙、中脘、天枢、足三里、脊、七节骨、肩井等。

**操作**：①常例开窍：开天门、推坎宫、推太阳、掐总筋、分阴阳各 24 次；②五经推治：清脾经 300 次、补脾经 100 次，清肝经 200 次，清心经 150 次，补肺经 200 次，补肾经 200 次；③对症取穴：清大肠 150 次，按揉板门 100 次，推天柱 50 次，按揉中脘（消导法）100 次，按揉神阙、天枢、足三里各 100 次，推下七节 50 次。④常例关窍：拿肩井 3 次。

每天推拿 1 次，经推治 1 次，腹胀消，呕吐止。

**7 月 17 日二诊**：无腹胀腹痛，无呕吐，食欲差。第二次推治补脾经 300 次，中脘用补中法，减去清脾经、大肠、七节骨、天柱，加掐四横纹，捏脊，其他同前。

经推治 3 次痊愈。

**按语**：患儿乳食不节，积滞于中，导致脾胃升降失司，胃气上逆发生呕吐，治疗以消食导滞，和胃止呕为法。推拿取穴常例开关窍，五经中先清脾经之热，后补脾防清之太过，清肝经、心经以防肝旺火动；清大肠经、中脘消导法以通腹消积导滞，推天柱、板门降逆止呕，按揉神阙、天枢、足三里以助脾胃运化，推下七节以通便。患儿呕吐止住后，纳食不佳，推拿则加掐四横纹和捏脊以理气导滞，调理脏腑功能。患儿呕吐期间应加强护理，避免呕吐物吸入，防止继发吸入性肺炎等呼吸道病变。反复呕吐又可导致脱水，酸中毒等，必要时应配合其他中西医综合治疗。病愈仍需节制饮食，冷热适度，避免感受外邪，风寒入胃。

### 验案 3：夜啼案

程某，女，5月，2021 年 8 月 9 日初诊。主诉：夜寐不宁，啼哭不安 4 个月。患儿母亲诉患儿出生满月时，在奶奶家的附近遇到一只大黄狗突然狂吠，当时小儿惊哭不止，从此每当夜晚难以哄睡，睡着容易惊醒，醒后啼哭不止，呈恐惧状，需紧抱安抚很久才能入睡，且喜抱睡，经多方面中西药及迷信等治疗均不见效。查体：面色偏白，巩膜蓝，山根青，心肺（－），腹软无压痛，其他未见明显异常。舌淡苔薄白，指纹色清显于风关。

**诊断**：夜啼。**辨证**：惊恐伤神。**治则**：疏肝宁心，镇惊安神。

**处方**：湖湘小儿推拿治疗。

**取穴**：天门、坎宫、太阳、总筋、阴阳、肺经、肝经、心经、脾经、肾经、印堂、小天心、精宁、百会、心俞、肝俞，肩井等。

**操作**：①常例开窍：开天门、推坎宫、推太阳、掐总筋、分阴阳各 24 次；②五经推治：补脾经 200 次、清肝经 300 次，清心经 200 次，补肺经 100 次，补肾经 150 次；③对症取穴：掐揉小天心 50 次，按揉印堂、精宁、百会各 100 次，按揉心俞、肝俞各 100 次；④常例关窍：拿肩井 3 次。

经上法治疗 5 次痊愈。随访 1 个月，未见复发。

**按语**：本病常见于婴幼儿，患儿暴受惊恐，恐则伤神，惊惕不安，梦中啼哭。推拿治疗常例开关窍，五经中重清心、肝两经以疏肝宁心，补脾、肺、肾经以健脾益气补阴，以防心火肝风妄动耗阴伤气。配小天心、印堂、精宁、百会以镇静安神，按揉心俞、肝俞以调理心肝气机。患儿带养时需保持室内安静，调节室温，避免受惊，可伴轻柔缓和音乐哄睡。晚间啼哭原因甚多，需明确病因，去除原因，则啼哭自止。对于脾寒夜啼者要保暖，心热夜啼者勿过暖。伤乳、伤食者，喂奶必须定时定量，且乳母慎食辛辣厚味不易消化之食物。

### 验案 4：遗尿案

张某，男，7岁，2021 年 10 月 15 日初诊。主诉：反复夜间尿床 4 年余。

患儿家长诉患儿长期以来每周均尿床 3 次左右，睡中遗尿，醒后方觉，平时小便清长，四肢欠温，面色㿠白，神疲乏力，经多家医院治疗，检查未见明显异常，中西药均无显效，近月尿床频发，每晚遗尿 1 ~ 2 次，遂来我门诊推治。面色不华，舌质淡，脉沉细，指纹淡红显于风关。

**诊断：**遗尿。**辨证：**肾阳不足。**治则：**温阳补肾、固摄缩泉。

**取穴：**天门、坎宫、太阳、总筋、阴阳、肺经、肝经、心经、脾经、肾经、外劳宫、二马、神阙、丹田、肾俞等。

**处方：**①常例开窍：开天门、推坎宫、推太阳、掐总筋、分阴阳各 24 次；②五经推治：补脾经 400 次，清肝经 200 次，补肺经 200 次，补肾经 500 次；③对症取穴：揉外劳宫、二马各 200 次，按揉神阙 400 次，按揉丹田 400 次，再从丹田穴向上直推至脐 200 次，按揉肾俞各 300 次，④常例关窍：按肩井 5 次。

每日推拿 1 次，连续推拿 5 次后尿床次数减少；之后隔日推拿 1 次，巩固治疗 5 次后病愈，随访 1 月未见复发。

**按语：**遗尿的发生主要与肾和膀胱直接相关，肾气不足，下元虚寒导致气化失常，膀胱不约而遗尿。肾阳不足，命门火衰则小便清长，四肢欠温，面色㿠白，神疲乏力，推拿治疗五经中重补肾、脾、肺经以益气培元固涩，清肝经抑木防伤脾。揉外劳宫、二马、神阙、丹田温阳化气以固涩小便，配合按揉肾俞以补肾培元。患儿家长需要耐心教育，缓解患儿紧张、害羞的情绪。每日晚饭后注意控制饮水量。临睡前提醒患儿起床排尿，睡后按时唤醒排尿 1 ~ 2 次，从而逐渐养成能自行排尿的好习惯。白天不宜过度游玩，以免疲劳贪睡。

# 第十四章　湖湘慈利哮喘化脓灸疗法

## 一、技术简介

湖湘慈利哮喘化脓灸疗法是将艾绒加入中草药制作成艾炷，直接放在穴位上施灸，灸治后贴敷中药熬制的化脓灸药膏封闭穴位，使伤口产生无菌性化脓反应的一种特色灸法。属于直接灸法，化脓灸也就是古法灸，又称瘢痕灸。

### （一）特点

湖湘慈利哮喘化脓灸疗法是将上品陈艾加入30余味中草药配成艾炷，放于体表穴位灸治，贴敷中药熬制的化脓灸药膏封闭穴位，使伤口无菌性化脓（化脓灸贴敷在灸治穴位既能治疗疾病，后期又能促进穴位愈合，减少瘢痕），同时辅助服用中成药哮喘平（补肾、补肺、固本）、哮喘灵（平喘化痰、止咳），通过上述过程标本兼治，达到治愈哮喘病效果。

1.注重灸材、强调灸术：慈利哮喘化脓灸疗法不同于传统的纯艾绒艾炷化脓灸，它的灸材主要由上等陈艾加入麻黄、桂枝、半夏、乌药、麝香等30余味温经祛痰平喘的中草药共研末配制而成，做成的药艾炷对风寒外扰、寒痰阻塞引起的哮喘疗效更佳。治疗时根据患者体质、伴随症状，以天突、定喘、膻中、肺俞、足三里、脾俞、膏肓、肾俞等穴组成常用处方，并加以辨证配穴。灸治分3个疗程进行，每穴灸治5壮到9壮，局部麻醉后施灸，以达到灸穴发红、起疱为宜。

2.灸药同治、兼顾护理：施灸结束后将烘烤过的化脓灸药膏平贴敷于穴位上，防止感染的同时不影响化脓。化脓灸膏药主要由地龙、白芷、赤芍等组成，既可加强止咳平喘之功，又能促进穴位愈合，减少瘢痕。此外，可根据患者证型辅助服用特制中成药哮喘平（补肾、补肺、固本）、哮喘灵（平喘化痰、止咳），以达到标本兼治的效果。穴位贴敷后嘱患者保持灸穴干燥、清洁，隔日换药，加强营养，宜高蛋白食物，促进灸穴充分化脓，忌乙醇消毒，避免灸疮过早愈合，影响疗效。

## （二）理论基础

湖湘慈利哮喘化脓灸疗法以中医针灸学理论为基础，主要应用灸法中化脓灸的操作方法，并在艾绒中加入有温经祛痰平喘之功的中药从而制成药艾炷，辨证取穴施灸后予以敷贴及服用中成药，同时结合中药与化脓灸的作用，从而达到宣肺散寒、豁痰平喘、固本培元等治疗效果，穴位、化脓灸、中药三者的联合运用不仅提高了哮喘病临床疗效，而且使化脓灸疗法也适用于大部分肺系疾病当中。

1. 以灸法为基础：化脓灸的历史十分悠久，早在两千年前就已经被民间广泛运用。作为灸法的一种，它和针刺一起占了《黄帝内经》三分之二的篇幅，可见它在传统中医中的重要地位。《医学入门·针灸》记载"凡药之不及，针之不到，必须灸之"，《扁鹊心书》的保命之法"灼艾第一，丹药第二，附子第三"。唐代孙思邈《备急千金要方》记载"炷令平整着肉，火势乃至病所也""若要安，三里常不干"。宋代张杲《医说》曰："若要安，三里灸莫干。"清代吴亦鼎《神灸经纶》也有"取艾辛香作炷，能通十二经，入三阴，以治百病，效如反掌"之说。化脓灸的作用机理是艾炷在体表的穴位进行烧灼过程中，借助艾叶的温和热力及药物作用，通过经络传导，起到调整阴阳的作用，使机体达到"阴平阳秘"的状态。根据现代医学理论，则有学者认为艾灸的作用机理是由燃艾时所产生的物理因子和化学因子，作用于腧穴感受装置与外周神经传入途径，刺激信号传入中枢，经过整合作用传出信号，调控机体神经、内分泌、免疫网络系统、循环系统等，从而调整机体的内环境，以达到防病治病的功效。

2. 哮喘病的中医理论：中医认为支气管哮喘，主要病因为痰邪内蓄，其病变在于肺、脾、肾三脏气机的失调。"脾为生痰之源，肺为储痰之器"，脾主运化水湿的功能障碍，水湿内停，聚而成痰，痰结于肺，当受到风寒、暑、湿、饮食及精神因素等刺激，引起肺的肃降失调，则痰随气升，气因痰阻，相互搏结阻塞气道，升降不利，而致呼吸困难，气喘急促，痰气相激，产生哮鸣声音。《症因脉治》说："哮病之因，痰饮皆伏，结成窠臼，潜伏于内，偶有七情之犯，饮食之伤或外有时令之风寒束其肌表则哮喘之症作矣。"《临证指南》说："宿哮沉痼起病由寒入肺愈内入肺系，宿邪阻气阻痰。"

3. 辨证选穴依据：由于支气管哮喘起因多为寒邪侵袭，关系肺、脾、肾三脏，所以治疗所取腧穴多属督脉、任脉、足太阳、足阳明经脉。这些腧穴都有主治肺脏疾病的功能。督脉总督一身之阳经，为阳脉之海，故取大椎穴、灵台穴以疏通督脉，督脉通调则诸阳经经气亦可和利，诸阳温通增加抗病力量；任脉总任周身之阴经，为阴经之海，取天突穴则利咽喉而调肺系，膻中穴会一身之气，任脉畅行则诸阴经经气亦可调顺，阴阳经气平衡。取足太阳经之风门穴、肺俞穴以疏通经气、宣通肺气，因肺主皮毛，足太阳主一身之表，使邪从表解，以达到散风寒解表邪的目的。至于备用穴，是根据虚实寒热而辨证选用，天突穴、丰隆穴顺气化痰，列缺穴清肺降火，中脘穴为胃之募穴，膻中穴为气会，临床并用可顺气和胃，并化痰浊；膏肓穴有温调肺气的作用，虚喘多由肾气虚耗，真气不纳，故取肾俞穴；关元穴大补肾脏元气，气海穴摄纳以引气纳元；足三里穴培中土而扶中气；水分穴以利水；脾俞穴以健运脾脏，加强散布水精的功能。通过艾灸，温通经络、祛除寒邪，使脏腑功能活动从紊乱状态逐步向正常恢复，经络宣畅则病愈。

4. 灸药结合的作用：药艾炷、化脓灸敷贴及口服中成药大多由温散之品组成，如麻黄、桂枝、雄黄、川乌，其性辛散轻扬，可祛风散寒、温肺化饮，以及法夏、牙皂等化痰药又兼具止咳平喘之功。通过外治与内服的灸药结合疗法，极大提高了特色化脓灸专治肺系哮喘病的疗效。

## 二、适用范围

慈利哮喘化脓灸疗法可以广泛用于内科肺系疾病，尤其对哮病、喘病、咳嗽、肺胀、肺痿、新型冠状病毒感染（康复期）、原发性支气管肺癌（辅助治疗）等。

## 三、技术操作

### （一）施术前准备

1. 药艾炷制作：上等陈艾绒 500g，麻黄、桂枝、肉桂、独活、羌活、乳没、细辛、干姜、丁香、白芷、川椒、广香、苍术、防风、半夏曲各 15g，硫黄 30g，苏子、牙皂、乌药、广皮、山奈、甘草、川乌、草乌、石菖蒲、炮穿山甲各 9g，麝香 1g。将以上诸药共研细和艾绒拌匀，瓶盛备用。施治时以手捏成直径 0.6 ～ 0.8cm，高 1 ～ 1.2cm 较紧而圆的锥体，备齐灸治穴位所需壮数的艾炷。

2. 辅助工具：打火机或火柴、线香等点火工具；治疗盘、弯盘、镊子、消毒棉签、消毒棉球、消毒镊子、一次性注射器等辅助用具（具体根据临床操作需求准备）。

3. 穴位定位：符合《经穴名称与定位》（GB/T12346—2021）的规定。（注：具体疾病选穴可根据临床具体情况选取）

4. 体位选择：根据艾灸的部位，选择患者舒适、医者便于操作的治疗体位。常用体位：仰卧位、侧卧位、俯卧位、俯伏坐位、侧伏坐位。

5. 环境：卫生要求应符合《医院消毒卫生标准》（GB15982—2012）的规定，保持环境安静，清洁卫生，避免污染，温度适宜。

6. 消毒：①部位消毒：施灸前应该对受术者施灸部位进行消毒，灸区消毒可用 0.5% ～ 1% 碘伏的棉球在灸区部位由中心向外做环行擦拭消毒。②术者消毒：施术者双手应用肥皂或洗手液清洗干净，再用速干手消毒剂消毒。

7. 局部麻醉：使用 2% 利多卡因或 1% 普鲁卡因，以每穴 0.5 ～ 1mL 进行局部麻醉，皮丘直径约 1.5cm。

### （二）施术方式

先用大蒜汁涂拭在已经局麻的穴位上，将制作好备用的艾炷放在施灸部位，自艾炷顶端点燃，以燃尽自熄为1壮。艾炷燃烧至施灸部位皮肤潮红、起疱为宜，燃尽即移去，更换另一艾炷续灸，如此反复直至灸足所需的壮数。1壮艾炷燃烧时间为2～3分钟，与艾炷重量、艾炷大小、艾炷制作松紧度和室内排烟设施等相关。

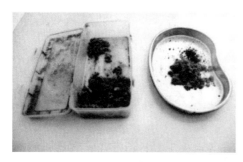

图 14-1　制备药粉

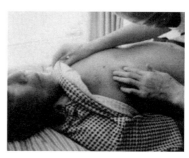

图 14-2　取穴定位

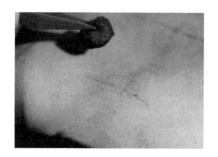

图 14-3　穴位消毒

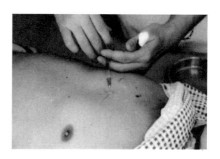

图 14-4　局部麻醉

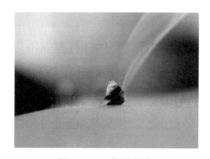

图 14-5　艾炷施灸

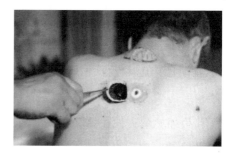

图 14-6　灸后敷贴

## （三）施术后处理

1.灸后化脓敷贴：施灸后，用消毒干棉球擦净灸穴遗留物，然后用消毒湿棉球消毒灸穴。将化脓灸膏药置于烤灯下 20 ～ 30cm 烘烤，温度在 38 ～ 40℃（膏药刚能撕开，未见小气泡冒起），再将膏药贴于穴位处，必要时可用创可贴加固，以防松脱。

2. 灸穴换药：换药时先暴露灸穴，用镊子去除药膏，动作要轻柔，以免患者疼痛、灸穴出血。再用消毒药水消毒灸穴，需从灸穴中点向外，以防感染，并清除灸穴脓液和周围残存的药膏。然后用消毒棉球擦净周围皮肤，亦是从灸穴中心向外的顺序。最后是烘烤药膏，烘烤程度为药膏变软，无药膏溢出，烘烤过度会导致敷贴不紧，影响化脓及治疗效果。敷贴药膏需平整牢固，必要时可用创可贴加固。

## 四、注意事项

1. 换药室保持清洁、安静、光线充足、温度适宜，定期进行通风和空气消毒。换药用的持物钳、棉球，须经高压蒸汽灭菌方可使用。

2. 穴位贴敷前做好解释工作及宣教，消除患者紧张恐惧心理，保持良好的心态，充分相信医师，多和医师沟通交流。勿过度紧张，避免激动情绪，保持愉悦心情，防止七情内伤诱发疾病。

3. 穴位贴敷期间，保持皮肤清洁，宜穿宽松衣服，应穿两节式便装较为方便，不要穿连衣裙和裤袜。忌盆浴，防止引发穴周感染，可带膏药淋浴、温水毛巾擦浴，浴后立即换药。贴敷膏药处感觉瘙痒的，禁用手挠抓，防止皮肤破损感染，可隔衣物用按摩锤或用手掌轻拍灸穴处。生活规律，起居有常，注意休息，保证充足睡眠，防寒保暖，适当体育锻炼以增强体质。

4. 穴位贴敷于灸穴后第三天开始换药，同时配合口服药哮喘平片，哮喘灵片。严格执行操作程序，正确运用穴位贴敷方法，如灸穴处皮肤微红、少许出血属正常现象。少许出血时，可压迫止血，如未及时止血，报告值班医师，及时处理。

5. 灸穴处穴位贴敷禁用乙醇消毒，因为乙醇能促进伤口愈合，不能化脓，影响灸治效果。

6.加强营养，宜食清淡、高蛋白、丰富维生素的易消化食物，多食植物蛋白丰富的食物（如黄豆及豆制品），补充一定的动物蛋白（如鸡、鸭、鱼、蛋、牛奶、猪蹄等）促进灸穴充分化脓，多饮水，多吃水果，避免生冷、硬、油炸食物。禁食自己过敏的食物（如海鲜、虾、螃蟹、生姜等），少食牛肉、羊肉等以免生痰，戒烟酒，饮食要平衡。

## 五、临床验案

### 验案1：哮喘案

吴某，男，13岁，2021年4月5日初诊。主诉：反复咳喘10余年，复发加重3天。患儿家长诉患儿自幼罹患哮喘，发作时呼吸急促，喉间哮鸣，张口抬肩，不能平卧，咳痰不爽，多次门诊或住院治疗，经治疗症状可缓解，但未能根治，每逢天冷、感冒后症状复发加重，近年来发作频繁，甚至持续发作，夏天亦有发作，秋冬天气转凉则病情加剧。平素体质较差，易患感冒，形体瘦弱，神疲乏力，身材矮小，怕冷，手脚欠温。3天前受凉后出现咳嗽有痰，胸闷气急，喉间哮鸣，张口抬肩，纳食欠佳，夜寐欠安，大便溏，小便可。舌淡红，边有齿痕，苔白腻，脉滑。查体：体温36.9℃，双肺呼吸音粗，可闻及哮鸣音，心律93次/分，律齐，无杂音，腹软无压痛及反跳痛，肝脾肋下未扪及。

**中医诊断**：喘证。**西医诊断**：支气管哮喘。

**辨证**：寒喘。**治则**：温肺散寒，化痰平喘（发作期）；补肺健脾益肾，固本纳气平喘（缓解期）。

**取穴**：大椎、肺俞、风门、膻中、灵台、丰隆（发作期）；关元、气海、肾俞、脾俞、足三里（缓解期）。

**处方**：发作期予以慈利哮喘化脓灸配合哮喘灵治疗，缓解期则配合哮喘平治疗。

**操作：**先用大蒜汁涂拭局麻的大椎、肺俞、风门、膻中、灵台、丰隆等穴位处，将制作好备用的艾炷放在施灸部位，自艾炷顶端点燃艾炷。艾炷燃烧至施灸部位皮肤潮红、起疱为宜，燃尽即移去艾炷，更换另一艾炷续灸，以燃尽自熄为 1 壮，如此反复直至灸足 9 壮。灸后，施灸部位用消毒干棉球擦净，然后用消毒湿棉球消毒。再将烘烤过的化脓灸膏药贴于穴位处，并用创可贴加固，以防松脱。

灸后第二日患儿症状明显缓解，灸后第五日痊愈。

待患儿急性期发作症状痊愈后，缓解期于 2021 年 8 月 11 日再次行慈利哮喘化脓灸，选取关元、气海、肾俞、脾俞、足三里等穴，将艾炷置于穴位处，燃烧艾炷至施灸部位皮肤潮红、起疱为宜，燃尽即移去艾炷，更换另一艾炷续灸，以燃尽自熄为 1 壮，如此反复直至灸足 9 壮。灸后处理化脓部位，防止感染。随访至今患儿哮喘未再次发病，且食欲较前改善，体质改善增强。

**按语：**哮喘的主因是痰饮（所谓宿根），诱因是外感、七情等因素。即当外邪侵袭或内在因素刺激人体后，与体内的痰饮相互搏结，阻塞肺气，使肺气上逆而产生哮喘。这就是外邪引动内邪，也即外因引动内因而发病。中医认为肺为气之主，肾为气之根。当哮喘病发作时，肺不能主气，肾虚不能纳气，则气逆于上，而发于喘急。脾为生化之源，脾虚则生痰，痰阻气道，故见喘咳、气短。因此，哮喘病是肺、脾、肾三虚之症。对于急性发作期患者以温肺散寒，化痰平喘为治法，重在祛邪，取穴肺俞与膻中相配，是背俞与八会穴相配，膻中是八会穴中气会穴，《医学入门》载："膻中主哮喘。"《针灸甲乙经》载："喘逆上气，唾咳短气不得息，口不能言，膻中主之。"缓解期则以扶正为主，治以补肺健脾益肾，固本纳气平喘。本例患儿急性期和发作期选取不同的穴位施以慈利哮喘化脓灸，急性期平喘，缓解期固本，疗效较好，随访至今未见发作。

### 验案 2：咳嗽案

肖某，男，56 岁，2020 年 11 月 22 日初诊。主诉：反复咳嗽 40 余年。

患者诉其自幼体弱易感，每感必咳，咳嗽有痰，痰中带血，其间多次求医，予以中西药口服治疗后症状仍反反复复，迁延至今。今年11月初感冒后出现咳嗽，感冒愈合后咳嗽好转，因饮食未忌口辛辣油炸引咳嗽复发加重，晨起夜间明显，咽痒咳嗽，咳痰不爽，痰中带有血丝，于当地医院就诊，考虑诊断为支气管扩张并咯血，建议手术治疗。患者惧怕手术，前来求诊。症见：咳嗽咽痒，咳痰不爽，痰中带血，胸闷气急，纳食欠佳，夜寐欠安，大小便可。舌红，苔黄腻，脉细数。查体：体温36.9℃，双肺呼吸音粗，未闻及干湿啰音，心率89次/分，律齐，无杂音，腹软无压痛及反跳痛，肝脾肋下未扪及。

**中医诊断**：咳嗽。**西医诊断**：支气管扩张。

**辨证**：痰热郁肺。**治则**：清热化痰，肃肺止咳。

**取穴**：大椎、肺俞、风门、天突、足三里、丰隆、列缺。

**处方**：慈利哮喘化脓灸。

**操作**：先用大蒜汁涂拭局麻的穴位上，将制作好备用的艾炷放在施灸部位，自艾炷顶端点燃艾炷。艾炷燃烧至施灸部位皮肤潮红、起疱为宜，燃尽即移去艾炷，更换另一艾炷续灸，以燃尽自熄为一壮，如此反复直至灸足9壮（天突灸3壮），灸后，施灸部位用消毒干棉球擦净，然后用消毒湿棉球消毒。再将烘烤过的化脓灸膏药贴于穴位处，并用创可贴加固，以防松脱。

灸后1周患者诸症消失，此后2021年7月、2022年1月各行灸1次，咳嗽咯血至今仅发作1次，症状较前减轻，且愈合较快。

**按语**：咳嗽本身是常见的一种呼吸系统疾病，人体保护性呼吸产生的一种反射动作，主要是通过咳嗽清除呼吸道内的分泌物。但是对于慢性咳嗽患者，长期反复咳嗽将引起人体的气道反应，尤其是肺结核患者，更加不利于病情恢复，甚至加重病情。患者长期慢性咳嗽会引起咳嗽反复、咯血，甚至咽喉肿痛，影响正常工作和睡眠。慈利哮喘化脓灸治疗选取督脉之大椎、任脉之天突穴以通调阴阳，且天突穴则利咽喉而调肺系，取足太阳经脉之风门穴、肺俞穴以疏通足太阳经气和宣通肺气，因肺主皮毛，足太阳主一身之表，使邪从表解，以达到散风寒解表邪的目的。天突穴、丰隆穴顺气化痰，列缺穴清肺降火，足三里穴培中土而扶中气，经治疗患者咳嗽咯血发作次数减少，症状减轻，疗效较好。

### 验案3：哮喘案

邓某，女，29岁，2021年12月3日初诊。主诉：反复咳嗽气喘20余年。患者素有过敏性哮喘病史，经多家医院多次治疗，疗效不显。患者哮喘多发于春、冬两季，睡前或夜间明显，发作时咳嗽气急、胸闷气促，咳痰不爽，两肺哮鸣音满布。现症：偶有咳嗽，面白神疲，气短乏力，容易疲劳，四肢欠温，腰膝酸软，小便清长，大便不成形。舌淡红，苔白稍腻，脉细滑。查体：体温36.7℃，双肺呼吸音稍粗，未闻及干湿啰音，心率85次/分，律齐，无杂音，腹软无压痛及反跳痛，肝脾肋下未扪及。

**中医诊断：** 喘证。**西医诊断：** 支气管哮喘。

**辨证：** 脾肾亏虚。**治则：** 补肾健脾，固本平喘。

**取穴：** 肺俞、脾俞、肾俞、关元、中脘、足三里。

**处方：** 慈利哮喘化脓灸。

**操作：** 先用大蒜汁涂拭局麻的穴位上，将制作好备用的艾炷放在施灸部位，自艾炷顶端点燃艾炷。艾炷燃烧至施灸部位皮肤潮红、起疱为宜，燃尽即移去艾炷，更换另一艾炷续灸，以燃尽自熄为一壮，如此反复直至灸足9壮（天突灸3壮），灸后，施灸部位用消毒干棉球擦净，然后用消毒湿棉球消毒。再将烘烤过的化脓灸膏药贴于穴位处，并用创可贴加固，以防松脱。

灸后1周患者诸症消失，此后2021年7月、2022年1月各行灸1次，咳嗽咯血至今仅发作1次，症状较前减轻，且愈合较快。

**按语：** 此例患者因久病肾虚，又多发于黄昏及子夜，闭藏失职，肾气失纳，上逆于肺而发哮喘。治宜补肾纳气为主，佐以宣理气机，使肾气固，肺气宣则哮喘自平。由于支气管哮喘起因多为寒邪侵袭，关系肺、脾、肾三脏，所以取相应腧穴，虚喘多由肾气虚耗，真气不纳，故取肾俞穴，关元穴大补肾脏元气，气海摄纳以引气纳元；足三里穴培中土而扶中气；通过艾灸的温通经络，祛除寒邪和通过经络的传导而起调节作用，使脏腑功能活动的紊乱状态逐步向正常活动方面恢复，经络宣畅则病愈。

# 第十五章　湖湘瞳神灸疗法

## 一、技术简介

湖湘瞳神灸疗法是一种基于中医五轮学说，以特制灸材和瞳神灸架为灸具进行施灸，再配以相应开穴和收势手法，以达到治疗眼鼻及头面部相关疾病目的的特色灸法。

### （一）特点

湖湘瞳神灸疗法是以中医五轮学说为理论基础，以特制无烟、恒温灸材和设计方便、实用的瞳神灸架为灸具进行施灸的一种特色灸法，利用特制灸材燃烧的温热刺激，加速血液循环，集温热刺激、经络穴位于一体，以温促通、以通达补、通补互用，达到疏通经络、调和阴阳、扶正祛邪的目的。

1. 注重灸术、强调灸感：瞳神灸的灸术体现在灸材、灸法、灸量、灸感的有机组合，最佳灸材——取自 3 年的陈湘艾（湖南临湘、张家界、郴州临武）制作的艾绒、长石、桑枝作为瞳神灸的原材料；适宜灸法——针对不同的头面部病症选择适宜瞳神灸处方（艾炷、穴位）；有效灸量——有效灸量的产生取决于合理灸时与灸程，特制灸材，使得艾炷无烟、无味，可持续 4 小时左右保持恒定的温度，实现了温度集中、均衡、稳定，非常适宜头面部施灸；强调灸感——灸感（透热、扩热、传热）的产生能显著提高灸疗效果。

2. 集艾灸的温通温补效应于一体：瞳神灸的温热刺激所产生的临床效应，从气血的角度来讲，有疏通气血和补益气血两类，即可以概括为"温通"和"温补"两种不同性质的艾灸效应和作用机制。"通"是针对经络不通、气血逆乱以及导致这些病理产物和过程的病因而言的，如风、寒、瘀、积、湿等，艾灸的温热作用可以使病邪消散、经络通利、气血畅通，从而达到治病的目的，即"以温达通"；"补"是针对气虚、阳虚这一病理过程的，艾灸"引外阳以固内阳"，从而达到治病的目的，即"以温达补"。正如《医学正传·医学或问》所云："虚者灸之，使火气以助元阳也；实者灸之，使实邪随火气而发散也；寒者灸之，使其气复温也。"

### （二）理论基础

瞳神灸是以五轮学说为基础，以艾灸温通温补效应为指导，以方便、实用的瞳神灸架为灸具，实现了灸材的无烟与恒温，通过瞳神灸对眼面部进行施灸，以达到治疗和调理眼部、面部、头部乃至全身疾病的目的。

1. 以五轮学说为基础：五轮，即瞳仁属肾，称为水轮；黑睛属肝，称为风轮；两眦血络属心，称为血轮；白睛属肺，称为气轮；眼睑属脾，称为肉轮。古人将目的不同部位分属五脏，如《灵枢·大惑论》曰："五脏六腑之精气，皆上注于目而为之精。精之窠为眼，骨之精为瞳子，筋之精为黑眼，血之精为络，其窠气之精为白眼，肌肉之精为约束，裹撷筋骨血气之精，而与脉并为系，上属于脑，后出于项中。"明确了眼与脏腑的密切关系。后世医家据此而归纳为"五轮学说"，通过观察五轮的形色变化，可以诊察相应脏腑的病变。

肉轮、血轮、气轮、风轮和水轮五轮，分别对应于眼局部的胞睑、两眦、白睛、黑睛和瞳神五个部位，内应于脾、心、肺、肝和肾。其中，水轮，指瞳神，又名瞳子、瞳人、瞳仁、金井，是指包括瞳孔以及瞳孔以后的内眼组织，如脉络膜、视网膜、视神经、房水、晶状体、玻璃体等。瞳神清莹幽深，内含神水、晶珠、神膏以及构成眼珠内壁的视衣等，是眼珠结构的核心部分，也是眼能够视万物的主要部分。瞳神在脏属肾，肾主水，故称水轮，肾精充沛，则瞳神清莹明澈，展缩灵敏，目光炯炯。但瞳神的结构复杂，经古今不少医家的实践证明，其生理、病理不仅与神有关，与其他脏腑也有着同样密切的关系。瞳神灸以五轮学说为基础，以其中最主要的瞳神命名，通过对眼面部的刺激治疗和调理眼部、面部、头部乃至全身的疾病。

2. 以艾灸温通温补效应为指导："温通"，即是"以温促通"，"通"具有通畅、通达、通调等含义。艾灸温通效应，即艾灸的温热刺激作用于人体特定部位，可以产生人体气血运行通畅的效应和作用。"温补"即是"以温达补"，"补"具有补助、补益、补充等含义。艾灸温补效应即艾灸的温热刺激作用于人体特定部位，可以产生补益人体气血和提高其功能的效应和作用。艾灸的灸感包括透热、扩热、传热，持续的艾灸温热刺激，可以产生施灸局部以外的远隔部位乃至全身的临床效应，因此，瞳神灸疗法以治疗头面部疾患为主，对全身的其他部位疾病也有一定的调理作用。

3. 灸具设计以方便、实用为原则：瞳神灸的灸架包括底座、支架、连接桥、灸筒、灸盒、灸筒盖和头枕，底座两侧设有连接槽，连接槽底端固定有铁片，支架底端设有磁石，支架通过磁石滑动固定在连接槽内，支架上设有滑槽，连接桥两侧设有矩形滑块，连接桥通过矩形滑块与滑槽配合滑动固定在支架上，灸筒转动固定在连接桥上，灸盒位于灸筒内，灸筒和灸筒盖内均设有磁石，灸筒盖通过磁石固定在灸筒上。矩形滑块上设有螺栓用于固定，支架位于连接槽内通过磁石固定，使用时方便拆卸。底座上设有头枕槽，头枕槽内设有头枕。头枕垫于头下，使用更加舒适。底座上设有固定颈部的高枕和低枕。针对不同的使用者的使用习惯可以选择。灸筒底端设有用于通气防尘的防尘网，防止灸炷的灰尘落下。

使用时将灸炷点燃放入灸盒，平躺放松将头枕在底座的头枕上，根据使用习惯选择低枕和高枕，根据双眼的位置滑动支架调整水平位置，根据实际使用情况滑动连接桥调整灸筒使用高度，通过螺栓固定连接桥，灸筒可相对于连接桥转动，使用时角度可调更具人性化。

4. 灸材实现无烟、恒温：瞳神灸艾炷以 3 年陈湘艾绒、长石、桑枝等为原材料，经过特殊的处理和加工之后，使得艾炷无烟、无味，可持续 4 小时左右保持恒定的温度，实现了温度集中、均衡、稳定，非常适宜进行头面部的艾灸。

5. 温扶阳气为论治大法：瞳神灸利用特制灸材燃烧的温热刺激，加速血液循环，集温热刺激、经络穴位于一体，以温促通、以通达补、通补互用，达到疏通经络、调和阴阳、扶正祛邪的目的。

## 二、适用范围

1. 眼病：近视、视疲劳、眼睑痉挛、干眼症、流泪症等。

2. 鼻病：风寒感冒引起的鼻塞、流涕，鼻炎等。

3. 神志病：失眠、健忘等。

4. 美容：消除黑眼圈、眼袋等。

## 三、技术操作

### （一）施术前准备

1. 灸具准备：瞳神灸架、瞳神灸炷、点火三件套，见图 15-1～图 15-3。

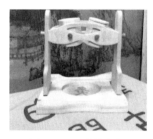 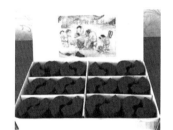 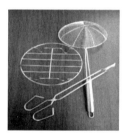

图 15-1　瞳神灸架　　　　图 15-2　瞳神灸炷　　　　图 15-3　点火三件套

2. 体位选择：一般选择仰卧位。

3. 环境：卫生要求应符合《医院消毒卫生标准》（GB15982—2012）的规定，保持环境安静，清洁卫生，避免污染，温度适宜。

### （二）施术步骤

1. 推：开穴。

①开天门：由两眉头之间向上直推至额上发际处，推 24 次。

②推坎宫：用两拇指桡侧自眉心向眉梢左右同时推动，做分推 24 次。

③揉太阳：用中指或拇指桡侧揉太阳穴 24 次。

2. 灸：温通。

①点火：取两粒瞳神灸材，凹槽朝上放置于燃气灶上，点火后燃烧至 1/3 处即可关火。

②施灸：将艾炷凹槽朝上放置于瞳神灸灸盒中，盖上盖子，患者躺于头枕上，调整至适宜位置之后固定位置，开始施灸。待艾炷燃尽后，嘱患者闭目眼神，将灸架取出，完成施灸。

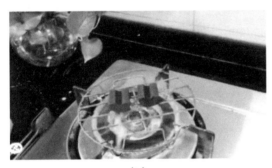

点火　　　　　　　　　　　　　施灸

图 15-4　瞳神灸操作

3. 收：安神。

①扫散法：用拇指桡侧面及其他四指指端，自太阳沿头颞部向脑后（胆经循行部位）做弧形单向推动。令拇指在额角发际至耳上范围内移动，其余四指在枕骨两侧的上下范围内移动，左右交替进行，每侧 50 次。左右各 3 ～ 5 遍。

②拿五经：五指张开，分别置于前发际督脉、膀胱经、胆经的循行线上（中指位于头部正中的督脉线上，食指和无名指位于头部正中与额角之间内 1/3 处的膀胱经线上，拇指与小指位于头部正中与额角之间外 1/3 处的胆经线上）。从前发际开始，先在前发际处用力点按，并轻轻揉动三下，做完后，五指稍用力下按，然后松开五指，沿经脉循行线向头顶方向推移约 1cm 的距离，再次用五指点揉，如此推进，一直点揉到脑后高骨上缘，每次

可以重复 3 ～ 5 遍。

③叩击法：以指尖叩击全头部，结束操作。

## （三）施术后处理

1. 施术后的正常反应：施灸后，施灸局部皮肤多有红晕灼热感，无须特殊处理，保持施灸部位洁净，避免表皮溃疡引发感染，灸感多在灸后 3 小时内自行消失。

2. 施术的善后与处理：若施灸过程中对表皮基底层以上的皮肤组织造成烧伤可发生水肿或水疱。如水疱直径在 1cm 左右，不需任何处理，待其自行吸收即可；如水疱较大，大于 1cm，可用消毒针剪刺破或剪开疱皮放出水疱内容物，并剪去疱皮，暴露被破坏的基底层，涂搽消炎膏药以防止感染；若情况严重，请专科医生协助处理。

## 四、注意事项

1. 施术者应严肃认真，专心致志，精心操作。施灸前应向患者说明施术要求，消除恐惧心理，取得患者的合作。

2. 临床施灸应选择正确的体位，要求患者的体位平正舒适，既有利于准确选定穴位，又有利于施灸的顺利完成。

3. 在施灸时，要注意防止灸火脱落，以免造成皮肤及衣物的烧损。

4. 施灸过程中，要随时了解患者的反应，若患者感觉过烫，可将灸盒上调至患者感舒适的距离。

5. 灸后若局部出现水疱，只要不擦破，可任其自然吸收。若水疱过大，可用消毒针从水疱底部将其刺破，放出水液后，再涂以甲紫药水。

6. 施术的诊室，应注意通风，保持空气清新，避免烟尘过浓，污染空气，伤害人体。

## 五、临床验案

### 验案 1：近视案

王某，男，10 岁，2016 年 10 月 6 日初诊。近视 2 年。因眼睛近视，父母比较着急，于针灸科就诊，佩戴眼镜左眼 300 度，右眼 200 度，视物易疲劳，无迎风流泪，无视物旋转。平素怕冷，食欲不振，时有腹胀，二便调，睡眠好。身体略偏瘦，舌苔薄白。

**中医诊断**：近视。**西医诊断**：单纯性近视。

**辨证**：脾气虚弱。**治则**：健脾益气明目。

**处方**：瞳神灸。

**取穴**：以头部及眼周局部穴位及三阳经为主，以睛明、四白、攒竹、太阳、阳白、瞳子髎、印堂为主。

**操作**：按规范操作三个步骤，每天 1 次，1 周 5 次，10 次为 1 个疗程。

**11 月 6 日二诊**：诉视物较前清楚，视物疲劳较前减轻，测视力佩戴眼镜左眼 300 度，右眼 200 度，继续每天 1 次，1 周 5 次。

**12 月 5 日三诊**：视物较前更清楚，视物疲劳基本消除，原眼镜已无法佩戴，重新测视力调整眼镜镜片度数为左眼 200 度，右眼 150 度，继续瞳神灸治疗隔天 1 次，1 周 3 次。

**2017 年 1 月 3 日四诊**：视物较前更清楚，偶可以取掉眼镜能看清黑板上的板书，原眼镜已无法佩戴，重新测视力调整眼镜镜片度数为左眼 150 度，右眼 100 度，继续瞳神灸治疗隔天 1 次，1 周 3 次。

**2 月 1 日五诊**：患者按医嘱，规律治疗 4 个月后，视力基本恢复正常，裸眼达到左眼 1.0，右眼 1.2，可不佩戴眼镜正常上学及生活。半年后随访，患者很注意用眼习惯，治疗效果稳定，未再复发。

**按语**：中医理论认为，眼睛通五脏贯六腑，除外伤引起的眼病外，眼病大多是由于脏腑功能失调，经络不畅，气血津液不能正常上达于目。近视是现代医学病名。中医认为近视的病因主要有三个：一是先天禀赋不足，肝肾亏虚，精血无以升腾，目失濡养，神光不能发越；二是后天脾胃虚弱，饮食不节，气血生化乏源，升降运化失司，目不得血，神光不能视远；三是劳瞻竭视，致损心阳，耗伤肝精。总的来说，近视以气虚、精血不足、肝肾精血不足、脾气虚弱等为病机，应以补气养血，补益肝肾、健脾益气辅以活血化瘀、开窍明目之法为主，使气血调和、气机调畅，血运充和，目受血而能视，进而恢复视力。本案中患儿先天脾气不足，脾失健运，升降失调，加之长期用眼过度，眼周局部气血运行不畅，气血津液不能正常达于目而出现视物不清，结合患者舌脉象，辨证为脾气虚弱证，治宜健脾益气明目。选取瞳神灸，眼周局部温灸，加强气血运行，温通眼周经络，从而达到治疗近视的目的。

足三阳经在经脉循行上均与眼睛有着密切的联系。睛明、四白、攒竹、丝竹空、瞳子髎、太阳等穴均位于眼区，都是治疗眼疾的常用穴及要穴，可疏调眼周部位气血，达到通经活络、益气明目的治疗目的。值得一提的是，在治疗期间嘱咐患者尽量少看手机、电脑、平板电脑、电视等。改变用眼习惯，多看绿色和活动的飞鸟、池塘的游鱼，多活动眼球，长时间读书看电视后要远视，锻炼眼睛调焦。坚持眼部的护理和适当的身体锻炼，学生则应利用课余时间进行适当的体育锻炼，注意劳逸结合，避免用眼过度，保持良好的用眼习惯及卫生，定期检测眼部健康，必要时配合专科治疗；同时保证充足的睡眠，保持愉快的心情。

### 验案2：失眠案

杨某，女，71岁，会计，2017年7月12日初诊。主诉：睡眠欠佳4年余。病史：患者从2013年6月开始，无明显原因出现入睡困难，梦多易醒，为保证睡眠时间，睡前须服用阿普唑仑片（每次0.8mg）。现症见：失眠，一夜可睡三四小时，梦多易醒，醒后可入睡，健忘，易感疲倦，脘闷纳呆，口淡，偶有头晕，二便可。舌淡苔白腻，舌下脉络短细，脉细弱。查体：神清，精神欠佳，形体适中，心肺腹查无异常，神经系统体查阴性。检查：颅脑MRI未见明显异常。患者拒绝服用中药，因晕针拒绝针刺治疗，寻求艾灸治疗。

**中医诊断：**不寐。**西医诊断：**失眠。

**辨证：**心脾两虚。**治则：**健脾养心安神。

**处方：**瞳神灸。

**取穴：**以头部及眼周局部穴位为主。

**操作：**按规范操作三个步骤，每天1次，1周5次，10次为1个疗程。

**8月1日二诊：**治疗5次时睡眠好转，从7月19日起停服枣仁安神胶囊，目前入睡仍困难，但睡眠深度及时间较前好转，继续采用瞳神灸治疗。继续每天1次，一周5次。

**8月14日三诊：**因工作原因，8月3日及8月12日两晚出现彻夜无深度睡眠，其余晚上均在晚上11点半左右入睡，睡眠时间能保证5～6小时，但仍多梦。继续采用瞳神灸治疗。继续瞳神灸治疗隔2～3天一次，每周2～3次，并将治疗时间尽量调整至下午或晚上。

**9月15日四诊：**睡眠明显好转，每晚在12点前入睡，直到第二天5～6点醒，睡眠质量很好，无多梦，精神较前明显好转。继续按上述方法进行瞳神灸治疗，每周1～2次以巩固疗效。

**10月19日五诊：**自从接受瞳神灸治疗以来，睡眠质量一直很好，神疲乏力，偏头痛等症状已逐渐消除，全身神清气爽。

**按语：**失眠是指以经常不能获得正常睡眠为特征的一种常见疾病。轻者入睡困难，或入睡后易被惊醒，醒后不能再入睡；或者彻夜似睡非睡，影响白天精神；重则彻夜不寐，常伴有头痛、头晕、健忘等。失眠属中医"不寐""不得眠"等范畴。《黄帝内经》认为失眠是因邪客于脏腑，卫气行于阳，不得入阴。如《灵枢·大惑论》提出的"卫气不得入于阴，常留于阳。留于阳则阳气满，阳气满则阳跷盛，不得入于阴则阴气虚，故目不瞑矣"。本案患者为高龄女性，心脾两虚。心主血，藏神，神舍则寐；脾胃主纳运，同为气血生化之源。脾胃失常，气血亏虚，心神失所养，则失眠健忘，梦多寐浅。脾失健运，水液不化，痰湿内生，困阻脾胃，则脘闷纳呆，口淡。血虚不能上行，脑失所养，则头晕，气血亏虚则易感疲倦。综合诸症与舌脉，诊为心脾两虚，气血不足，痰湿内生之候。因患者本身原因，拒绝服用中药，并因曾经晕针而拒绝针刺治疗，故选用舒适度较高被广大患者接受并喜爱瞳神灸，温通局部，恢复阴阳平衡，以达到治疗目的。应当注意的是，突发的失眠应完善相关检查以明确病因，排除器质性病变，若有原发疾病，应同时积极治疗原发病。同时，睡眠受很多因素影响，应保持愉快的情绪，释放精神压力，放松心情，适当运动；若有焦虑、抑郁等倾向，应积极寻求专科治疗。

### 验案3：黑眼圈案

李某，女，33岁，护士。2015年12月16日初诊。因黑眼圈伴眼袋5年余于针灸科就诊，眼睑周围皮肤青紫发暗，平素工作时间较长，因长期值夜班睡眠差，精神不振，食纳一般，二便调。月经经血色暗有血块，伴痛经。身体略偏瘦，舌紫暗，苔薄白，脉弦涩。

**中医诊断：**眼胞发黑。**西医诊断：**眶周色素沉着症（黑眼圈）。

**辨证：**血瘀。**治则：**活血散瘀。

**处方：**拟采用瞳神灸治疗。

**取穴：**以眼周局部穴位为主，睛明、四白、攒竹、太阳、丝竹空、瞳子髎。

**操作：**按规范操作三个步骤，每天1次，1周5次，10次为1个疗程。

**12月27日二诊：**黑眼圈较前变淡，眼袋仍存在，继续每天1次，1周5次，瞳神灸前加轮刮眼眶24次，10次为1个疗程。

**2016年1月15日三诊：**黑眼圈明显变浅，眼袋较前减少。继续瞳神灸治疗每天1次，10次为1疗程。瞳神灸前加轮刮眼眶24次。

**1月25日四诊：**黑眼圈基本消除，眼袋较前明显好转，继续瞳神灸隔天1次巩固疗效，10次为1个疗程。

**2月15日五诊：**黑眼圈基本消除，眼袋较前基本消散。

1个月后随访，未再出现黑眼圈及眼袋，疗效稳定。

**按语：**黑眼圈是由多种原因导致的下眼眶或眼周皮肤色素沉着，颜色加深、变暗，形似大熊猫的熊猫眼样改变，其发生可能和长期的睡眠不足、熬夜、局部长期慢性炎症刺激、局部血液循环不畅导致的静脉淤积有关，还可能和局部松弛导致光线折射引起视觉上的黑眼圈有关。古代中医典籍并无黑眼圈或眶周色素沉着症等记载，中医认为发生黑眼圈的原因在于血瘀内停、脾虚痰阻或肝肾不足。眼胞部位在脏腑分属于脾，而肝开窍于目；从经络上来讲，心经"系目系"，可见眼睛疾病与心肝肾相关。本案患者长期睡眠不足，眼周青紫，瘀血内停之象，治宜活血散瘀。瞳神灸以其精巧的设计主要针对眼周穴位进行温灸，温灸具有促进局部血液循环，从而达到局部气血运行通常，活血祛瘀的功效。同时，治疗过程中可增加针灸调心疏肝健脾，心肝脾同治；平时可结合眼部的护理和适当的身体锻炼，保持良好的用眼卫生；保证充足的睡眠，保持愉快的心情。

# 第十六章　脾阳古灸疗法

## 一、技术简介

脾阳古灸是利用脾阳灸箱添加脾阳灸材对人体特定部位进行长时间、大面积灸灼，从而达到养生调理的一种绿色疗法，具有见效快、透热持久、操作便捷、无烟环保、适用范围广等特点。

### （一）特点

脾阳灸箱的主要材质是桐木，桐木材质轻而韧，不易变形，且桐木入肾经，具有利水渗湿、消肿、通利小便之功效，养人之先天。在灸箱内胆处，结构结合先后天八卦及河图洛书，合乎人体经络之走向，护先天养后天，合于阴阳，从革生水。

灸炷采用陈年老艾，去秆提绒，加入伏龙肝、桑枝等多味中药，玉米淀粉调和，麻石压制成型，制作成特定形状的灸炷，所用材料温和属土性，中和不易上火，比传统灸法适用范围更广，无烟、无味、无焦油之特点，绿色自然环保，燃烧时间长，热力更持久，渗透更深层。其耗材燃烧过后层次感明显，细腻绵软，无颗粒物，入口微咸，可用于外伤及压疮的收敛止血修复；婴幼儿红屁股及湿疹的修复者；更是花草理想肥料。

### （二）理论基础

脾阳古灸中的"脾"意为"补益脾胃"，"阳"意为"温扶阳气"。

1.脾胃为气血生化之源：脾胃同居中焦，通过经脉的相互属络构成表里关系。胃主受纳腐熟水谷，是脾主运化的前提；脾主运化精微并传输，有利于胃的收纳。两者密切合作，维持着饮食物的不断收纳、消化以及精微的不断吸收与传输过程，为化生精、气、血、津液提供充足的原料，故说脾胃为气血生化之源。

2. 脾胃为气机升降之枢：脾胃居于中焦，脾气主升而胃气主降，相反而相成。脾气升则肾气、肝气皆升，胃气降则心气、肺气皆降，故为脏腑气机上下升降的枢纽。脾气上升，将运化吸收的水谷精微向上输布，有助于胃气之通降；胃气通降，将受纳之水谷、食糜通降下行，也有助于脾气之升运。脾胃之气升降相应，既保证了饮食纳运的正常进行，又维护着内脏位置的相对稳定。

3. 脾胃内伤为百病之源：金元时期，李东垣进一步强调脾胃的重要性，开创性地提出"脾胃内伤，百病由生"理论，并创立脾胃学说，认为只有脾胃之气生发，水谷之气上升，元气才能充沛，生机方能活跃。《脾胃论》提出"治脾胃即以安五脏""善治者，唯在调和脾胃""人以脾胃中元气为本""诸病以脾胃而生"等，无不强调脾胃的重要性。李氏认为，脾胃是元气之根本，脾胃伤则元气衰，元气衰则百病生。所谓"元气之充足，皆由脾胃之气无所伤，而后能滋养元气"，反之"则脾胃之气既伤，而元气亦不能充，而诸病之所由生也"。

4. 以脾胃为核心，五脏相关：《脾胃论》认为五脏内伤之病机皆涉脾胃，病理关键在脾胃内伤、阳气不升、气不上行，故提出"其治肝、心、肺、肾有余不足，或补或泻，惟益脾胃之药为切，善治者，惟在调和脾胃"。《脾胃论·天地阴阳生杀之理在升降浮沉之间论》云："升已而降，降已而升，如环无端，运化万物，其实一气也。"脾为后天之本，脾胃与五脏之气"互为相使"，故脾气充沛，则五脏受荫；脾气虚弱，则百病由生。同时脾胃为全身精气枢纽，脾胃升降正常，全身气机调畅，则五脏安和。之所以谓"治脾胃以安五脏"，是因为脾胃为"滋养元气之本，气血生化之源"和"精气升降之枢"。

5. 温扶阳气为论治大法：温扶阳气既是发挥了艾灸的"温补"作用。"温补"即是"以温达补"，"补"具有补助、补益、补充等含义。艾灸温补效应即艾灸的温热刺激作用于人体特定部位，可以产生补益人体气血和提高其功能的效应和作用。《内经》指出"阴阳皆虚，火自当之""陷下则灸之"，无论阴阳还是气血的亏虚，都可以并且也需要艾灸治疗，也意味着艾灸都可以通过扶阳补气、阳生阴长的作用，达到温补的效应。《丹溪心法》有"大病虚脱，本是阴虚，用艾灸丹田者，所以补阳，阳生阴长故也"的总结，李梴《医学入门》亦有"虚者灸之，使火气以助元阳也"的论述，提示灸法的温热之火，具有强大的益气生血作用。

## 二、适用范围

脾阳古灸的适应证十分广泛，涉及内、外、妇、儿各科的急、慢性疾病。如中焦虚寒之呕吐、胃痛、腹痛、泄泻等病症；脾肾阳虚之久泻、久痢、遗尿、遗精、阳痿等；气虚下陷、脏器下垂之证，如脱肛、久泻、胃下垂等；寒凝血瘀、经络痹阻引起的各种病症，如风寒湿痹、颈肩腰腿痛、痛经、经闭等；外感风寒引起的感冒、咳喘等；防病保健，如亚健康状态、平素易感冒的人群等。

## 三、技术操作

### （一）施术前准备

1. 辅助工具：脾阳古灸专用灸材、配套点火三件套、煤气炉、毛巾恒温布套、治疗盘、弯盘、镊子、消毒棉签、消毒棉球、消毒镊子等辅助用具（具体根据临床操作需求准备）。

2. 穴位定位：符合《经穴名称与定位》（GB/T12346—2021）规定。（注：具体疾病选穴可根据临床具体情况选取）

3. 体位选择：根据艾灸的部位，选择患者舒适、医者便于操作的治疗体位。常用体位：仰卧位、俯卧位。

4. 环境：卫生要求应符合《医院消毒卫生标准》（GB15982—2012）的规定，保持环境安静，清洁卫生，避免污染，温度适宜。

5.消毒：①部位消毒：施灸前应该对受术者施灸部位进行消毒，灸区消毒可用 0.5% ～ 1% 碘伏的棉球在灸区部位由中心向外做环行擦拭消毒。②术者消毒：施术者双手应用肥皂或洗手液清洗干净，再用速干手消毒剂消毒。

## （二）施术方式

1.推：开穴。

①通督：拇指指腹自大椎由上往下单方向沿督脉缓慢推至腰骶部，男子行九阳数，女子行六阴数。（下同）

②调脊：双手拇指置于华佗夹脊穴，自上而下单方向沿脊柱两侧缓慢推至腰骶部。

③开背：双手掌根分别置于两侧膀胱经 1 线和 2 线，自上而下单方向沿脊柱两侧缓慢推至腰骶部。

④调肩颈：按揉颈部肌肉，提拿肩颈。

⑤松肩胛：点按肩井、肩贞穴，分别提拿按揉双侧手臂肌肉。

⑥健脾升清：按双手拇指置于双侧脾俞穴，自下而上沿膀胱经推至大杼穴。

⑦和胃降浊：双手拇指置于双侧胃俞穴，自上而下沿膀胱经推至膀胱俞穴。

2.刮：通络。

①通膀胱经：术者手持刮具，沿膀胱经两侧线单方向自上而下均匀刮拭，以皮肤呈现红、紫色瘀点为度。

②调理脾胃：术者手持刮具，分别刮拭两侧脾俞穴和胃俞穴，以皮肤呈现红、紫色瘀点为度。

3.灸：温阳。点燃艾炷后放入灸箱，将灸箱放置患者对应穴区，盖好保护套开始施灸，灸时约为 80 分钟，先灸背部 40 分钟，再灸腹部 40 分钟。80 分钟后抚去受灸者身体排出的寒湿，盖上保暖巾平躺，5 分钟后再慢慢起身。

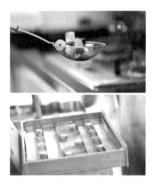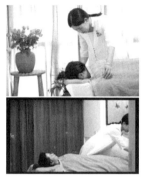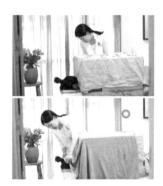

图 16-1 灸箱操作

4.收：固本。

①动作 1：左掌上托，左臂外旋上举至头的左上方，掌心向上，掌指向右；右臂内旋下按至右髋部，掌心向下，指尖向前。

②动作 2：两腿膝关节微屈，左臂屈肘外旋，左掌落于腹前，掌心向上；右臂外旋，右掌向上捧于腹前，两掌指尖相对，相距约 10cm。

动作 3、4 为以上动作左右手更换。此为一组，共做三组。

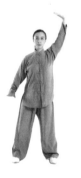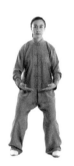

图 16-2 固本操做

## （三）施术后处理

施灸后，局部皮肤多有红晕灼热感，此为正常反应，灸感多在灸后 3 小时内自行消失，无须处理。如因施灸过重，皮肤出现小水疱，只需注意不擦破,可任其自愈;如水疱较大,可用消毒针刺破放出水液,并涂搽消炎膏药以防止感染;如有化脓现象,要保持清洁,可用敷料保护灸疮,待其吸收愈合;若情况严重,请专科医生协助处理。

## 四、注意事项

1.施术者应严肃认真,专心致志,精心操作。施灸前应向患者说明施术要求,消除恐惧心理,取得患者的合作。

2.临床施灸应选择正确的体位,要求患者的体位平正舒适,既有利于准确选定穴位,又有利于施灸的顺利完成。

3.开穴前,注意观察患者状态,年老体衰、久病体虚,或极度疲劳、剧烈运动后、过饥过饱、醉酒均不宜推拿;严重心脏病、各种出血性疾病、结核病、肿瘤、脓毒血症、骨折早期、截瘫初期、烫伤、皮肤破损部位及溃疡性皮炎的局部禁推拿。

4.通络刮痧时,刮拭时用力要均匀、适中,以患者能耐受的力道为限,力道应由轻渐重,不可忽轻忽重;刮痧后,盖好干净毛巾以防受凉,如有出汗应立即拭干,同时补充温开水,且饮食宜清淡,禁食生冷、酸辣、油腻之食物,通常刮痧后的 2 ～ 3 天内,患处会出现疼痛感,此为正常反应。

5.不宜在空腹和饭后立即施灸,灸后 4 小时内不宜洗澡。

6.注意保暖和防暑:因施灸时要暴露其体表部位,在冬季要保暖,而夏天高温时还要注意室内温度的调节和开换气及时换取新鲜空气。

7.防止晕灸:晕灸虽不多见,但是一旦晕灸则会出现头晕、眼花、恶心、面色苍白、心慌、出汗等,甚至发生晕倒。出现晕灸后,要立即停止施灸,并嘱坐位受灸者躺下静卧,让其喝温开水。

8.施灸过程中可根据受灸者的需求让其小口饮少量水,施灸过程中避风,仔细观察受灸者情况及时给予帮助。

## 五、临床验案

### 验案 1：慢性腹泻案

陈某，女，60岁。初诊：2014年1月15日。主诉：慢性泄泻5年。自诉凌晨五点左右就腹中雷鸣，完谷不化，有酸臭味，大便日1～5次，第1～2次成形，后大便不成形，甚则呈水样，天冷时尤甚；伴左侧少腹胀满，但头汗出，畏寒，腹部自觉冷感，易疲倦，听力下降，舌淡，苔腻有齿痕，脉沉弦弱。既往有乙肝病史、胆囊切除史。辅助检查：（外院2013年10月20日）肝胆胰脾、双肾彩超示肝囊肿、肾囊肿。（外院2014年1月5日）胃镜示慢性萎缩性胃炎；肠镜未见明显异常。

**中医诊断**：泄泻。**西医诊断**：慢性腹泻。

**辨证**：脾肾阳虚。**治则**：温补脾肾，温阳止泻。

**处方**：脾阳古灸疗法。

**取穴**：天枢、神阙、大肠俞、脾俞。

**操作**：按标准操作步骤操作，隔天1次，正反面交替，10次为1个疗程。另嘱患者忌食生冷、刺激、辛辣食物，注意腹部保暖。

**2月4日二诊**：泄泻减轻，头汗出减轻，左侧少腹胀满减轻，腹部自觉冷感较前明显减轻，小便不多，不欲饮水。继续予以脾阳古灸治疗，隔天1次，正反面交替，10次为1个疗程。

**2月23日三诊**：腹泻好转，大便次数1～3次/天，但仍有不成形，每天凌晨5点排便改变，畏寒基本消失。脾阳古灸初见疗效，继续予以脾阳古灸治疗，隔天1次，正反面交替，10次为1个疗程巩固疗程。

**3月13日四诊**：腹泻大有好转，大便基本成形，日1～2次。继续予以脾阳古灸治疗，隔3天1次，正反面交替，10次为1个疗程。

**4月11日五诊**：腹泻停，大便基本恢复正常，大便成形，日1次，偶受凉为大便2次。其余诸症皆痊愈。嘱其平素饮食可加党参、山药、薏苡仁，同时保持心情舒畅，饮食规律，坚持锻炼，随访 1 个月未复发。

**按语：** 慢性腹泻属中医"泄泻病"范畴，本案中患者腹中雷鸣，完谷不化，有酸臭味，疲倦乏力，舌淡，苔腻有齿痕，脉沉弦弱，为阳虚证。患者病程 5 年，病久元气大伤，下焦元气不足，肾失气化，脾阳根于肾阳，肾阳虚，火不生土，致使脾胃升清降浊功能障碍，不能运化水谷，导致泄泻。正如《素问·阴阳应象大论》曰："清气在下，则生飧泄；浊气在上，则生膜胀。"《灵枢·营卫生会》曰："营出于中焦，卫出于下焦。"肾阳不足，则卫气不足，卫气温煦功能不能发挥，则恶寒；阳气虚，不能与阴相合，浮越于上，故见头汗出。从脏腑辨证来说，辨为脾肾阳虚湿滞。所以此病必须从脾肾着手，治宜温补脾肾，温阳止泻，脾肾之先后天相互生化，相互资助，取腹部、腰骶部穴位如天枢、大横、大肠俞、脾俞等温灸之，滋养脾肾，温阳止泻。脾阳古灸以其温补脾肾之功对于治疗泄泻证属脾肾阳虚证者有独特疗效。调护：忌食生冷、刺激、辛辣食物，注意腹部保暖，保持心情愉悦，适当运动锻炼。

### 验案 2：痛经案

王某，女，28 岁，2015 年 4 月 14 日初诊。自初潮始痛经剧烈 13 年，整个经期均持续性疼痛，伴恶心呕吐，出冷汗，腹部冷痛，喜温喜按，腰酸痛，痛甚时需服用止痛药；月经量少，色暗红，有血块，经前乳房胀痛，带白无异味，纳可，口臭，二便调。末次月经 4 月 1 日。自诉长期居住于潮湿环境。月经史：13 岁初潮，经期 5～7 天，月经周期 30～34 天。生育史：1-0-1-1。舌淡红、苔薄白，脉细。妇科检查：外阴（－），阴道通畅，宫颈光滑，宫体后位，活动，质中，压痛。2015 年 3 月妇科 B 超检查发现：子宫肌瘤（8mm×4mm），子宫内膜增生过长（19mm）。末次月经 2015 年 4 月 8 日。拒绝服用西药，寻求中医治疗。

**中医诊断：** 痛经。**西医诊断：** 原发性痛经。

**辨证：** 寒凝血瘀。**治则：** 温经通脉，活血止痛。

**处方：** 脾阳古灸疗法。

**取穴**：阴交、气海、气冲、中极、关元、石门、中极、子宫。

**操作**：按标准操作步骤操作，隔天1次，月经前1周每天1次，1个月为1个疗程。另嘱患者注意腹部及腰部保暖。

**5月15日二诊**：4月14日至4月30日隔日1次，5月2日～5月9日，每日1次脾阳古灸，共计17次治疗，5月9日月经来潮，经期腹部冷痛，持续4天，但程度较前减轻，经量仍少，色暗红，伴血块，无恶心呕吐。月经期6天，今日经水已净，继续脾阳古灸隔天1次，月经前1周每天1次，1个月为1疗程。

**6月16日三诊**：5月15日至5月31日隔日1次，5月2日～5月9日，每日1次脾阳古灸，共计17次治疗，5月10日月经来潮，经期腹部冷痛明显好转，仅经期第1天阵发性疼痛，经量较前增多，色红，伴少量血块，无恶心呕吐。月经期7天，今日经水已净，继续脾阳古灸1周1次，月经前1周隔天1次，1个月为1个疗程。

**7月16日四诊**：6月16日至6月30日每周1次，6月2日～6月9日，隔日1次脾阳古灸，共计6次治疗，7月11日月经来潮，经期第1天腹部微微隐痛，经量较前增多，色鲜红，无血块，无恶心呕吐。月经期6天，今日经水已净，继续脾阳古灸，月经前1周内做1～2次治疗巩固疗效。

**8月15日五诊**：7月16日至8月5日未做治疗，8月6日、8月9日分别行1次脾阳古灸，共计2次治疗，8月10日月经来潮，经期腹部无冷痛，经量可，无恶心呕吐，无血块。月经期6天，今日经水已净，完成治疗。3个月后电话随访，患者诉近3个月无痛经，效果良好。

**按语**：痛经的主要病机是"不通则痛"或"不荣则痛"，病位在子宫、冲任。在经期前后，妇人血海由满盈而泄溢，气血盛实而骤虚，子宫、冲任气血急剧变化，此时极易受到各种致病因素的干扰，再加上体质因素的影响，而导致子宫、冲任气血失于温煦或运行不畅，不荣或不通而痛。本案中患者久居湿地，身体感受寒邪，导致寒客冲任，与血相搏，以致子宫、冲任气血失畅，发为痛经。寒为阴邪，易伤阳气，且寒性凝滞，易使气血津液凝结、经络阻滞。人身气血津液之所以畅行不息，全赖一身阳和之气的温煦推动，一旦阴寒之邪侵犯，阳气受损，失其温煦，则使经脉气血运行不畅，甚或凝结阻滞不通，不通则痛。治宜温经通脉，活血止痛，选取脾阳古灸法治疗，温补阳气，疏经止痛；预防痛经，在经前 3～7 日集中治疗，连续治疗 3 个月经周期即可见效，并可维持疗效。

　　冲脉起于胞中，为"血海"，为血液聚集的重要部位，主血，与经带胎产密切相关，与任脉同为妇人生养之本。冲脉循行贯穿全身，联系甚广，其上灌诸阳经，下渗诸阴经。张景岳云："其上自头，下自足，后自背，前自腹，内自溪谷，外自肌肉，阴阳表里无所不涉。"十二经脉均来聚会，所以容纳来自十二经脉和五脏六腑的气血。此外，冲脉又和任督二脉相联系，而任、督又分别与全身各阴经、阳经相通，被称为阴脉之海和阳脉之海，冲脉与十二经脉联系甚广，输送气血于全身，而具蓄溢，调节脏腑经脉气血的作用。 任脉循行于腹部正中，对一身阴经脉气具有总揽、总任的作用，又与足三阴经在小腹与任脉相交，手三阴经借足三阴经与任脉相通，故任脉可以调节阴经气血，故有"总任诸阴"之说。并且任脉起于胞中，具有调节月经，促进女子生殖功能的作用。阴交为任、冲、足少阴三脉聚而交会之处，徐灵胎曾云"凡治妇人，必先明冲任之脉"。阴交穴为任、冲、少阴经的交会穴，具有温下元、调经的作用，对于治疗痛经颇有疗效。临床上治疗痛经，选用冲任二脉上的腧穴，如阴交、气海、气冲、中极、关元、石门等，通过冲任二脉的经气以调畅气血，通则不痛，气血通则病自除。中极为足三阴、任脉之会。膀胱之募穴。"中"，与外相对，指穴内。"极"，屋之顶部横梁也。该穴名意指任脉气血在此达到了天部中的最高点。中极、子宫位于下腹部，邻近子宫，有刺激子宫周围神经以减缓疼痛的作用。另需要注意的是对继发性痛经则应及时诊断原发病变，施以相应治疗；注意经期卫生和保暖，避免过食生冷、精神刺激和过度劳累。

# 第十七章 湖湘五行陶药罐疗法

## 一、技术简介

湖湘经络五行陶药罐疗法是基于针灸理论，以铜官窑秘制药罐为主要施术工具，在中医辨证论治基础上选择相应穴区或部位，局部敷以药面饼，以百年祖传药酒为点火介质，将陶罐吸附于相应部位，使药酒经皮部给药渗透至深部病灶，取罐后局部予以秘烤药贴以温阳，最终达到治病祛邪的目的。

### （一）特点

湖湘经络五行陶药罐疗法是以药罐为给药工具，以穴位为给药点，从而起到通经活络，舒筋消结，补充阳气，平衡五脏功能，提升自我修复能力和免疫力的作用。药罐是由 13 种中药材炮制的药液，加上铜官特有的陶土，再加少量朱砂，经过九道工序反复制作而成，而秘药、秘法、秘油、秘烤药贴是湖湘经络五行药罐的精髓。

1. 秘药：秘方的中草拔罐药剂。精选地道纯天然；无化学激素成分；多种名贵中药材；经过多道工艺；以祖传秘方调和；重在治疗和调理。

2. 秘法：传承的经络推拿方法。独特的穴位推拿手法，更快找到病理关键穴位，并加以疏通，为后续用药理疗打下铺垫。

3. 秘油：秘传的中草推拿药油。祖传秘方特配，含 32 味名贵中草药及 2 味动物药；祖传熬法，历经 49 天熬制提炼。

4. 秘烤药贴：秘制的中草药外敷贴。秘制草药贴，渗透良药精华；穴位贴敷，改善经络运行；红外辅助，提升肌肤吸收。

### （二）理论基础

湖湘经络五行陶药罐疗法以湖湘针推流派理论为基础，主要包括"五经配伍，经脉 - 脏腑相关，艾灸的温通温补效应"的理论，此法将适宜的药面饼置于施术部位，结合中药与灸烤的作用，利用拔罐的吸附以及药面饼的作用促进药物渗透入腧穴，从而达到温经通络、祛寒除湿、行气活血、回阳固脱等治疗作用，艾灸、中药、拔罐祛邪三者的联合运用不仅提高了临床疗效，也扩大了疾病的主治范围。

## 二、适用范围

湖湘经络五行陶药罐疗法应用于痛症：颈椎病、肩周炎、腰椎间盘突出症、膝关节骨性关节炎、网球肘、痛风、风湿痹痛等；其他如感冒、咳嗽、月经不调、痛经、闭经、带状疱疹、荨麻疹、痤疮等。

## 三、技术操作

1. 推：开穴。

①通督：术者立于患者头部，双手拇指相叠，下方拇指指腹自大椎由上往下，单方向沿督脉顺势缓慢推至腰骶部，男子行九阳数，女子行六阴数。

②调脊：双手拇指分别置于脊柱旁华佗夹脊穴，自上而下单方向沿脊柱两侧缓慢推至腰骶部，男子行九阳数，女子行六阴数。

③开背：双手掌根分别置于患者两侧膀胱经 1 线和 2 线，力在全掌，自上而下单方向沿脊柱两侧缓慢推至腰骶部，男子行九阳数，女子行六阴数。

④摇脊柱：一手在肩颈，漫滑向尾椎方向，另一手在尾椎固定，男子行九阳数，女子行六阴数。

⑤调颈肩：双手按揉颈部肌肉、枕骨骨缝，然后提拿肩颈，大拇指置于锁骨窝，另四指放于肩部，重力在四指。

⑥松肩胛：按揉肩颈，点按肩井、肩贞穴，分别提拿按揉双侧手臂肌肉。

⑦操作完毕后，盖好干净毛巾以防受凉。

2. 拔：通络。以精致艾绒粉和低筋面粉用水混匀，调成糊状制成药面饼；在中医辨证论治基础上选择相应穴区或部位，充分暴露拔罐部位；在拔罐局部敷以药面饼，中间留孔直径约 1cm；以百年祖传药酒为点火介质，均匀喷至陶罐内壁，点火将陶罐吸附于拔罐部位，使药酒经皮部给药渗透至深部病灶，以疏经通络。拔罐 10 分钟后取罐，用干净毛巾擦净，盖上保暖巾以防受凉，平躺 5 分钟后再缓慢起身。

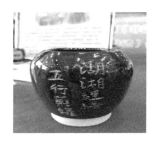

图 17-1　五行陶药罐

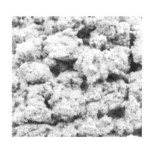

图 17-2　艾绒

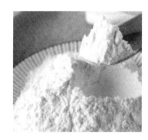

图 17-3　面粉

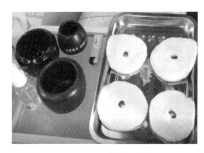

图 17-4　制作面饼

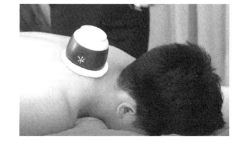

图 17-5　拔罐

3. 灸：温阳。取罐后，暴露施灸部位。采用中医外治法与现代药物导入方法相结合，将秘制泥灸置于患者相应的穴区，于穴区上方予以红外线理疗。灸毕，取下泥灸，用干净毛巾擦净，盖上保暖巾以防受凉，平躺 5 分钟后再缓慢起身。

4. 收：调气。

①灸毕起身，自然站立，同时左掌上托，左臂外旋经面前上穿，随之臂内旋上举至头的左上方，肘关节微屈，力达掌根，掌心向上，掌指向右；同时，右掌微上托，随之臂内旋下按至右髋旁，肘关节微屈，力达掌根，

掌心向下，指尖向前，动作略停；目视前方。

②松腰沉髋，身体重心缓缓下降；两腿膝关节微屈；同时，左臂屈肘外旋，左掌经面前下落于腹前，掌心向上；同时右臂外旋，右掌向上捧于腹前，两掌指尖相对，相距约 10cm，掌心向上；目视前方。

③右掌上托，右臂外旋经面前上穿，随之臂内旋上举至头的右上方，肘关节微屈，力达掌根，掌心向上，掌指向右；同时，左掌微上托，随之臂内旋下按至左髋旁，肘关节微屈，力达掌根，掌心向下，指尖向前，动作略停；目视前方。

④松腰沉髋，身体重心缓缓下降；两腿膝关节微屈；同时，右臂屈肘外旋，右掌经面前下落于腹前，掌心向上；同时左臂外旋，左掌向上捧于腹前，两掌指尖相对，相距约 10cm，掌心向上；目视前方。

以上为一组，每次做三组，熟练后亦可配合呼吸，上举吸气，下落呼气。

## 四、注意事项

1. 施术者应严肃认真，专心致志，精心操作。操作前应向患者说明施术要求，消除恐惧心理，取得患者的合作。

2. 临床施灸应选择正确的体位，要求患者的体位平正舒适，既有利于准确选定穴位，又有利于拔罐的顺利完成。

3. 在拔罐时，要注意患者承受能力，以免因吸附力过大造成局部皮肤损伤。

4. 拔罐过程中，要随时了解患者的反应，若患者感觉吸附力过大，可将药罐轻轻松气，降低负压以减轻吸附力度。

5. 拔罐后若局部出现水疱，只要不擦破，可任其自然吸收。若水疱过大，可用消毒针从水疱底部将其刺破，放出水液后，再涂以甲紫。

6. 施术的诊室，应注意通风，保持空气清新，避免烟尘过浓，污染空气，伤害人体。

## 五、临床验案

### 验案1：腰痛案

王某，女，37岁，2017年7月初诊。主诉：腰部沉坠痛2月余。病史：2个月以来，腰部酸困重坠热痛，夜间加重，与气候变化无关。端坐位腰骶部沉坠痛，侧卧位近床褥处疼痛。伴有白带量多，心悸气短，全身沉痛，食欲不振，手足心热等症状。劳累后疼痛加重，不能起床。月经提前4～5天，经前小腹疼痛。体胖面黄，舌苔薄黄，脉濡数。

**中医诊断：**腰痛。**西医诊断：**功能性腰痛。

**辨证：**湿热蕴结。**治则：**清热除湿，通经止痛。

**处方：**湖湘五行陶药罐疗法。

**取穴：**脾俞、肾俞、膀胱俞、委中。

**操作：**按标准操作步骤操作。

**按语：**腰痛是指患者自觉一侧或双侧腰部疼痛、活动受限，或疼痛连及下肢，主要由感受外邪、腰椎或腰部软组织慢性劳损、跌仆损伤、劳欲过度等因素引起。观本案患者或因感受湿邪，或因久食辛辣、肥甘厚味之品，导致体内湿邪停滞，而后湿邪化热、湿热互结，出现筋脉阻滞，导致机体气血不通，发生腰背脉络失养，出现腰痛。湿性重着黏滞，故端坐时腰沉坠痛，侧卧时近床褥处沉坠痛；湿困脾胃，使脾胃纳运失职，故出现食欲不振；湿热瘀阻，脾色外现故见面发黄；湿热下注，故见溲黄、带下多，每在劳累后恶寒发热、身痛，是因劳倦内伤之故。湿热阻遏胞宫，冲任失调，故经前腹痛和经期提前。结合患者体胖多湿，舌苔薄黄，脉濡数等，乃属湿热之征，故辨证为湿热蕴结，气短、心悸、倦怠乏力等，与病久体虚和纳食减少有关。治疗上以清热除湿、行气活血、通络止痛为主。

轻推开穴法意在行气，气为血之帅，气行则血行，祛血中瘀滞，以促进气血运行，血通气畅，通则不痛。选穴时以足太阳膀胱经腧穴为主，膀胱经十二个背俞穴是五脏六腑经气所输注的部位，脾俞、肾俞、膀胱俞在腰背部，可疏通腰背部之经气，宣通局部之壅滞。湿热浊邪致病易伤脾胃，故在整个治疗过程中需顾护脾胃，忌清利太过，故选脾俞健脾利湿；肾俞有培补元气，壮腰健肾之效，主治腰痛。膀胱俞为局部取穴疏通局部气血，且分利下焦湿热，有活血通络止痛之功；委中是足太阳膀胱经的合穴、下合穴，循经远取以通调足太阳经气，取"腰背委中求"之义，是治疗腰痛效穴。诸穴同用，共奏清利湿热，通经活络，活血止痛的功效。在开穴之后，利用拔罐的吸附以及药面饼的作用促进药物渗透入腧穴，从而达到祛湿除热、疏经通络、活血止痛的治疗作用。雷火灸又叫雷火神灸，是用中药粉末加上艾绒制成艾条，施灸于穴位上的一种灸法。

本案中采用雷火灸条以行温和灸，利用艾绒、药物燃烧时的热量，通过悬灸的方法刺激相关穴位，其热效应激发经气，使局部皮肤机理开放，药物透达相应穴位内，一则"温通"局部气血经络，起到疏经活络、活血止痛的作用；二则补益脾肾，以通达补，相得益彰。湿热合病，热易清、湿难去，且湿邪容易反复致病，受天气、饮食、劳累等影响明显，多数患者腰痛症状缓解后，仍存在湿浊之象，故在一推开穴、二拔通络、三灸温阳之后，还要配合运动疗法，以催动经气的运行，引导经气到达病所，故要进行四收调气，以增加健脾祛湿效果。推拿、艾灸、中药、拔罐的联合运用极大地提高了临床疗效。

### 验案 2：胃痛案

方某，女，39 岁，2018 年初诊。主诉：胃痛数年。病史：数年前因劳累久饥后生气而得。每于饥饿、生气时胃脘疼痛，痛处喜按，按之痛减，进食后疼痛缓解。伴有嗳气吞酸，气短乏力，欲屈曲侧卧，伸直腰时自觉气短腹部空虚，脉弦细。

**中医诊断**：胃痛。**西医诊断**：慢性浅表性胃炎。

**辨证**：脾胃虚弱，夹气滞胃腑。**治则**：疏肝和胃、行气止痛。

**处方**：湖湘五行陶药罐疗法。

**取穴**：中脘、期门、梁丘。

**操作：**按标准操作步骤操作。

**按语：**胃痛，是以胃脘部疼痛为主要症状的疾病，感受外邪、饮食所伤、情志失调等皆可致病，基本病机不外乎虚实两端，一者胃气郁滞，失于和降，不通则痛，一者脾胃虚弱，不荣则痛。本例胃痛系劳累久饥所致，劳则气耗，日久则脾胃气虚，胃气虚则和降失职、脾气虚则运化失司，加之久饥则脾胃生化乏源，气血亏虚益甚；脾胃位于中焦，五行属土，肝为刚脏，体阴而用阳，喜条达而恶抑郁，五行属木，脾胃本虚，土虚木亢，生气时，肝气郁滞、横逆犯胃。脾胃虚弱，则见胃脘空痛发作，痛处喜按，食后胃痛减轻，并伴有气短乏力，欲屈曲侧卧，伸直腰部则更觉气短腹而诱发等为气虚症状。肝气犯胃，气滞胃腑，则见每逢生气胃脘疼痛发作，兼夹嗳气吞酸等肝气郁滞症状。脉细弦亦为土虚木乘，脾胃虚弱中夹肝实之象。结合患者舌脉症，辨证胃痛之脾胃虚弱，夹气滞胃腑证，治疗以疏肝和胃、行气止痛为主。

"客于脉中则气不通，故猝然而痛"，气血凝滞、运行不畅，此即不通则痛；"人之一身，必赖气血营养，惟营血不足，斯络遂空虚，而诸痛俱作"，气血亏虚，脏腑经络失于荣养，此为不荣则痛。机体气血失和，是疼痛发生的重要病机。本例胃痛以不荣则痛为主，兼有不通则痛。故治疗侧重和胃止痛，辅以疏肝行气。中脘穴归任脉穴位，为胃经募穴、八会穴之腑会，具有疏肝养胃、消食导滞和胃健脾的功效，是治疗胃腑病证的佳穴；此外，中脘位于胃脘邻近部位，"腧穴所在，主治所及"，根据腧穴近治作用规律，中脘穴亦可用于胃痛。梁丘为足阳明胃经穴位，为胃经郄穴，乃足阳明胃经气血在四肢深聚的部位，具有调理胃气、和中止痛的功效，善治急性胃腑病证；此外，"经脉所过，主治所及"，梁丘穴为循经远取，可远治胃痛。临床上，中脘、梁丘为治疗胃痛的常用配伍穴位。期门为肝经之募穴，为肝脏经气聚集会合于胸部的部位，具有疏肝理气、和胃降逆的功效。取穴精简，疗效专一；肝胃同调，但以和胃止痛为主。故取治胃、疏肝之要穴：中脘（胃之募穴）、期门（肝之募穴）、梁丘（胃经郄穴），共奏温胃和中、行气止痛之功，标本兼顾，重在行气止痛，主次分明，重点突出。

　　"湖湘经络五行陶药罐"疗法，以湖湘针推流派理论为基础，包括"五经配伍，经脉脏腑相关，艾灸的温通温补效应"理论，结合了拔罐、中草药、经络推拿、艾灸等方法。它利用陶药罐的吸附以及药面饼的作用促进药物渗入腧穴发挥作用。定制化的中草药配方和艾灸治疗方案，能为患者提供针对性更强的、个性化更鲜明的医疗服务，较之于常规拔罐疗法，具备通经活络、行气止痛功效的同时，兼具调补阳气，平衡五脏，提升修复力、免疫力。本例胃痛选取胃经、肝经配伍，一者补阳益气以治本，一者活血通络、行气止痛，调和肝胃以治标，标本兼顾。

# 第十八章　湖湘扶阳罐温刮温推疗法

## 一、技术简介

湖湘扶阳罐温刮温推疗法是运用带有热能、磁场和红光的温灸磁疗红光罐在身体表面进行温灸、有温刮痧和有温推拿，从而达到治疗相关疾病的一种外治疗法。

### （一）特点

湖湘扶阳罐温刮、温推疗法及其调理技术不仅保持了中医传统外治法的特色，还创新了中医非药物治疗方法的运用。实现温刮、温灸、温推、推拿、红光、热能、磁场、红外线八项功能合一。

1.温刮功能：扶阳罐温刮是对传统刮痧的传承与创新。所谓温刮，就是在特定温度下带有多种能量的刮拭。运用温热的罐体温刮经络、温灸穴位，既具备了去毒邪于体外的功效，又运用了温灸中补护正气的功能，使在去除体内毒邪的同时不耗损体内正气。使用扶阳罐循经刮痧，出痧快，痧印消退快，并且刮拭时舒适，无疼痛感，祛邪而不伤正。

2.温灸功能：扶阳罐底面积大，循经找穴更加容易，且无艾灸烫伤之弊，免除了烟熏火燎的窘况。而且罐体小巧、移动方便，既可循经络调理，也可进行局部穴位调理。

3.温推功能：以温热的罐体在经络上推走，达到温通经络、祛风散寒、行气活血、消肿止痛等作用。

4.推拿功能：用扶阳罐做推拿，可以减轻施术者的工作强度，因扶阳罐的温热效应和磁场作用，可以使肌肉组织更容易放松，施术的部位更快提高组织温度，促进新陈代谢，改善血液循环，激发脏器功能。有温点、温滚、温拨、温拍、温揉等不同手法。

5. 红光功能：红光治疗是光化学作用，可以促进细胞合成，促进伤口和溃疡的愈合，促进毛发的生长，促进骨折愈合，加速受损神经的再生，同时也增加白细胞的吞噬作用。因而在临床上可以治疗多种疾病，对多种亚健康状态的调理有极其显著的效果。

6. 热能功能：有温经散寒，行经通络的功能。热能可使体表温度升高，皮下组织舒展，痉挛的毛细血管松弛、扩张，血流加快，新陈代谢旺盛，促进病变部位组织活血、化瘀、生肌、消炎、消肿、止痛及瘢痕组织软化等。能够有效改善组织营养状态，提高机体免疫力。

7. 磁场功能：能降低末梢神经的兴奋性，提高痛阈，对创伤性、神经性、炎症性疼痛有一定的镇痛作用；能改善睡眠状态，延长睡眠时间，调整血压作用明显；可促进血液循环，改善微循环，加速炎症渗出物吸收消散，对皮肤或皮下血肿的消肿作用效果较好；对括约肌、平滑肌、骨骼肌有解痉作用，对慢性支气管炎引起的支气管痉挛有较好的缓解作用。

8. 红外线功能：有改善血液循环，软化血管的作用，能够有效改善组织营养状态，快速将体内废物排泄，缓解或消除疼痛，增强组织活力，提高免疫力。

## （二）理论基础

1. 扶阳学说："扶阳"一词具有宣通、保护、温助、调理阳气，从而使人体阳气宣通、强盛之含义。如病邪有伤阳之势则以防为急务，用阻断损阳病机的措施，阳虚者大剂量温扶其阳，阳郁者则宣散其阳，阴阳之气不相顺接者则扶阳而使其通达，阳气不达则枢转其阳气以达邪等。阴阳学说是中医学的理论核心，扶阳学说，没有脱离阴阳的学说的基本理论。扶阳学说，中医阴阳学说的核心，存在阳主阴从的关系，阳气是机体生命活动的原动力，人体的阳气存之则生，失之则死。

2. 温热效应：中医学认为热疗有温经散寒、行经通络、活血化瘀、散寒除湿、止痛行气活血等作用。热能可使体表温度升高，皮下组织舒展，痉挛的毛细血管松弛、扩张，血流加快，新陈代谢旺盛，促进病变部位组织活血、化瘀、生肌、消炎、消肿、止痛及瘢痕组织软化等。热疗使局部血量增多，白细胞数量增加，吞噬能力增强和新陈代谢加快，使局部营养状态改善，机体局部或全身的抵抗力和修复力增强。

3. 红光效应：红光治疗是光化学作用，被照射的机体产生重要的生物效应及治疗效果。细胞中线粒体对红光的吸收最大，红光照射以后，可以使线粒体的过氧化氢酶活性增加，这样可以增加细胞的新陈代谢，使糖原含量增加，蛋白合成增加和三磷酸腺苷分解增加，因而它可以促进细胞合成，可以促进伤口和溃疡的愈合，促进毛发的生长，促进骨折愈合，加速受损神经的再生，同时也增加白细胞的吞噬作用。

## 二、适用范围

扶阳罐温刮温推疗法适用于畏寒、疲劳、肩颈疼痛、腰酸背痛、经前乳胀、腹胀、耳鸣、头痛、便秘、肠胃不适、失眠等亚健康状态，或者寒湿阻滞、经络不通所致的颈椎病、腰椎病、风湿关节炎、痛经、月经不调、带下病等疾病状态。

## 三、技术操作

### （一）施术前准备

操作前准备好扶阳罐，对扶阳罐进行清洁、消毒并插上电源预热 3 ～ 5 分钟。操作过程中感觉罐底部温度较烫时，可在相应穴位周围进行温推散热，以保证操作时的罐底部温度适宜。

1. 穴位定位：符合《经穴名称与定位》（GB/T12346—2021）的规定。（注：具体疾病选穴可根据临床具体情况选取）

2. 体位选择：根据施术的部位，选择患者舒适、医者便于操作的治疗体位。常用体位：仰卧位、侧卧位、俯卧位、俯伏坐位、侧伏坐位。

3. 环境：卫生要求应符合《医院消毒卫生标准》（GB15982—2012）的规定，保持环境安静，清洁卫生，避免污染，温度适宜。

4. 消毒：①部位消毒：施术前应该对受术者部位进行消毒，操作区消毒可用 0.5% ～ 1% 碘伏的棉球在操作部位由中心向外做环行擦拭消毒。②术者消毒：施术者双手应用肥皂或洗手液清洗干净，再用速干手消毒剂消毒。

## （二）施术方式

1. 扶阳罐温灸：手持扶阳罐在相应穴位停留、温熨。动作要领：术者手持扶阳罐，稍用力，以罐底硅胶平面接触皮肤进行稍长时间的温灸、温熨，并可做轻柔和缓、螺旋形的揉动，至局部皮肤潮红。扶阳罐温灸在全身的经络穴位都可以应用。

2. 扶阳罐温推：以温热的罐底面着力进行不同方向直线或弧线推动。动作要领：术者手持扶阳罐，以温热的罐底面接触体表，按循行方向罐前四分之一稍抬起，沿经络或体表循行，操作时力度重而不滞、轻而不浮，路线不偏斜、不跳跃，缓慢地进行推罐，达到局部潮红或者轻微出痧。

3. 扶阳罐点按：以扶阳罐罐底陶瓷部分着力，在体表腧穴或一定部位上，逐渐往下用力，按而留之。动作要领：术者握住扶阳罐上部，罐体与体表形成一定角度，相对应的另一陶瓷边缘以点接触体表穴位、阳性反应点或椎间。垂直用力，力度由轻到重。在点按时，不可以有移动，力度要渗透，由浅入深。

4. 扶阳罐温刮：术者手持扶阳罐，以罐底陶瓷边缘成 45° 接触皮肤进行直线或弧线刮拭，一般每个部位刮拭 10 ～ 30 次，以皮肤潮红或者出痧为度。扶阳罐温刮可以采用轻、重、缓、急不同刺激量的手法，虚者补之，实者泻之。补法就是使用较轻的力量移动罐体进行刮拭，作用于施术部位缓慢而线路较长的方法。泻法就是重而有力作用于施术部位快速而线路较短的方法。

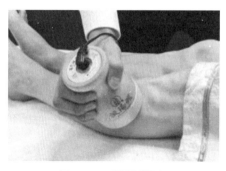
图 18-1　扶阳罐温灸

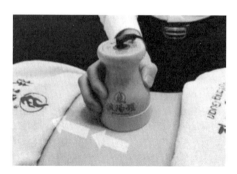
图 18-2　扶阳罐温推

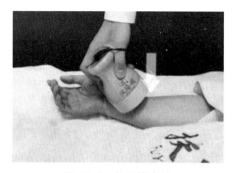
图 18-3　扶阳罐点按

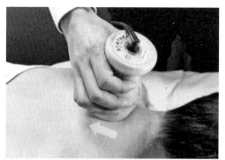
图 18-4　扶阳罐温刮

## （三）施术后处理

1.施术后的正常反应：施术后，施术局部皮肤多有红晕灼热感，无须特殊处理，保持施术部位洁净，避免表皮溃疡引发感染。

2.施术的善后与处理：若施术过程中对表皮基底层以上的皮肤组织造成灼伤可发生水肿或水疱。如水疱直径在 1cm 左右，无需任何处理，待其自行吸收即可；如水疱较大，大于 1cm，可用消毒针剪刺破或剪开疱皮放出水疱内容物，并剪去疱皮，暴露被破坏的基底层，涂搽消炎膏药以防止感染；若情况严重，请专科医生协助处理。

## 四、注意事项

1.对经络、穴位的确定，可以根据身体状态和疾病的症状，参照相关专业指导进行辨证选穴或辨体选穴。

2. 在使用过程中，罐底部温度高，请放置在护温底座上，不要乱摆放，以免烫伤。调理时，温度不可过高，必要时可铺上理疗巾，防止烫伤。

3. 不要在潮湿环境下使用。调理时非定灸型产品定灸以 15 秒左右为宜。每次调理时间不宜超过 60 分钟。

4. 使用扶阳罐理疗时，需要涂抹配套的草本油或按摩精油、按摩膏等介质，以增加润滑和保护皮肤。但皮肤或体质敏感者，使用前要进行敏感测试，在前臂内侧或耳后涂抹 24 小时后，无红斑和异常感觉即可正常使用。

5. 配合介质油使用，有气味和脏物残留时，需先拔下电源插头，用刷子或用棉布沾湿擦抹、清洁刮痧头。

6. 理疗完毕，要对扶阳罐及时进行清洁，将罐底和导线上残存的介质油擦抹干净，必要时可使用 75% 乙醇擦抹消毒。

7. 温刮后皮肤出现潮红、紫红色等颜色变化，或出现粟粒状、丘疹样斑点，或片状、条索状斑块等形态变化，并伴有局部热感或轻微疼痛，都是刮痧的正常反应，数天后可自行消失，一般不需进行特殊处理。

8. 调理后最好饮一杯温水，不宜即刻食用生冷食物，出痧后不宜立即洗澡。

9. 建议专人专罐使用。

## 五、使用禁忌

1. 严重心脑血管疾病（尤其带有心脏起搏器患者），肝肾功能不全者。身体植入金属的患者。

2. 孕妇，月经量大或月经周期延长妇女月经期间的下腹部及腰骶部。

3. 传染性皮肤病或皮肤有破损处。

4. 血小板减少性紫癜，白血病及血友病等出血性疾病及有出血倾向者。

5. 外伤性骨折，严重水肿者、危重疾病患者。

6. 精神紧张，过饥过饱及饮酒后。

7.3 个月以下婴儿。

8.为了避免对人体烫伤,生活不能自理或对热疗不敏感的患者。

## 六、临床验案

### 验案 1:颈椎病案

刘某,男,47 岁,公司职员,2017 年 11 月 12 日初诊。主诉:颈痛伴左侧上肢麻木 3 个月,加重 7 天。病史:患者 3 个月前因吹空调出现颈痛伴左侧上肢麻木,当时未予以重视,自行热敷能缓解疼痛,7 天前,因受凉症状加重,欲求中医灸法治疗,但有点惧针,拒绝针刺治疗。现症见:颈部酸痛,活动受限,以旋转活动受限明显,有明显压痛点,左侧上肢麻木,夜间加重,睡眠欠佳,饮食可,二便调,舌质淡紫,苔薄白,脉沉细。查体:颈椎生理曲度变直,C3 ~ C7 棘突旁压痛(+),左侧臂丛牵拉试验(+),椎间孔挤压试验(+),双上肢皮肤浅感觉正常,双上肢肌力正常,生理反射存在,病理反射未引出。颈椎 MRI 示:颈椎生理曲度变直,C4 ~ C6 椎体后缘骨质增生,C4/5 ~ C6/7 椎间盘左后突出。

**中医诊断**:项痹。**西医诊断**:神经根型颈椎病。

**辨证**:风寒痹阻。**治则**:祛风散寒,温经通络止痛。

**处方**:扶阳罐治疗为主。

**取穴**:以颈项部局部取穴为主。大椎、天柱、后溪、颈椎夹脊、颈百劳、至阳、阿是穴。

**操作**:患者摆好体位,暴露穴位,按照扶阳罐温灸、扶阳罐点按、扶阳罐温刮要求常规操作,每 3 天 1 次,10 次为 1 个疗程。

**12 月 12 日二诊**:扶阳罐疗法治疗 1 疗程(10 次)后,患者颈部酸痛明显减轻,活动受限改善,左侧上肢麻木明显减轻,睡眠尚可。继续扶阳罐疗法每 3 天 1 次,10 次为 1 个疗程。

**2018 年 1 月 12 日三诊**:患者继续 10 次扶阳罐疗法治疗后,患者颈部酸痛仅偶有轻微酸胀疼痛，左侧上肢麻木消失。嘱患者适当增加颈背部肌肉锻炼，避免长期低头姿势，以防止颈部过度劳累，避免风寒刺激。另嘱患者每周 1 次扶阳罐治疗以巩固疗效，2 个月后随访，患者颈部仅在长时间伏案工作后出现轻微酸胀，扶阳罐治疗后疼痛可消失，颈部活动尚可，左侧上肢无麻木，病情未反复。

**按语：**颈椎病属中医学的"痹证""项痹"范畴，多为虚实夹杂之证，常因风、寒、湿、热等外邪乘虚侵袭机体，而致肝脏精气不足、肾阳虚衰，气滞血瘀；或因颈部肌肉过度劳损，气血运行不畅，经脉痹阻不通。本案中患者因感受风寒之邪，颈项部局部气血运行凝滞，经络不通，不通则痛，发为本病；治以祛风散寒，温经通络止痛。《黄帝内经》曰"凡阴阳之要，阳密乃固"，扶阳罐疗法源自清代名医郑钦安所创立的扶阳学说，以扶阳罐辅助扶正阳气，缓解疼痛，恢复颈部气血运行，通络止痛。扶阳学派主张"扶阳、运化"思想，注重心神合一，疏通经络，平衡阴阳，提高神气，以达到"正气存内，邪不可干"的结果，其理论的核心内涵是重视人体阳气，主张"阳主阴从"论，治法强调直补元阳。本案运用扶阳罐祛风散寒，温经通络，温通颈项部局部经络，促进局部气血运行，从而达到止痛的作用。

督脉统摄一身阳经经气，大椎穴作为"三阳督脉之会"，以此穴作为督脉推刮的起始点；督脉气血于至阳穴吸热后化为阳气，能够壮阳益气，以此作为结束点。同时，依据经络近治作用，再取颈项部局部穴位如大椎、天柱、后溪、颈椎夹脊、颈百劳，疏调局部经络，恢复局部气血运行。肌肉压痛点又被称为阿是穴，灸疗此处能够达到舒筋通络、缓解疼痛的目的。扶阳罐疗法以扶阳理论为基础，在继承传统罐疗、刮痧和灸疗作用的基础上，加入了磁疗和红外线功能，以患者能接受的力度和温度推、刮、灸上述穴位，能起到良好的温经通络止痛的作用。长期伏案或低头工作者，要注意颈部保健，工作一两个小时后要活动颈部或自我热敷按摩局部，放松颈部肌肉。注意颈部保暖，避免空调风直接吹颈项部，避免风寒之邪侵袭。

### 验案 2：乳癖案

吴某，女，29 岁，2018 年 8 月 6 日初诊。双侧乳腺疼痛 2 年余，加重 3 个月。患者 24 岁结婚，婚后生 1 女，2 年多来每次月经前 1 周出现双乳胀痛，近 3 个月来，因受凉及情绪波动较大，疼痛加重而来诊治。刻诊：面色晦暗无华，畏寒肢冷，食纳、夜寐、二便尚可。上次月经：2018 年 7 月 12 日。两侧乳房对称，乳房触诊：触及数条长条状结节，质偏软，有压痛，腋下淋巴结不肿大，舌淡，少苔，脉沉迟。经当地医院乳腺彩超检查诊断为双侧乳腺小叶增生。

**中医诊断**：乳癖。**西医诊断**：乳腺小叶增生。

**辨证**：阳虚寒厥，阴寒内凝。**治则**：温阳散寒，化痰散结。

**处方**：拟予以扶阳罐疗法治疗。

**取穴**：局部阿是穴为主。

**操作**：患者摆好体位，暴露穴位，按照扶阳罐温灸、扶阳罐点按、扶阳罐温刮要求常规操作，每 3 天 1 次，10 次为 1 个疗程。

**9 月 6 日二诊**：扶阳罐疗法治疗 10 次后，乳腺疼痛减轻，双侧乳腺触诊长条状结节较前变软。继续扶阳罐疗法每 3 天 1 次，10 次为 1 个疗程。

**10 月 6 日三诊**：继续 10 次扶阳罐疗法治疗后，9 月 9 日月经来潮前 3 天双乳阵发性胀痛但疼痛较前减轻，面色较前好转，畏寒肢冷明显改善，食纳、夜寐、二便尚可。双侧乳腺触诊长条状结节较前变少变软。继续扶阳罐疗法每 3 天 1 次，10 次为 1 个疗程。

**11 月 6 日四诊**：继续 10 次扶阳罐疗法治疗后，10 月 10 日月经来潮前 2 天双乳阵发性轻微胀痛，面色红润，手足温暖，双侧乳腺触诊长条状结节明显减少，且较前变软。继续扶阳罐疗法每 3 天 1 次，10 次为 1 个疗程。

**12 月 6 日五诊**：11 月 13 日月经来潮，双乳无胀痛，面色红润，手足温暖，双侧乳腺触诊少量长条状结节，质软。继续扶阳罐疗法月经前 1 周治疗 1 次巩固疗效，1 个月 1 次，连续治疗 2 个月。

**2019 年 2 月 5 日六诊**：双乳无疼痛，面色红润，手足温暖，双侧乳腺质软，未触及结节。复查乳腺彩超示：未见明显异常。

3 个月后随访，患者诉未发乳腺疼痛，病情未反复。

**按语：**乳腺小叶增生病属于中医"乳癖"范畴，主要由情志所伤，肝脾肾功能失常，冲任失调，气结血瘀、痰凝郁聚所致。本案中患者感受外寒之邪，加之情志不畅，肝气郁结，寒凝乳络，气血运行不畅，不通则痛，发为乳癖，结合舌脉象，辨证为阳虚寒厥、阴寒内凝证，治宜温阳散寒、化痰散结。针对乳癖的特征，借助扶阳罐的温热力，透过穴位表皮经络的传导而迅速发挥温通气血，扶正祛邪的功效，改善和加强亚健康状态的调理作用。扶阳罐将温灸、温刮、温推及红外线、磁疗联合应用，"温通法"与"电磁疗法"相结合，对肝经、脾经、胃经穴位进行全面调整疏通，并配合局部温推、温刮，协调阴阳及调整脏腑，起到疏肝、健脾、和胃、固肾、调冲任，恢复经络气血通畅，肝气通畅，散结解郁，疏通乳络，消痰软坚，消肿散结的功效。西医学认为，乳腺增生病患者乳房月经期前疼痛加重症状是由于孕激素及催乳素水平在黄体期时升高，导致乳腺腺泡内腺上皮增生和乳腺充血，因此，直至月经来潮前 1 周予扶阳罐治疗，是治疗本病的最佳时机，另外因乳腺柔软，施灸时应注意力度适中，以防损伤乳络。扶阳罐集合温刮、温灸、推拿三大理疗方法于一体，简便有效，治疗乳腺小叶增生疗效独特，值得推广应用。注意畅情志，保持愉悦的心情；忌食发物及生冷刺激食物等，适量运动锻炼。

# 第十九章　彭氏小儿扁桃体炎七星灯火灸法

## 一、技术简介

灯火灸法是指用灯心草蘸植物油点燃后在穴位上直接点灼的灸法，俗称烧灯火、爆灯火或七星灯火、灯草灸、油捻灸、打火灸等，是流传于我国民间的一种古老疗法，属于传统中医灸法的一种，为烧灼灸法之一。明代李时珍《本草纲目》卷六记载："灯火，主治儿惊风、昏迷、搐搦、窜视诸病，又治头风胀痛。"清代陈夏正《幼幼集成》对这种灸法评价甚高，认为是"幼科第一捷法"。

彭氏小儿扁桃体炎七星灯火灸法是用燃烧浸泡过多种中药药液的灯心草，灸触患者7个相应穴位，通过热刺激，激发经气，疏通经脉，促进血气运行，增强免疫力，达到防病治病的目的，是湘潭彭文家祖传的一种传统疗法。

### （一）特点

1. 特定时间施治：最佳时间为每年农历的五月初五、十五、二十五日。农历五月初五即传统的端午节，又称端阳节，是时阳气上升，万物繁衍，在黄道中是代表太阳的节日。此时因人体在外的皮肤最盛、腠理开泄，灸穴调阳可助机体"启门驱贼"之功；在内的脾胃相对较弱、灸穴调阳可以顾护体内阳气，此后不惧阴寒之气的侵蚀。

2. 特定穴位施灸：以大椎、翳风、太阳、陶道等头颈部穴位作为基础施灸腧穴，这些穴位具有祛风散邪、通阳之功，通过经络的传导和调整，达到祛邪和扶正强身的目的。经现代研究发现，灸触这些穴位可增强机体细胞的免疫功能。根据患者不同临床症状，辨证加穴，如咳嗽加天突、肺俞、风门；哮喘加膻中、定喘、肺俞、肾俞等；扁桃体炎加扁桃体专穴、颊车穴等。

3. 特定的灸材：施灸所取灯心草切寸长，端午节正午时，用黄芪、白术、丹参、三七、桂枝、白芍、冰片等十多味中药，煎取药液浸泡，出午时取出灯心草，自然风干闭藏备用。

## （二）理论基础

灯火灸，又名灯草灸、爆打火，是以中医经络学说为理论依据，采用灯心草蘸植物油点燃，灼灸相应的穴位，当听到"啪啪"的爆破声，瞬间火焰熄灭的一种治疗方法。灯火灸疗法最早见于明代李时珍《本草纲目》，其中记载"以灯心蘸麻油点灯焠之"。灯火灸疗法属于中医热灸疗法之一，《神灸经纶》有曰："夫灸取于火，以火性热而至速，体柔而用刚，能消阴翳，走而不守，善入脏腑，取艾之辛香作炷，能通十二经，入三阴，理气血，以治百病。"

灯心草的干燥茎髓，具有清心除烦，清热利尿等作用，能降心火，通气。灯心火灸是用灯心草浸茶油点燃后灸一定穴位或部位，使机体直接受到温热刺激，通过经络传导，激发经气，疏通经脉，促进气血运行，调整人体脏腑功能，扶正祛邪，调节气血阴阳回归平衡，迅速提高人体免疫功能。其具有温经散寒，通痹止痛，疏风解表，行气活血，散结消肿，温阳补虚，降逆平肝等作用。同时，灯火灸的刺激作用，可使局部血管扩张，促进血液循环，改善周围组织营养，从而起到消炎退肿的作用。

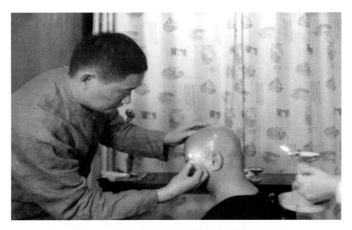

**图 19-1　彭氏小儿扁桃体炎七星灯火灸法**

彭氏小儿扁桃体炎七星灯火灸法运用灯心草吸附性强的特点，用温阳益气之品浸泡再蘸油点火，点灼腧穴，首先通过温热刺激，促使特定穴位皮肤腠理开泄，同时携入温阳益气之药性，借助热疗入穴渗透，不仅顾护机体阳气，又兼"启门驱贼"之功，从而获得补正而不恋邪、驱邪而伤正的攻补兼施之效。

彭氏小儿扁桃体炎七星灯火灸法涵盖了治未病的临床意义，即"未病先防，既病防变"，以预防为主。根据中医"春夏养阳"的理论，充实人体阳气，保持机体阴阳平衡，以强身健体为目的。对于长期反复发作的扁桃体炎患儿，端午期间施以彭氏七星灯火灸疗法，能及时阻断其发病规律，即通过对经络的刺激和药物作用于经络穴位，起到机体识别和清除外来抗原物质及自身变性物质，维持机体内外环境相对恒定的一系列保护性反应，提高机体免疫功能，从而在根本上防止扁桃体炎的复发。

## 二、适用范围

彭氏小儿扁桃体炎七星灯火灸法适用于急慢性咽喉炎、扁桃体炎、鼻炎、鼻窦炎、顽固性咳嗽、哮喘、腮腺炎、头痛及常年反复感冒等，对成人亦有效。

## 三、技术操作

### （一）施术前准备

1.材料准备：灯心草数根，植物油 1 瓶，油灯 1 个，点火器 1 个，消毒药棉 1 包，消炎膏 1 瓶，络合碘消毒液 1 瓶。

2.体位选择：七星灯火灸之前，注意选取适当的体位，使受术者感觉舒适，术者取穴容易，施灸能顺利进行。

3.施灸顺序：总的原则是遵循"先灸阳后灸阴，先灸上而后下，先灸头身后灸四肢，先灸少后灸多"的施灸顺序进行。但在施灸时可根据实际需要，灵活掌握，不必拘泥。

## （二）施术方式

彭氏小儿扁桃体炎七星灯火灸法的施灸过程与传统灯火灸无异，一般有如下几种：

1. 明灯灸法：取备用灯心草，蘸茶籽油点燃后，直接点触穴位，点触瞬间发出"啪啪"声，迅速撤离。用于成人或常穴。

2. 熄灯灸法：取备用灯心草，蘸茶籽油点燃后再吹灭，用灯心火余烬雀啄般点触 3 ～ 5 次。用于惧火者、儿童及娇嫩皮肤腧穴。

3. 指温灸法：取备用灯心草，蘸茶籽油点燃后，术者将指腹置于灯火上方，触感火热，旋即把指腹移热于腧穴上熨灼。适用于婴幼儿及面部腧穴。

4. 隔姜灸法：准备生姜薄片，将姜片置于所施腧穴，取备用灯心草，蘸茶籽油点燃后，在姜片上点灼 3 ～ 5 次。适用于惧火者、儿童及有毛发遮挡处腧穴。

## （三）施术后处理

1. 施术后的正常反应：施灸后，施灸局部皮肤多有红晕灼热感，无须特殊处理，保持施灸部位洁净，避免表皮溃疡引发感染，灸感多在灸后 3 小时内自行消失。

2. 施术的善后与处理：若施灸过程中对表皮基底层以上的皮肤组织造成烧伤可发生水肿或水疱。如水疱直径在 1cm 以内，不需任何处理，待其自行吸收即可；如水疱较大，大于 1cm，可用消毒针剪刺破或剪开疱皮放出水疱内容物，并剪去疱皮，暴露被破坏的基底层，涂搽消炎膏药以防止感染；若情况严重，请专科医生协助处理。

## 四、注意事项

1. 施术者应严肃认真，专心致志，精心操作。施灸前应向患儿家长说明施术要求，配合消除患儿恐惧心理，取得患儿家属及患儿的合作。

2.临床施灸应选择正确的体位，要求患儿的体位平正舒适，既有利于准确选定穴位，又有利于施灸的顺利完成。

3.在施灸时，要注意动作轻快、准确，以免造成皮肤及衣物的烧损。

4.灸后若局部出现水疱，只要不擦破，可任其自然吸收。若水疱过大，可用消毒针从水疱底部将其刺破，放出水液后，再涂以甲紫药水。

5.施术的诊室，应注意通风，保持空气清新。

## 五、临床验案

### 验案1：乳蛾案

王某，男，3岁，于2021年9月15日初诊。病史：其母代诉，患儿3天前外出游玩回来后诉咽喉疼痛，吞咽或咳嗽时疼痛加剧，吞咽不利。并伴发热，头痛，全身乏力，食欲减退。家长曾自行给予口服西瓜霜含片和阿莫西林，效果欠佳。患儿干咳（喉间时有咯咯声），腹胀纳差，大便燥结，夜间磨牙，躁动不安；舌边红、苔薄黄，脉沉弦。检查：体温38.5℃，心率138次/分，双侧扁桃体Ⅲ度肿大，可见黄白色分泌物。实验室检查：血常规白细胞$13.15 \times 10^9$/L、中性粒细胞比例82%、红细胞沉降率72mm/h、CRP为28.35mg/L。

**中医诊断**：乳蛾。**西医诊断**：急性扁桃体炎。

**辨证**：肺胃热盛。**治则**：泻热解毒，利咽消肿。

**处方**：彭氏小儿扁桃体炎七星灯火灸法治疗。

**取穴**：大椎、翳风、太阳、陶道、商阳、少商、颊车。

**操作**：以上7穴位，暴露对应穴位区域皮肤，并用75%乙醇消毒，取备用灯心草，蘸茶籽油点燃后再吹灭，用灯心火余烬雀啄般点触3～5次。每天治疗一次，3天为1个疗程。

**2021年9月18日二诊**：咽喉疼痛较前明显缓解，无明显吞咽不利，未发热。

**按语：** 扁桃体是具有免疫功能的外周淋巴样组织，是机体重要的防御器官。急性扁桃体炎属于儿童常见的感染性疾病，儿童发生急性扁桃体炎后，常出现畏寒、高热，进而发生抽搐、呕吐或昏睡等，具有明显咽痛，特别是吞咽时症状严重，甚至放射到耳部，导致幼儿烦躁哭闹；疾病导致扁桃体肥大，对呼吸造成严重影响，妨碍患儿睡眠，导致夜间惊醒。急性扁桃体炎主要发患者群为儿童，是小儿耳鼻咽喉和内科常见疾病，儿童由于身体未发育完全，免疫功能不强，因此急性扁桃体炎发生率较高。急性扁桃体炎属于中医学"乳蛾"的范畴，以其形似乳头，状如蚕蛾而得名。中医学认为本病多因肺胃热郁，火毒熏蒸，或因气滞血凝，老痰肝火结成恶血，或因肝肾阴津亏损，虚火上炎，病发于喉核，即扁桃体而成。

该患儿因起居照看不慎，感受外邪，外邪壅盛，乘势传里，肺胃受之，肺胃热盛，火热上燃，灼腐喉核而为病。商阳与少商二穴配合使用，少商为手太阴肺经井穴，属本经脉气所出，具有通经气、泄肺热、消肿痛、利咽喉之功，商阳为手阳明大肠经井穴，属本经脉气所出，具有解表退热、开郁散结之效，二穴配用，一清一解，相得益彰；翳风穴属手少阳三焦经穴位，位于乳突与下颌骨之间凹陷处，其经脉主治为"是动则病耳聋浑浑焞焞，嗌肿，喉痹"。刺激翳风穴具有疏风通络、散内泄热的功效。

### 验案 2：痄腮案

苏某，女，7 岁，于 2020 年 7 月 13 日初诊。家属代诉，患者 3 天前因不慎着凉后出现发热、畏冷，双侧腮部疼痛，曾就诊于我院急诊科，经诊断为流行性腮腺炎，予以退热、抗病毒处理后症状未见明显改善。为求尽快好转，遂前来求诊。刻下症见：双侧腮部肿胀疼痛，伴有发热、口渴，无咳嗽、无流涕，纳差，吞食则腮痛，寐欠佳，小便黄，大便调；查体：体温 38.6℃，心率：98 次 / 分，望其面色稍红，无汗，双侧腮部肿大，约 2cm × 2cm，局部压痛明显；舌苔薄白，舌边尖红，脉浮数。实验室检查：血常规白细胞 $10.15 × 10^9$/L、中性粒细胞比例 81.12%、红细胞沉降率 45mm/h、CRP 为 32.16mg/L。

**中医诊断**：痄腮。**西医诊断**：流行性腮腺炎。

**辨证**：邪犯少阳。**治则**：疏风清热，散结消肿。

**处方**：彭氏小儿扁桃体炎七星灯火灸法治疗。

**取穴**：大椎、翳风、太阳、陶道、角孙、颊车穴。

**操作**：以上7穴位，暴露对应穴位区域皮肤，并用75%乙醇消毒，取备用灯心草，蘸茶籽油点燃后再吹灭，用灯心火余烬雀啄般点触3～5次。每天治疗一次，治3天为1个疗程。

**2021年9月18日二诊**：咽喉疼痛较前明显缓解，无明显吞咽不利，未发热。

**按语**：急流行性腮腺炎中医学称为"痄腮"，俗称"蛤蟆瘟"，是以发热、耳下腮部肿胀疼痛为临床特征的一种急性传染性疾病。一年四季均可发病，但尤多见于冬春季节。好发于5～9岁的儿童，易于幼儿园及小学形成大面积暴发性流行。成年人发病者往往病情较重。绝大多数患者可获得终身免疫，一般预后良好，亦有极少数可并发睾丸炎、卵巢炎甚者可引起脑炎致昏迷、惊厥。中医学认为本病乃风温毒邪经口鼻而入，首犯肺卫。肺卫失宣，卫阳郁遏，故初起可见发热、恶寒、头痛、咽痛等肺卫表证；邪毒入里，内犯少阳经脉，少阳经脉失和，邪毒挟痰挟火壅阻于少阳、阳明经脉，郁而不散，与气血相搏，气血郁滞，经脉失于疏泄，结于腮部，而致腮颊漫肿实硬作痛。少阳与厥阴互为表里，足厥阴之脉循少腹、络阴器若受邪较重则常发少腹胀痛而致睾丸或卵巢发炎。若温毒炽盛，热极生风，内窜心肝，蒙蔽神明，则出现高热、昏迷、痉厥等变症。角孙穴为手少阳三焦经穴位，且为足少阳胆经的交会穴。七星灯火灸能振奋二经，经脉流畅，郁结之邪得以疏散，腮部漫肿疼痛得以清除。此外该穴又是少阳三焦经与阳明大肠经之交会穴，本病为温毒之邪从口鼻而入，壅阻少阳，郁结于腮部而成。"温邪上受，首先犯肺"，故肺卫亦同时受累。大肠与肺相表里，大肠经气振奋，则腑气能通，肺气清肃，气机通调。"肺朝百脉"之功得以畅行。从而调动起全身正气以抗邪外出，故选此居三经之要冲之角孙穴。

### 验案3：顽固性咳嗽案

黄某，女，9岁，2021年5月28日初诊。主诉：反复咳嗽2年余，病史：患者家属代述患者近两年来咳嗽频作，以早晚及剧烈运动后明显，痰少，汗多，纳呆，时有喘促，流鼻涕，打喷嚏，时轻时重，素日予以消炎、抗病毒等输液治疗，重则住院，如此反复，不咳时日甚少。后听人介绍"彭氏七星灯火灸"效果好，继而来求治。刻下症见：咳嗽，咳少量白黏痰，汗多，时有喘促，流鼻涕，打喷嚏，纳呆，检查：双肺呼吸音尚清，无明显干湿啰音。

**中医诊断：**咳嗽。**西医诊断：**上呼吸道感染。

**辨证：**肺失宣降、肺脾气虚。**治则：**益气固表、补脾益肺。

**处方：**彭氏小儿扁桃体炎七星灯火灸法治疗。

**取穴：**太阳、翳风、大椎、陶道、肺俞、脾俞、肾俞。

**操作：**选取以上穴位，暴露对应穴位区域皮肤，并用75%乙醇消毒，取备用灯心草，蘸茶籽油点燃后再吹灭，用灯心火余烬雀啄般点触3～5次。今日治疗1次后，分别于10天及20天后再做第二、三次治疗。

**按语：**咳嗽是呼吸道疾病中最常见症状之一，慢性咳嗽属于中医内伤咳嗽范畴，"五脏六腑皆令人咳，非独肺也"。因此在明确病因的基础上，辨别所累脏腑定位，分析病因、病机特点，掌握疾病传变规律，针对不同证候特征，进行特异的中西医辨病与辨证相结合治疗是最佳的治疗选择。慢性咳嗽多病程日久，反复发作，迁延不愈，正虚邪恋，病理性质多为邪实与正虚并见。正虚以肺脾气虚、肝肺阴虚为主；邪实则以痰、燥、风、火突出。故扶正祛邪、标本兼顾当为本病总的治疗法则。本案患者辨证为肺失宣降、肺脾气虚，彭氏小儿扁桃体炎七星灯火灸法治疗以益气固表、补脾益肺，调治后咳止。

# 第二十章　侗医腰痛胭吓（刮痧）疗法

## 一、技术简介

侗医腰痛胭吓（刮痧）疗法是用牛角刮痧板蘸取侗药配制的刮痧油（膏），运用一定手法，在患者体表某些部位反复刮动，摩擦皮肤，以达到治疗疾病的一种侗医传统疗法。

### （一）特点

"痧"首先称"沙"，沙病始于宋代，在清代演变为痧症，盛行于清代中期乾隆年间。用刮痧方法治病，在我国应用历史源远流长。中医与其他民族医都有刮痧疗法，但侗医刮痧有所不同，不仅是在刮痧时使用侗药刮痧膏，而且刮痧的过程也不同。

侗医腰痛胭吓（刮痧）疗法是流传侗族民间千百年的传统医技医术，是侗医应用较为广泛的传统特色疗法，属于非药物方法，也可称之为外治疗法，是自然疗法中一个重要组成部分。侗族人大多居住在偏僻的农村，十里八寨难得有一位医生，但却有些精于刮痧之道的人，他们通过自己确诊的方法，熟练地取穴定位，进行不同手法的刮痧，让大多数患者得到良好的治疗效果。因此，胭吓（刮痧）疗法能代代相传，并发扬光大，逐步完善和提高。

侗医腰痛胭吓（刮痧）疗法简单易学、易于掌握，具有简单易行、操作方便、不需住院、治疗时间短、治疗痛苦小、治疗费用低、患者易接受、疗效显著、安全可靠，副作用少、复发率低之优点，能起到手到病除、立竿见影之功效，是治疗腰痛的一种重要方法。

### （二）理论基础

侗医，"侗族医药学"的简称，是中国传统医学的组成部分之一。早期以巫医为主，其医学发展经历了原始医学、侗傩医学、经验医学、理论医学等阶段，是侗族人民医疗经验和知识的总结。其核心为天、地、气、水、人"五位一体"思想，强调气和水在维持人体功能活动中的重要性。疾病分为冷病和热病；诊法有问病、望诊、摸审和切脉四种；治疗方法有退热、除寒、发汗、排水、补、刮、拽七处、各种痧症疗法和手术疗法等。

壮医认为刮痧疗法是通过刺激皮肤从而对经络以及神经进行刺激，调节人体内部分泌平衡从而起到治疗疾病的作用，对多种疾病具有较好治疗效果。大部分学者认为刮痧疗法具有以下几点作用：

1.对神经具有一定的调节作用：刮痧疗法可以通过神经反射或者体液传递功能对中枢神经系统发出刺激信号，对患者自主神经具有调整作用，对病情的恶化具有一定缓解作用，对身体各部位的功能进行调节并使其达到平衡。

2.对患者体内炎症具有一定的抵抗作用：刮痧疗法会使血管扩张甚至导致体表毛细血管破裂，皮肤表面会因为血流外溢造成局部瘀血斑点现象，由于人体自身具备的溶血功能，皮肤表面瘀血斑点能够短时间内消失并产生对人体具有刺激功能的刺激素，通过加强局部新陈代谢从而达到消炎的作用。

3.有学者认为刮痧疗法还具有抗氧化作用。

4.刮痧疗法还可通过刺激末梢神经调节神经以及内分泌系统，提高细胞免疫功能，产生大量血清增加抗体量。

## （三）侗医诊断

腰痛又称腰脊痛，侗医有腰腿痛、暗伤腰痛、月家腰痛、肾虚腰痛之称，是指腰部一侧或两侧疼痛，或痛引背脊腿胯，或腰部屈伸转侧不利的一个极为复杂的综合临床症状。腰痛是一种极为复杂的综合临床症状，原因错综多样，受到心理、社会和生物学等诸多因素的个别及综合影响，临床常见多发，可见于任何年龄、任何季节，具有高发病率（仅次于感冒）的特点，称得上是大众病，是造成患者求医第二位的原因。目前我国腰痛患者已突破 2 亿，约 80% 的成年人有过腰痛病史，有 50% ~ 80% 的成年人在他（她）的一生中的大部分时间内，伴有腰痛。多数腰部功能活动受限，严重影响患者的生活和工作，影响生活和生存质量，是一个严重的医学卫生和社会经济问题。腰痛的病因复杂多样，60% 的患者称其重体力劳动及姿势长期不变是引发腰痛的主要原因。

目前国内外还没有侗医治腰痛的统一诊断方法，参考贵州《侗族医学》治耿巴耿幽（腰腿痛）的方法，并结合"中医内科学"腰痛的诊断及分型而制定出侗医治腰痛的诊断方法。自觉腰部脊柱或其两侧疼痛者，即为腰痛。

1. 病因：感受外界寒湿之邪气，邪入腰府，留恋不去，而致腰部冷痛的；由过劳或闪着致气血瘀阻于腰杆而致腰部刺痛的；因久病或房劳过度而致肾精亏损，腰部隐痛的。

2. 侗医辨证分型

寒气腰痛：整个腰部胀痛，怕冷，遇冷疼痛加重，冬天易发，热天减轻，天气变化时最易复发。

血瘀腰痛：腰痛像针扎样，转侧时加剧，腰部有乌斑块，痛处压之痛甚，疼痛不止，转侧不利，伴有尿血，多有闪着或损伤史，舌质紫暗，苔白，脉涩。

精气亏虚腰痛：腰部以隐痛为主，过劳后疼痛加重，怕冷，双下肢无力，久坐时痛加重，舌质淡，苔白，脉无力。

中暑发痧腰痛：多发于夏秋酷暑季节，起病急，病情重，多伴有头痛、头昏、呕吐、腹泻，有的还有四肢抽筋、疼痛厉害，腰不能转等全身症状。

3. 临床疗效标准：参考《侗族医学》并结合《中医病证诊断疗效标准》拟定。

①痊愈：腰痛完全消失，活动灵活自如，其他症状和体征均消除。

②显效：腰部疼痛明显减轻，活动基本不受影响，大部分症状和体征都消失。

③有效：腰部活动时仍有一定障碍及疼痛，症状和体征与治疗前相比有所改善。

④无效：腰部疼痛明显，活动受限，症状和体征与治疗前相比无明显变化。

## 二、适用范围

刮痧疗法适应范围广泛，涉及内、外、妇、儿科等 360 多个病种。此外，还有预防疾病、养生保健的作用。侗医刮痧疗法，无论患者腰痛病程长短，无论寒湿腰痛、血瘀腰痛、肾虚腰痛皆可应用。

## 三、技术操作

### （一）施术前准备

1. 场所：室内空气流通清新，温度适宜且避风。

2. 刮具：牛角刮痧板、侗药配制的刮痧油膏（侗药"活血通络膏"又名万金油）、毛巾。

3. 75% 乙醇或络合碘、灭菌橡胶手套、消毒纱布或创可贴、胶布等。

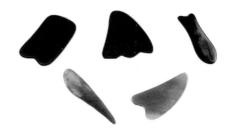

图 20-1　各种形状的刮痧板

4. 接诊患者：特别是对初诊患者，在刮痧前，一定要先沟通，向其介绍刮痧的基本知识，避免其精神紧张，对疼痛敏感的人，要告诉他"痛则不通，通则不痛"的道理，也告诉他刮痧能取得疏通经络的效果等。总之一句话，要做好解释安抚工作，去掉不必要的顾虑，这样才能取得患者的积极和有效的配合。

### （二）准确定位

要求医生掌握并熟悉治疗部位和各个反射区的准确位置。根据腰痛的具体情况，结合经络腧穴理论，选择不同的刮拭部位，以取腰部压痛点，患肢大腿、小腿后侧及外侧为主。

## （三）操作步骤

1. 治疗体位：选择体位的原则是便于施术者和患者都舒适，并能相对持久地保持该体位。所以在刮痧前，要患者取舒适体位，又能充分暴露施治部位和保持肌肉放松，腰背部刮痧，要取俯坐位或俯卧位或侧卧位。体弱和病情严重的、虚证的患者要采取卧位，也便于刮拭下肢的有关穴位。

2. 部位消毒：在室内温度适宜且避风的情况下暴露腰部皮肤后，选择刮拭部位，用 75% 乙醇或络合碘进行常规消毒。

3. 刮具消毒：用 75% 乙醇或络合碘将牛角刮痧板进行常规消毒。

4. 医者双手消毒：医生在施术操作前，应首先检查指甲是否过长。将双手用 2% 碘伏、75% 乙醇进行常规消毒。

5. 医者先将消毒毛巾在准备好的药水中浸泡 1 分钟，提取毛巾趁热在刮痧部位进行热敷，反复 2～3 次，擦干后用手板在刮痧部位，轻力拍打 30 次左右。然后在皮肤上涂上适量刮痧膏，或用刮痧板蘸取适量刮痧膏后在刮拭部位皮肤上刮均匀。

（1）刮痧手法：医者持刮痧板（与皮肤表面成 45° 角），自上而下、由内向外、先左后右进行刮治。脊椎部位，应先刮脊椎，然后再先左后右顺序刮。刮痧时需要用按压力，但并不是按压力越大越好，一定要因人而异，因病而宜。由于每个人体质不同，病情轻重不一，刮痧时按压力大小就应有所区别。例如脊椎部位，骨骼突出的部位用力要轻一点，左、右肾部位用力要大一点。肥胖的人肌肉丰满，用力要大一点。总之，刮痧力度要根据患者的体质、病情轻重与其承受能力来决定。正确的刮痧手法，应始终保持有按压力，每次刮痧的速度均匀，力度平稳，不要勿重勿轻或头轻尾重、尾轻头重。保持点、面、线相结合的方法是刮痧的特点，也是刮痧疗效显著的特点。所谓点指的就是穴位。面即刮痧时接触皮肤的部分。线就是指经络系统中的主干线。即十二经络循行于体表并连及皮肉部位。刮痧法一般以疏通调整经络为主。重点穴位以加强为辅。经络、穴位相比较，重在经络、刮痧时的重点是找准经络、宁失其穴、不失其经，只要经络位置准确，穴位就在其中，要始终调整和疏通经络为主。例如患者腰痛并单侧坐骨神经疼痛、肢体麻木或疼痛等，可选择穴位，如环跳、足三里、委中、风市等穴补刮。

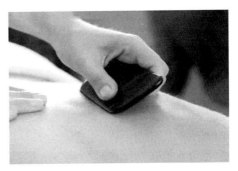

图 20-2　持板

（2）刮痧方法：①面刮法。手持刮痧板，刮痧时用板的三分之一边缘接触皮肤，刮板向刮痧的方向倾斜30°至60°，以45°应用最广泛，利用腕力向同一方向刮。有一定刮拭长度。这种方法多用于身体比较平坦部位的经络和穴位。②角刮法。用刮痧板角部在穴位部自上而下刮，刮板位与刮痧皮肤成45°倾斜。这种方法多用于肩部、胸部，如肩贞穴、云门穴。③点按法。用刮板角与穴位成90°垂直，由轻到重，逐渐加力，片刻后抬起，让肌肉复原，多次反复，手法连贯。这种手法多用于骨骼的软组织处和骨骼凹陷部位，如人中穴、膝眼穴。

（3）刮痧的时间：一般5～10分钟，如是保健刮痧，以患者感觉舒适为度。刮痧的次数，一般是50～100次。总之，以出痧为度，刮至病源之处局部皮下出现红紫色或青紫色或紫黑色痧点为佳（不能为了追求出痧而延长治疗时间，以

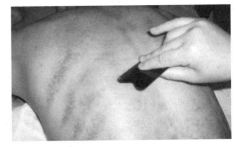

图 20-3　刮痧示范

免对患者的皮肤造成严重损伤）。刮痧后下次刮痧时间间隔为2～3天。

刮痧后饮温水一杯，休息片刻；刮痧后，约3小时后，方可洗浴。

（4）疗程：刮痧隔两日1次，20天为1个疗程，每疗程间隔2天。一般刮痧1个疗程即可见效，不愈者再行第2个疗程。一般经2个疗程刮痧治疗可愈。

## 四、注意事项

### （一）术前注意

1.刮痧疗法须暴露皮肤，且刮痧时皮肤汗孔开泄，如遇风寒之邪，邪气可从开泄的毛孔直接入里，影响刮痧疗效，而且易引发新的疾病。故刮痧前要选择一个好的治疗场所，空气流通清新，并注意保暖，注意避风，夏季不可在有过堂风的地方刮痧。尽量少暴露皮肤。

2.患者选择舒适的刮痧体位，以利于刮拭和防止晕刮。

3.刮痧工具要严格消毒，防止交叉感染。刮拭前须仔细检查刮痧工具，以免刮伤皮肤。

4.施术者的双手也应消毒。

5.刮拭前一定要向患者解释清楚刮痧的一般常识，消除其恐惧心理，取得患者配合，以免晕刮。

6.勿在患者过饥、过饱、过度疲劳及过度紧张的情况下进行刮痧治疗，以防晕刮。

7.低血压、低血糖、过度虚弱和神经紧张特别怕痛的患者轻刮，以防晕刮。

### （二）术中注意

1.刮痧时，要找准敏感点和得气点，使患者感到有酸、胀、痛、麻感觉的点，这种敏感点是因人而异、因病情不同而不同的，以能忍受为度，达到出痧为止。刮拭手法要用力均匀，一下接一下，流畅而有节奏感，千万不要忽快忽慢，时轻时重。应掌握正确的补泻手法。按照中医"虚者补之，实者泻之"的治疗原则。

2.老年人，刮拭手法用力宜轻。

3.不可一味追求出痧而用重手法或延长刮痧时间。出痧多少受多方面因素影响。一般情况下，血瘀之证出痧多；实证、热证、出痧多；虚证、寒证出痧少；服药过多者，特别服用激素类药物不易出痧；肥胖者与肌肉丰满的人不易出痧；阴经较阳经不易出痧；室温低时不易出痧。

4.防止晕刮：刮拭过程中，要经常询问患者感受，要善于察言观色，尽早发现晕刮的先兆。如遇到晕刮，如患者精神疲惫、头晕目眩、面色苍白、恶心欲吐，出冷汗、心慌、四肢发凉或血压下降、神志昏迷时应立即停止刮痧。抚慰患者勿紧张，帮助其平卧，注意保暖，饮温开水或糖水。如仍不缓解，可用刮板角部点按人中穴，力量宜轻，避免重力点按后局部水肿。对百会穴和涌泉穴施以泻刮法。患者病情好转后，继续刮内关穴、足三里穴。

## （三）术后注意

1.刮痧治疗使汗孔开泄，邪气外排，要消耗体内部分的津液，故刮痧后饮温水一杯，休息片刻。

2.刮痧治疗后，为避免风寒之邪侵袭，须待皮肤毛孔闭合恢复原状后，方可洗浴，一般约3小时。

3.对于某些复杂危重的患者，除用刮痧治疗，更应配合其他诸如药物治疗，以免延误病情。

## （四）禁忌证

1.有严重心脑血管疾病出现心力衰竭者、肝肾功能不全、肝硬化腹水全身浮肿者禁刮，因为刮痧会使皮下充血促进血液循环，会增加心肺、肝肾负担，加重患者病情甚至危及生命。

2.孕妇腹部、腰骶部禁用刮痧，否则会引起流产；妇女的乳头禁刮，月经期下腹部慎刮。

3.凡体表有疖肿、破溃、疮痈、斑疹和不明原因包块处禁止刮痧，否则会导致创口感染和扩散。

4.急扭伤、创伤疼痛部位或骨折部位禁止刮痧，因为刮痧会加重伤口处出血。

5. 接触皮肤病传染者忌用刮痧，因为会将疾病传染给他人。

6. 有出血倾向者如糖尿病晚期、严重贫血、白血病、再生障碍贫血、血小板减少和过敏性紫癜症等患者不要刮痧，因为此类患者刮痧时所产生皮下出血不易被吸收。

7. 过度饥饱、过度疲劳、醉酒者，不可接受重力、大面积刮痧，否则会引起虚脱。

8. 眼睛、口唇、舌体、耳孔、鼻孔、乳头、肚脐等部位禁止刮痧，因为刮痧会使这些黏膜部位充血而且不能康复。

9. 精神病患者禁用刮痧法，因为刮痧会刺激此类患者发病。

10. 新发生骨折患部不宜刮痧，须待骨折愈合后方可患部补刮。外科术瘢痕处亦应两个月以后方可在局部刮痧，恶性肿瘤患者术后瘢痕局部处慎刮。

## 五、临床验案

### 验案 1：慢性腰痛案

燕某，女，52 岁，湖南省沅陵县五强溪镇安楠桥人。2017 年 12 月 5 日首诊。主诉：腰部酸软疼痛反复发作 30 余年。病史：患者自诉腰部酸软疼痛反复发作 30 余年，每遇气候变冷疼痛加剧并伴肢体麻木，曾口服各种止痛药及封闭治疗，疼痛症状稍缓。近日来自觉疼痛加剧行走不便，伴胃脘冷痛拘急，全身畏寒，四肢冰凉，头晕目眩，如坐舟车，食欲缺乏，二便调。查体：面部黧黑，头发指甲发黄，脊椎前曲。舌质淡，脉沉细无力。

**诊断：**腰痛。

**辨证：**肾阳不足。**治则：**补肾壮阳，温经通脉。

**处方：**侗医刮痧疗法配合中药汤剂内服。

**内服方：**金匮肾气丸加减。熟地黄 15g，山药 15g，茯苓 10g，山茱萸（酒炙）10g，牡丹皮 10g，泽泻 10g，桂枝 10g，附子（制）15g，川牛膝 10g，车前子（盐炙）15g。

**外治法**：侗医刮痧疗法与抽吸复合疗法交替使用，隔日一次，连续五疗程。

**取穴**：足太阳膀胱经第一侧线。

**操作**：在室内温度适宜且避风的情况下，患者取俯卧位，暴露腰部皮肤后，选择足太阳膀胱经第一侧线皮肤，用75%乙醇或络合碘进行常规消毒。毛巾趁热在刮痧部位进行热敷，反复2～3次，擦干后用手板在刮痧部位，轻力拍打30次左右。然后在皮肤上涂上适量刮痧膏，或用刮痧板蘸取适量刮痧膏后在刮拭部位皮肤上刮均匀。手持刮痧板，利用腕力向同一方向刮，至皮肤发红、皮下紫色痧斑痧痕形成为止。每次5～10分钟，隔日1次，5次为1个疗程。

**12月7日二诊**：腰部疼痛稍缓解，仍有下肢麻木、四肢冰凉等症状，行走不便，继续按上述方法治疗。

**12月9日三诊**：腰部疼痛减轻，行走基本不受影响，四肢冰凉、下肢麻木情况好转，按上法巩固疗效。

**12月12日四诊**：症状基本好转，日常生活不受影响。

**按语**：《素问·脉要精微论》云："腰者，肾之府，转摇不能，肾将惫矣。"肾附于腰十四椎间，不仅在位置上和腰部密切相关，在功能上，肾藏精，精能生髓，精髓能够充养脊髓、骨骼等组织器官，促进骨骼的生长发育，使骨骼健壮有力。患者以腰部酸软疼痛为苦，病程缠绵难愈，遇气候变冷时疼痛加重，中医辨病为腰痛。青年发病，无明显外伤或闪挫跌仆，多为久居寒湿之地或汗出当风受寒所致，风寒湿邪留着腰部，寒为阴邪，其性收敛凝闭，侵袭肌肤经络，郁遏卫阳，凝滞营阴，以致腰部气血不通；湿邪侵袭，其性重着、黏滞，留着筋骨肌肉，闭阻气血，可使腰府经气不运，简而言之，腰痛早期，多为外感风寒湿邪闭阻经脉，气血运行不畅，不通则痛，发为腰痛。病程日久，风寒湿邪留滞腰部，阻滞腰中气血运行，加之年岁渐增，由实转虚，肾中精气亏虚，化髓无源，可致精髓亏虚，骨失充养，腰髓不充。另一方面，肾精化肾气，肾气化生肾阳，肾阳为五脏阳气之本，"五脏之阳气，非此不得发。"肾精不足则肾阳虚衰，推动、温煦等功能减退，则脏腑功能减退，发为虚寒性病症，肾精亏虚则骨髓不充，脊柱前曲；肾阳虚衰，温煦失职，不能温养筋骨、腰府，故腰部酸软疼痛；元阳不足，失于温煦，则畏寒肢冷；肾阳衰惫，则本脏之色外现而面色黧黑；阳虚不能鼓动精神，清气不升则头晕目眩，如坐舟车；元气盛则脾气健旺，元气衰则脾气运化失常，后天之本不固，加之肾阳为脏腑阳气之根本，脾阳根植于肾阳，行温煦四末、运化水谷之职，肾阳虚，不能温助脾阳，脾阳虚则运化无权，纳食减少；加之中焦阳气不足，土壅木郁，肝胆疏泄失职，胆汁外溢，则头发、趾甲发黄。舌质淡，脉沉细无力，多为肾阳不足，气血生化无源，气血不荣于舌面则舌淡，不能鼓动脉道搏动于外则脉沉而无力，气血不足，脉道不充，则为脉细。腰为肾之府，肾阳虚衰，经脉失于温养，则腰脊膝胫酸痛乏力，身半以下常有冷感；肾主水，肾阳虚弱，不能化气行水，水湿内停；舌质淡，脉沉细无力，皆为肾阳虚弱之象。诸症皆由肾阳不足，温煦无能，气化失司，水液代谢失常而致，治宜补肾助阳，"益火之源，以消阴翳"，辅以化气利水。肾为水火之脏，内舍真阴真阳，阳气无阴则不化，"善补阳者，必于阴中求阳，则阳得阴助，而生化无穷"，金匮肾气丸方中诸药合用，助阳之弱以化水，滋阴之虚以生气，使肾阳振奋，气化复常，则诸症自除。足太阳膀胱经经过腰骶部，是刮痧治疗腰痛的常用经脉，因为膀胱经与内脏联系最为紧密，其循行路线"从巅入络脑，还出别下项，循肩膊内，夹脊抵腰中"，不但与脑有密切的联系，背部腧穴还是脏腑之气输注于腰背部的特定位置。刮拭膀胱经不但可以激发经气，还可调节脏腑之间的气血贯注，和谐阴阳，疏通腰部经气，通络止痛。

### 验案 2：急性腰扭伤案

丁某，男，50 岁，工人。2018 年 3 月 20 日首诊。主诉：右侧腰骶部疼痛 3 月余，加重 4 天。病史：患者 3 个月前俯身搬重物时不慎扭伤腰部，当时未就医，自行按摩热敷后症状稍缓解，此后未行特殊治疗，4 天前劳累后出现弯腰困难，下蹲及起身时疼痛加重，不能搬提重物，走路及劳累后加重，平卧及休息后可稍缓解，夜间痛甚，不能转侧，纳可，二便调。查体：心肺腹未见异常。右侧腰骶部肌肉僵硬，压痛明显，舌暗，苔薄白，脉弦细。

**诊断：**急性腰扭伤。

**辨证：**气滞血瘀。**治则：**行气活血，通络止痛。

**处方：**侗医刮痧疗法。

**取穴：**肾俞、气海俞、大肠俞、腰夹脊、次髎、环跳、委中、阳陵泉、阿是穴。

**操作：**患者取俯卧位或坐位，暴露腰部皮肤后，用 75% 乙醇或络合碘进行常规消毒，毛巾趁热在刮痧部位进行热敷，反复 2 ～ 3 次，擦干后用手板在刮痧部位，轻力拍打 30 次左右，然后用刮痧板蘸取适量刮痧膏后在刮拭部位皮肤上刮均匀。手持刮痧板，从腰椎两侧刮向腰骶，覆盖腰夹脊及膀胱经第一侧线的皮肤，力量逐渐加重，每个部位刮 20 ～ 30 次，最后 3 ～ 5 次要减轻力量。刮拭腰部阿是穴和次髎穴，重刮，自上而下刮拭，出痧。用刮痧板角部点按环跳穴，在腰部压痛点弹拨 20 ～ 30 次，最后刮下肢胭窝部的委中穴，外侧阳陵泉穴，不宜重刮，自上而下来回刮动，至皮肤发红、皮下紫色痧斑痧痕形成为止。每次 5 ～ 10 分钟，隔日 1 次，5 次为一疗程。

**3 月 22 日二诊：**腰部疼痛稍缓解，但蹲起及弯腰时疼痛仍明显，行走不便，继续按上法治疗。

**3 月 24 日三诊：**腰部疼痛明显减轻，蹲起及弯腰时轻微疼痛，夜寐可，按上法继续一疗程以巩固疗效。

**3 月 27 日四诊：**症状基本缓解，日常生活恢复正常。

**按语：**患者因 3 个月前俯身搬重物时不慎扭伤腰部，后出现右侧腰骶部疼痛，根据腰部疼痛的症状和搬重物史，中医辨病为急性腰扭伤。扭伤属中医学伤筋范畴，病位主要在相关筋脉，中医学认为，经筋属于十二经脉的外周连属部分，故分为十二经筋，其赖经脉气血以濡养。患者搬重物后伤及腰部，督脉及足太阳膀胱经经气受损、局部筋脉关节受伤，经气运行受阻，气血不通，以致局部形伤而肿胀，气伤而疼痛，据此可辨证为气滞血瘀证，3个月间患者并未予特殊治疗，虽局部形伤逐渐恢复，故肿胀消退，但瘀血阻滞不除，经气不通而疼痛持续，不易消失。四天前又因劳累后出现腰痛加重，内有正气不足，气滞血瘀，外有劳累诱因加重病情，治宜疏通经络，宣通气血，解痉止痛为主。刮痧能起到调血行气、疏通经络、活血祛瘀、理筋整复、纠正人体骨与软组织解剖部位的异常结构，把阻经滞络的病邪从体表排出的作用，从而恢复人体自身抗御疾病的能力。刮拭足太阳膀胱经肾俞、气海俞、大肠俞，腰夹脊穴位，可以疏通足太阳膀胱经经气，通脉止痛，刮拭阿是穴、次髎穴，以疏通腰部经气，活血通络。委中穴是足太阳膀胱经的合穴，位于人体的腘窝的正中点，腰背委中求，足太阳膀胱经和足少阴肾经的别行正经合于腘中，加上足太阳膀胱经的本经，腘中有三条经脉通过，且都是和腰有直接的关系，故刮拭委中穴可治疗腰痛。环跳穴属足少阳胆经，为足少阳、足太阳两脉之会，位居臀部，具有舒筋活络、通利关节、活血化瘀之功，为治疗腰腿痛要穴。阳陵泉为筋会，又治筋病，如《灵枢·邪气脏腑病形》言："……筋急，阳陵泉主之。"诸穴合用，共奏活血化瘀、通络止痛之功。

# 第二十一章　湘西土家医风湿痹证雷火神针疗法

## 一、技术简介

湘西土家医雷火神针又称龙凤针、母子针、太乙神针，是土家医自制的传统工具，利用针刺、热疗、药物超导治疗原理，作用于患病部位，达到通经活络、散瘀止痛、祛湿通节、消肿散结等功效。

雷火神针具有通经活络，散瘀止痛、祛湿通节、消肿散结等功效，适用于风湿痹痛（寒痹证、痛痹证）、冻结肩、头风痛、中风偏瘫、阴疽、蛇串疮后遗症、筋骨疼痛、冷骨风证、麻木证、半边风证、腰僵证、牛皮癣等病证。

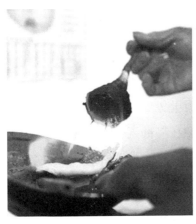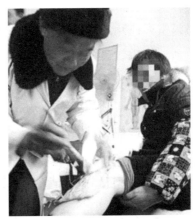

图 21-1　湘西土家医雷火神针

## （一）特点

湘西土家医雷火神针在土家族民间应用有几百年历史，现仍在武陵山区土家医中广泛使用。至于何人何时发明创造了土家医雷火神针，目前没有发现相关的文献记载，难以考证定论。尽管土家医流派不同，针型和药物组成存在着一定的差异，但治疗病种基本相同，治疗效果接近。

关于雷火神针名称，各地土家医名称不相同，湖北恩施称其太乙神针，湖南湘西称其为龙凤针、雷火神针等。中医也有雷火神针名称，文献记载最早见于《本草纲目·火部》第六卷，其内容又载于《针灸大成》《外科正宗》《景岳全书》《针灸逢源》等著作，现代研究文献也有雷火神针名称。

土家医雷火神针为传统治疗针具，名称与中医相同，但在药物组成、制作方法与中医有较大区别。土家医使用武陵山特有的土家药，由滚山珠、麝香、活节草、巴岩香、满山香、雄黄、冰片组成。雷火神针由操作杆、银质针、药包组成，形如椭圆形。操作杆长2cm，分针座和手柄两部分，特制的银针装在针座上，药包外层为青棉布，中央为药物，药包套在针上，针在药包中央，针尖与药包外层平齐，药包固定在针座上。操作方法也不同，土家医雷火神针用时，针药包在100℃桐油中加热，取出冷却到40～50℃，在患部铺治疗巾上针刺入皮内，快速拔出，边针刺边用侧面捶打，反复7～10遍。

中医雷火神针，其药物配方历代医家记载各异，近代处方大致为：沉香、木香、乳香、茵陈、羌活、干姜、炮甲各9克，人工麝香少许，经加工炮制后共研细末，将药末混入94g艾绒，用棉质纸卷成圆柱形长条，外涂鸡蛋清，以桑皮纸厚糊6～7层，阴干勿令泄气待用。中医的雷火神针制成后形状为圆柱状，操作时用火点燃在局部直接灸或隔物灸，中间没有装针治疗病种上，土家医雷火神针与中医雷火神针所治疾病大致相同，主要是风湿痹痛、痉证、虚寒证、阴疽、冻结肩、网球肘、中风偏瘫等。

## （二）理论基础

湘西土家医雷火神针是利用针刺、热疗、药物超导治疗原理，作用于患病部位，达到通经活络、散瘀止痛、祛湿通节、消肿散结的治疗目的。

1.吸收了传统雷火神针的药物治疗作用：传统的雷火神针最早记载于《本草纲目·火部第六卷》："新薪艾末一两，乳香、没药、穿山甲、硫黄、雄黄、草乌头、川乌头、桃树皮末各一钱，麝香五分，为末，拌艾，以厚纸裁成条，铺药艾于内，紧卷如指大，长三四寸，收贮瓶内，埋地中七七日，取出。用时，于灯上点着，吹灭，隔纸十层，趁热针于患处，热气直入病处，其效更效。"后来其他医集也有记载，但是药物成分有所区别，这也说明雷火神针在药物配伍上并不是一成不变的，总的治疗大法不外乎祛风通络、利湿消肿、温经散寒、活血行气等，通过药气渗透入穴位，产生一系列的治疗效果。土家雷火神针在主体药物配伍上大致相同，除《景岳全书》提出以鸡蛋清涂于艾条外层增加硬度外，均未提出使用其他外层辅料，多直接用纸卷艾即可。但是土家雷火神针使用了桐油（即桐子油），其性味甘、辛、寒，在许多医集中提到了它的功用，如《本经逢原》载其可"抹涂疥癣毒肿"；《本草纲目》用于"涂胻疮、汤火伤疮"；《日华子本草》"敷恶疮疥及宣水肿"，由此可见桐油在外科治疗中有独特的价值。在土家族农村，许多百姓都喜欢用桐油治疗一些简单的外科疾病，如生疔疮后，会用桐油涂抹；得冻疮后，会用桐油烤热后熨烫冻疮，这些方法简单实用效果好。桐油作为土家医雷火神针的介质，与药物相结合，功效更容易发挥。此外，滚山珠具有攻坚散结、通关过节、行气活血功效，常用于治疗痈疽疮疡、肿块、疼痛等。麝香具有醒神开窍、辟秽祛毒、散寒止痛功效，常用于神昏不语、秽湿攻心，风寒疼痛病证。透身寒有散血止痛、通经活络功效，用于治疗风湿痹痛症、冻结肩、中风偏瘫、头通风、牛皮癣等。

2. 采用了传统火针的火疗作用：火针最早记载于《黄帝内经》如"燔刺者，刺燔针则取痹也""病在骨，焠针药熨"。这里的"燔针""焠针"即是指火针。在陈延之的《小品方》中载"初得附骨疽……若失时不消，成脓者，用火针膏散"，此时"火针"正式出现，在之后医家著作中相袭称为"火针"。火针治疗外科疾病的作用主要包括温经通络，祛风除湿，软坚散结，祛腐透脓，消疮等。火针是通过将针烧红，然后迅速刺入穴位的一种治疗方法，达到"以热引热""火郁发之"之功效，如《针灸大成·火针》指出："灯上烧，令通红，用方有功。"通过毫针激发经气，借火之力而取效。土家医雷火神针在借助药物的基础上采用了火针的火疗法。多数学者认为火针针刺时所达到的温度应当在 40 ～ 50℃时或者温度略低，但是通过临床观察，有些情况下将针烧红针刺效果远比 40～50℃ 时效果好，而且传统火针在针刺时同样提出了针需要烧红，如孙思邈在《备急千金要方·用针略例》云："火针亦用锋针，以油火烧之，务在猛热，不热即于人有损也。"但张介宾在这个问题上提出了"焠针"与"煨针"之别，认为"焠刺者，用火先赤其针而后刺之，不但焠也，寒毒痼结，非此不可。煨针者，内针之后以火燔之耳，不必赤也"。认为只有少数煨针者才需要降低温度。而针灸大家贺普仁也提出温针法，认为针刺应该依据不同人群、不同病症、不同体质来应用。火针带来的临床效果是毋庸置疑的，同时在对待土家医雷火神针火针上应该求同存异，但也希望早日定出一套系统的全面的标准，使其更好地发挥功效。

3. 与梅花针的散刺原理相同：梅花针是皮肤针的一种，因针柄的一端装 5 枚小针，故美其名曰"梅花针"。最早雏形记载于《黄帝内经》中，如"半刺者，浅内而疾发针，无针伤肉，如拔毛状，以取皮气，此肺之应也""浮刺者，傍入而浮之，以治肌急而寒者也"。梅花针叩刺皮部浅而快，通过循经刺，对阿是穴针刺等，激发经络功能、调整局部气血运行，增强局部新陈代谢，以达散结消肿、祛风通络，解痉止痛的目的。土家医雷火神针在火针基础上采用梅花针的形式，使用针数 2～4 枚。在治疗时增大了刺激面，加大了刺激力度，可完全覆盖患侧区域，再加上火针的火力和药物的刺激，这对于一些皮肤病、风湿性关节病以及外伤导致的感染等具有很好的疗效。

湘西土家医雷火神针是利用针刺、热疗、药物超导治疗原理，作用于患病部位，达到通经活络、散瘀止痛、祛湿通节、消肿散结的治疗目的。银质的雷火神针，土家医认为有祛邪散寒、验毒、防腐功效，银块热熨可治寒邪引起的头痛、背痛、关节痛；银针针刺有散寒止痛、防腐生肌作用；银筷放在食物中可验毒。药物中的：加热用的桐油有散寒解毒、祛腐生肌功效，热熨用于治疗风寒头痛、四肢酸痛，外用治疗疮疱，能祛腐生肌。滚山珠具有攻坚散结、通关过节、行气活血功效，用于治疗痈疽疮疡、肿块、疼痛等。麝香具有醒神开窍、辟秽祛毒、散寒止痛功效，常用于神昏不语、秽湿攻心，风寒疼痛病证。透身寒有散血止痛、通经活络功效，用于治疗风湿痹痛症、冻结肩、中风偏瘫、头通风、牛皮癣等。

### （三）土家医诊断标准

1. 风湿麻木症诊疗卡度（标准）

诊断标准：①有风湿冷寒邪气侵犯史。②主要症状：患病关节或肌肉酸痛、麻木、疼痛，发作时骨节活动困难，受寒或天气变化（阴天、下雨、刮风）病情加重，遇热好转。③检查征象：患病部位皮肤温度略低于正常部位，骨节活动功能受影响，活动后病变骨节活动度稍增大，受累部位痛而不肿，少数患者骨节周围肿胀，无红热。舌质淡，苔白或白滑，脉沉紧。④实验室检查：红细胞沉降率正常或稍快，抗"O"、类风湿因子，血常规正常。⑤X线检查：骨质正常，少数有软组织肿胀。

疗效评定：①近期治愈：经治疗后患病骨节、肌肉疼痛消失，骨节功能恢复正常，红细胞沉降率快者降至正常。舌质舌苔、脉象恢复正常。②显效：经治疗后患病骨节、肌肉疼痛大部分消失或明显减轻，红细胞沉降率恢复正常，骨节疼痛未消失者。舌质舌苔恢复正常，脉象沉而不紧。③有效：经治疗后，患病骨节疼痛或肿痛有好转，舌质舌苔变化不大。④无效：经连续治疗 1～2 个疗程（7天为一个疗程）以上，患病骨节症状无好转，舌质舌苔、脉象无变化。

2. 风湿痹痛症诊疗卡度（标准）

诊断标准：①病前患过皮肤脓疱或咽喉肿痛病史。②主要症状：四节（四肢大关节）部位走窜或肿痛、酸痛，部位不固定。③检查征象：活动期，患病骨节红、肿、热、痛、肿胀，可有全身低热，皮肤上有结节或环形红斑。舌质红，苔黄或黄腻，脉滑数。缓解期，患病骨节肿胀，活动功能受憋，舌质淡红，苔白，脉沉缓或弦缓。④实验室检查：活动期红细胞沉降率增快（＞16mm/h），抗"O"阳性（1∶600U 以上）：非活动期多数正常。⑤X线检查：受累关节见肿胀，无骨质改变。

疗效评定：①近期治愈：经治疗后患病骨节肿痛消失，骨节功能恢复正常，红细胞沉降率、抗"O"、白细胞 3 项指标恢复正常，结节、环形红斑消失。舌质舌苔、脉象恢复正常。②显效：经治疗后患病骨节肿痛明显好转或消失，红细胞沉降率、抗"O"、白细胞未完全恢复正常，或部分恢复正常，但骨节肿痛尚未消失。舌质淡红，舌苔薄黄，脉象正常。③有效：经治疗后患病骨节疼痛或肿痛好转。舌质红、苔微黄，脉沉滑。④无效：经治疗 2 个疗程（7天为 1 个疗程）以上，病变骨节症状无好转。舌质舌苔、脉象无变化。

3. 风湿擂杆症诊疗卡度（标准）

诊断标准：①病前无明显相关病史。②主要症状：四肢多个小关节（手指、手掌、足趾、足背）对称性肿痛，发热，早上手指木杆（晨僵）。③检查征象：患病骨节肿胀、压痛、变形或强直，活动功能受限。舌质暗红，苔黄或黄腻，脉沉细紧。④实验室检查：类风湿因子阳性，红细胞沉降率增快。⑤X 线检查：早期，见软组织肿胀及骨质疏松。中期，关节间隙有不同程度腐蚀。晚期，关节严重破坏、脱位或融合。

疗效评定：①近期控制：经治疗后患病骨节肿痛消失，骨节功能改善或恢复正常，类风湿因子，红细胞沉降率恢复正常，且停药后可维持 3 个月以上，舌质舌苔脉象恢复正常。②显效：经治疗后患病骨节肿痛明显好转或消失，红细胞沉降率下降明显，类风湿因子滴度降低，或红细胞沉降率、类风湿因子已恢复正常，但骨节肿痛尚未消失。舌质略红，舌苔正常或薄黄，脉象沉。③有效：经治疗后患病骨节疼痛或肿痛有好转。舌质红苔黄，脉沉。④无效：经治疗 2 个疗程（7天为 1 个疗程）以上，患病骨节肿痛无好转。舌质舌苔、脉象无变化。

4. 风湿腰僵症诊疗卡度（标准）

诊断标准：①病前无明显相关病史。②主要症状：以下腰部两侧（骶髂关节）、腰背部反复疼痛为主。③检查征象：早、中期患者龙节骨出现木、僵、强直或驼背固定，双髂骨挤压下腰两侧痛。舌质红或暗红，苔黄或黄腻，脉沉细紧。④实验室检查：红细胞沉降率多增快，HLA-B27 多强阳性。⑤X 线检查：早期，骶髂关节间隙模糊、椎小关节正常或仅关节间隙改变。中期，骶髂关节锯齿样改变，部分韧带钙化，方椎状、小关节骨质破坏，间隙模糊。晚期，脊柱强直或驼背固定，X线显示骶髂关节融合脊柱呈现竹节样改变。

疗效评定：①近期控制：经治疗后患病部位疼痛消失，腰部活动功能恢复正常，恢复日常劳动，HLA-B27阴性，红细胞沉降率恢复正常。X线显示骨质病变有改善。舌质舌苔恢复正常，脉象正常。②显效：经治疗后患病部位疼痛消失，活动功能改善，恢复日常活动，红细胞沉降率恢复正常，HLA-B27弱阳性。X线显示骨质病变无发展。舌质红舌苔薄黄，脉沉。③有效：经治疗后病变部位疼痛减轻，骨节活动范围增大，红细胞沉降率降低。舌质红舌苔黄，脉沉细。④无效：经治疗2个疗程（7天为1个疗程）以上，患病部位症状无改善，红细胞沉降率未降，HLA-B27仍呈强阳性，X线显示关节间隙，小关节骨质破坏仍存在。舌质舌苔、脉象无变化。

## 二、适用范围

雷火神针治疗疾病具有通经活络、散瘀止痛、祛湿通节、消肿散结功效。土家医常用于治疗风湿痹痛（风湿关节炎、类风湿关节炎、增生性关节炎、强直性脊椎炎、肩周炎），风湿麻木（风湿性肌炎、风湿性末梢神经炎），中风后遗症末梢神经炎、骨质增生压迫性等四肢麻木症，头风痛（顽固性头痛）、牛皮癣（神经性皮炎）等多种疾病。

## 三、技术操作

### （一）施术前准备

1.一般设施：治疗室一间，$10 \sim 20m^2$，适用于每次3人用，如治疗人数多，则适当增加面积。要求室内通风干燥，温度$24 \sim 26℃$为宜，有条件配空调设备。室内有配套治疗床、桌椅、开水壶、柜、灭火器、污物桶、消毒卫生纸、一次性口杯等。

2. 专用设备及材料：雷火神针、桐油、消毒治疗巾、电热锅或电炉、乙醇灯、盛油碗、装针袋、不干胶纸（写姓名用）。

3. 急救用药品器材及食品：药品及器材，肾上腺素针、一次性注射器、络合碘、消毒棉签、湿润烧伤膏。食品，白砂糖。

4. 选择体位：根据医嘱选择治疗部位和穴位。头颈部多采取坐位，腰背部多采取平卧位，双膝、双踝部多采用坐位。针刺要避开骨标志显露的地方及大血管，多在肌肉丰富处，头部治疗宜在头发生长之内。

## （二）施术方式

1. 施治方法：在选准部位和穴位后，皮肤用75%乙醇消毒，铺治疗巾，选择针型并在100℃桐油中加热1～2分钟，取出冷却至40～50℃时开始治疗，针刺深度为皮内，以皮肤针眼红为度，刺一处捶打10遍，冷却至37℃以下时再加热，一般重复不超过7遍。治疗完成后，去掉治疗巾，用消毒卫生纸去油，嘱患者饮温热水一杯，休息10～30分钟，方可离开。治疗完成后要检查针尖，有钩者要磨平，干净处理后存放在针盒内保管。

2. 治疗时间及疗程：每天治疗一次，治疗6天，休息1天，7天为1个疗程。一次治疗1～3个部位，最多不超过5个部位。3个疗程为一个周期，如需要继续治疗，到下周期治疗开始，要间隔7天以上。

3. 关键技术环节

（1）点刺强调"热""柔""准"，其中"热"，要求针治疗时针温度在40～50℃，"柔"，做到动作轻柔，"准"，要求针刺深度到皮内。

（2）捶打针刺的顺序：针刺一遍，捶打10遍，反复操作。

## 四、注意事项

雷火神针治疗关系到患者安全有效，涉及针具制作、药物的产地、药物的加工方法、针刺的方法和深度、治疗时间和疗程、治疗适应证和禁忌证、针具保管、防火防烫伤等内容。在操作上应注意以下事项：

1. 患者年龄：患者最佳年龄 20 ～ 65 岁，根据患者体质，可适当放宽到 16 ～ 70 岁。

2. 严格掌握适应证、禁忌证：适用于病种辨证属寒瘀证型，病变部位有冷、痛、麻木、痒感觉。禁忌证：心脏病、高血压、脑血管病、精神病、血液病、肝肾功能异常、发热、皮肤感染、高度皮肤过敏、孕妇及产褥期等。

3. 治疗前仔细检查针具，防用假冒产品，注意生产日期及保质期。

4. 严格按照操作规范治疗，熟练掌握手法和操作程序。在高温桐油中防水滴入，防汤溢出烫伤操作人员和患者，要求加热设备离患者 1 米以上。神针第一次高温中加热消毒后，取出稍冷却到 40 ～ 50℃时开始治疗，未降温易烫伤患者皮肤。

5. 不良事件及处理

（1）晕针：多与过饱、过饥、恐惧、疲劳有关。预防：在治疗前休息数分钟；过饥进食后治疗；过饱待食消后治疗；疲劳待解除后治疗；恐惧治疗前做好解释工作，消除紧张情绪后治疗。处理：发现晕针立即停止治疗，让患者平卧休息，给予热糖水，重者按压人中穴、合谷穴。

（2）皮肤药物过敏：过敏多与患者体质有关，事前无法判断，出现皮肤过敏，应停止治疗，局部涂氟轻松软膏，重者口服抗过敏药。

（3）皮肤感染：感染多由针刺部位原有感染灶或周围有皮肤感染，或治疗后不注意个人卫生所致。预防：治疗前检查治疗部位及周围皮肤，发现有疮、疖、痈、疔、伤口者暂不治疗。处理：给予合理抗生素或中药清热解毒药物内服、外敷。

（4）局部烫伤：烫伤多由操作不当所致。预防：一是针加热后冷却到 50℃以下使用。二是桐油不能过多，防溢出滴在皮肤上。三是加热工具远离患者，医生要轻操作，防燃烧和油碗倾斜烫伤自己。处理：轻度小面积外涂烫伤膏，重者请专科医生治疗。

（5）医源性感染：由多人一针使用或消毒不良所致。预防：做到常规消毒，一人一针。治疗：针对不同病原菌选择正确方法治疗。

## 五、临床验案

### 验案 1：风湿痹痛案

谭某，女，50 岁，2020 年 3 月 23 日初诊。患者 3 年前无明显诱因反复出现多处关节疼痛，活动时关节疼痛加剧，病变部位主要位于左侧肘关节、腕关节及膝关节，关节红肿热痛明显，伴间断发热，体温波动在 37.3 ～ 38℃，自觉乏力明显，无头痛头晕，无恶心呕吐，无皮疹，无胸闷及呼吸困难，无腹痛腹泻。3 年来患者症状反复，呈渐进加重，腕关节及膝关节出现屈曲不利，伴轻度畸形，于外院就诊，诊断为"类风湿关节炎"，予以氨甲蝶呤及甲泼尼龙片口服治疗，效果不显。刻诊：患者左侧肘关节、腕关节及膝关节肿胀疼痛，膝关节尤甚，患处灼热感明显，晨僵 1 小时左右，乏力，口干明显，偶有胃痛不适，纳食尚可，夜寐欠佳，大便稀溏，1 ～ 2 次 / 天，苔薄黄腻，舌质暗红，脉细弦。既往有 2 型糖尿病病史。实验室检查：类风湿因子 223IU/mL、红细胞沉降率 62mm/h、CRP 为 31.16mg/L，空腹血糖 9.09mmol/L。

**中医诊断**：风湿痹痛。**西医诊断**：类风湿关节炎。

**辨证**：湿热痹阻。**治则**：清热除湿，活血通络。

**处方**：湘西土家医风湿痹证雷火神针疗法治疗。

**取穴**：手三里、曲池、阳池、外关、血海、梁丘、阳陵泉、阿是穴。

**操作**：每次选择 3 穴位，对应穴位区域皮肤用 75% 乙醇消毒，铺治疗巾，雷火神针每天治疗一次，治疗 6 天，休息 1 天，7 天为 1 个疗程。

**3 月 30 日二诊**：接受上述治疗后，肘、膝关节疼痛有所减轻，腕关节仍感疼痛。诸关节仍存活动受限。按上方法继续治疗 2 周。

**4 月 14 日三诊**：接受上述治疗后，肘、膝、腕关节疼痛减轻明显。诸关节活动受限较前改善。

**按语**：风湿骨病关节疼痛属于中医"痹病"范畴，其初期、活动期常表现为关节红肿热痛、拒按、晨僵，或有皮下结节，或有口渴、咽痛、溲赤、舌红或紫、有瘀点，苔黄，脉弦细数等。中医认为，痹病主要是由于正虚邪侵，风、寒、湿、热等邪气乘虚侵袭人体，闭阻经络关节，影响气血运行，而出现关节疼痛。其主要病机一是"不通则痛"，是由于风、寒、湿、热等邪气侵袭人体，闭阻经络关节，影响气血运行，气血经络阻滞而引起的关节疼痛，是属于实证的疼痛。二是"不荣则痛"，不荣则痛的意思是由于久病不愈，耗伤气血，久病累及肝肾，耗伤肝肾阴精，气血不足或肝肾阴精亏虚，经络、肌肉、关节失于濡养，引发的各种关节肌肉疼痛，这种痛是一种虚痛。

患者年过五旬，机体卫外不固，加之久居潮湿之处，湿邪乘虚侵袭，留驻经络关节，痹阻经脉，气血不通、经脉失养致经络拘急而痛，湿邪聚集，蕴而化热，故表现为关节疼痛、屈伸不利。证属风湿热邪入里，痹阻经络，治以祛风除湿，行痹通络，佐以清热。土家医雷火神针治疗时，用加热的药锤，将有针尖面的锤面在患处轻轻叩击，类似中医针法中的皮肤针针法，通过加热的锤叩击患者皮肤以疏通经络，使药物通过皮肤渗透体内达到治疗目的。土家医使用雷火神针中具有武陵山特有的土家药，由滚山珠、麝香、活节草、巴岩香、满山香、雄黄、冰片组成。药物与针刺结合具有药力强、渗透力强的特点，桐油加热，使其与药物相结合，加强经络感应，具有通经活络、散瘀止痛、祛湿通节、消肿散结功效等作用，适用于痹证治疗。

## 验案 2：风湿擂杵症案

樊某，男，66岁，湖南省吉首人，2010年8月3日就诊。主诉：双手指疼痛、活动受限8个月。现病史；患者8个月前用冷水后出现双手指关节刺痛难忍，即服用活血化瘀药物并予以中药外擦治疗，疗效尚可，但由于病情反复发作，时轻时重，并出现晨僵现象，故前来治疗，局部皮色不红，触之不热，活动时疼痛加重。既往史：体健。专科检查：双手指关节明显粗大，弯曲活动受限，指关节压痛。理化检查：血常规、小便常规正常；肝、肾功能正常；抗O、RF均阴性；ESR18.0 mm/h，心电图示偶见室性早搏；X线示增生性关节炎。舌质淡紫，苔薄白，脉弦紧。

**土家医诊断**：风湿擂杵症，属寒凝气滞型。**西医诊断**：类风湿关节炎。

**治疗**：雷火神针治疗手指掌关节部位，每日1次，7天为1个疗程，经治疗3个疗程共21天。

**按语**：患者类风湿关节炎，土家医认为肝血不足，指失濡养，复感风湿之邪，使手指气血运行失调，经络不通出现指节肿大、活动受限晨僵。经雷火神针治疗3个疗程，疼痛缓解无明显活动受限病情好转。

### 验案3：痈疡案

余某，45岁，女，2020年4月3日初诊。患者由于上山砍柴，左手食指被刺扎（具体为何种植物不详），当时不以为然，未做处理，次日出现伤口红肿胀痛，遂就医于当地卫生院，经清创消毒加外涂药物治疗，连续3天无效，患者自觉病情更加严重，肿胀逐渐蔓延至肘部，局部疼痛，如此持续一周余，手指活动受限，纳差，后经人介绍，遂求治于土家族老中医。查体：体温37.3℃，心率94次/分，呼吸22次/分，左手及前臂弥漫性肿胀，以左手食指为明显，局部呈暗红色，伤口可见黄色脓液渗出，皮温升高，压痛明显。查血常规示：白细胞$12.25 \times 10^9$/L、中性粒细胞比例0.81、红细胞沉降率105mm/h、CRP为32.41mg/L。

**中医诊断**：痈疡。**西医诊断**：急性蜂窝织炎。

**辨证**：火毒凝结。**治则**：清热解毒，行瘀活血。

**处方**：湘西土家医风湿痹证雷火神针疗法治疗。

**取穴**：阿是穴、合谷、外关、曲池、血海。

**操作**：每次选择5穴位，对应穴位区域皮肤用75%乙醇消毒，铺治疗巾，雷火神针在100℃桐油中加热1～2分钟，取出冷却至40～50℃时开始治疗，针刺深度为穴区皮内，以皮肤针眼红为度，刺一处捶打10遍，冷却至37℃以下时再加热，重复5遍。治疗完成后，取开治疗巾，用消毒卫生纸去油，喝温热水一杯，休息10～30分钟。每天治疗一次，治疗6天，休息1天，7天为1个疗程。

**按语**：急性蜂窝织炎是指疏松结缔组织的急性感染，可发生在皮下、筋膜下、肌间隙或深部蜂窝组织。本病是皮下疏松结缔组织的急性细菌感染，致病菌为溶血性链球菌、金黄色葡萄球菌以及大肠杆菌或其他型链球菌。炎症可由皮肤或软组织损伤后感染引起，亦可由局部化脓性感染灶直接扩散，经淋巴、血流传播而发生。

　　此例患者由于外伤导致风热毒邪客于人体肌腠，气血凝滞，热毒壅滞致局部红肿热痛；邪郁肌腠，正邪相争致机体发热。《刘涓子鬼遗方》"决生死法"中记载，"脓成，针烙导引之，生""待脓自出，不导引者，死"，就直接体现了针刺法的重要性。故痈疽成脓后，宜速针刺排脓。火针有解毒消肿止痛的功效，《刘涓子鬼遗方·针烙宜不宜》条目下记载有单发痈疽"里有脓毒，诸药贴不破者，宜用熟铜针于油火上燎透，先用墨笔点却当头，后以铜针浅浅针入，随针而出脓者，顺也。若不随针出脓，当用白纸作细纴，纴入针孔，引出其脓毒，当时肿退几分便好"，若是同一部位多发痈疽，要先定位"大脓窍"，即患处最大的一个脓头，"仍问患者疼痛觉深觉浅"，以确定脓肿深浅。再"用熟铁大针头如钗脚者，于麻油灯上烧令热透，插入一寸至二寸。当下恐未有脓出，却用纸纴纴入，直候次日取出，其脓即随纴下矣"。正如《中华火针疗法》一书所论述"这是由于火针灼刺，刺激局部的血液循环旺盛，使病变局部与全身的单核巨噬细胞系统增生活跃，吞噬作用增强，抗菌能力提高，达到加速消肿，散结抗炎的目的"，雷火神针药物具有解毒消肿、行气活血的功效，梅花针促进局部新陈代谢，由表入里地刺激经络及腠理，三者合而为之功效奇特，在治疗外科的疾病中也独具特点，使其达到事半功倍的效果。

# 第二十二章　湘西土家医小儿走胎提风疗法

## 一、技术简介

土家医提风疗法，是古溪州（今永顺）土司王宫医官（周大成先祖）祖传的土家医专治小儿腹泻、走胎、停食等疾病的一种传统外治法。这种治法在土家族民间已有近千年的历史。其疗法是土家医药匠（色左）将土家药敷贴于肚脐上，通过药物熨脐，以温"中元"之脏器，和畅筋脉，使精、气、血输布于机体、调整或改善"三元"脏器功能，祛除"中元"的风气之邪，以达到治疗"中元"疾病的一种土家医传统外治法。

### （一）特点

小儿提风疗法是用煮熟的鸡蛋去壳，用刀切去 1/3，将鸡蛋黄拿出，在剩余的 2/3 鸡蛋空心内放入新鲜捣烂的土家药物，再滴上 8～10 滴温度为40℃左右的桐油，然后将药蛋直接敷贴在小儿肚脐上。外敷 30 分钟，取出。敷脐后鸡蛋外表呈青或青紫色，说明小儿腹内的"风邪"已被提出。在用提风疗法前，医者根据小儿病情，一般都要给小儿做一次推抹。主要部位及方法为：推小儿拇指外侧缘赤白肉际处（也称脾穴），从指尖到指根推抹，以清补小儿中元之气；推板门外际：掌侧横纹处，沿红白肉际向外推至大拇指根横纹处（也称胃穴）推抹，以清中元之热；推抹大拇指根下平均肉处（也称板门），可通中元积气。

### （二）理论基础

小儿走胎提风疗法是用土家药敷贴儿童肚脐，使药物的温热之气和药物效能直接作用于局部，以温"中元"气血，借筋脉循行，畅通人体气血，使精、气、血输布于全身，调整和改善"三元"脏器之功能，驱除肚肠内风气之邪，使肚肠正常运化谷物，吸收精微之物，营养机体，消除疾病，达到治疗小儿走胎（停食）、小儿腹泻、小儿惊风、小儿惊吓等疾病的目的。

**附录：土家医对小儿"走胎"病的认识**

土家医视儿童面黄肌瘦、肤色无光泽、毛发稀疏、青筋暴露、肚腹胀大如鼓、消瘦腹凹如舟、体倦无力、食欲不振、心烦口渴、大便不调、尿清长或如米泔等临床表现为"走胎病"，病情较轻的称停食症、隔食症。走胎病多见于100天至7岁儿童。此病相当于中医的疳积（疳证），或西医的营养不良、消化不良。

土家医认为小儿"走胎病"，起病原因多为小儿先天不足，加之调理不当，饥饱无度，过食生冷之食物，或小儿久泻、久吐、久咳，使体内中元脏器受损伤，造成谷物不化，气血精生成与运化失调而引起疾病。临床主要表现为厌食或饮食不振、面黄肌瘦、色无光泽、毛发稀少、肚胀如鼓、青筋暴露、体倦无力等。关于小儿走胎的疾病分类或命名，土家医按小儿患病时的临床表现命名，在命名时多以动物形象或动物声音，或类似"鬼神"形象来命名。土家医生将小儿走胎分为12种，习惯上称"土家12走胎病"。走胎病有："走人胎""走猴胎""走牛胎""走马胎""走羊胎""走狗胎""走猪胎""走猫胎""走鬼胎""走花胎""走魂胎""走兔胎"等12种。

常见证候要点：

1.走花胎（卡普波立没迪）：多见于疾病初期。形体略见消瘦，饮食无味，爱吃酸腐之物，精神欠佳，性急易怒。面色萎黄少华，耳背后有一个花样小团，毛发稀疏成束，面部可见圆形、椭圆形或不规则形花斑。肚腹饱胀不适，走窜疼痛，大便干稀不调，苔薄微腻，脉细有力，指纹淡。

2.走猴胎（尔波立没迪）：多见于疾病中期。形体明显消瘦，四肢枯细，不欲饮食或善食易饥，精神烦躁不宁。面色萎黄或面白无华，耳背后红筋扭团像猴，毛发稀疏成束易脱，肚腹胀大，甚则青筋暴怒。夜卧不宁或见挤眉弄眼、擤鼻、吮指磨牙，或嗜食生米、泥巴等异物。形神似猴，肠鸣泻肚，或大便不成形，舌质偏淡，苔多白腻，脉濡细而滑，纹紫滞。

3.走鬼胎（阿叶波立没迪）：多于见疾病晚期。形体极为消瘦，杳不思食，精神萎靡。耳背后筋上有一黑点，皮肤干枯，瘦削骨立，皮包骨头。肚凹如舟，面色㿠白，皮毛黯淡不泽，爪甲菲薄扁平。齿迟发焦萎，囟门难收，眼瞳黯无光，机巧神思不灵，短气少力，神情淡漠，目呆口钝，鸡盲。胆怯易惊，睡则露睛，啼哭无泪，或见肢体浮肿，或见紫癜、鼻衄、齿衄。水谷不化，泄泻不止或便秘，舌淡或光红少津，脉细弱无力，指纹色淡隐伏。

## 二、适用范围

湘西土家医小儿走胎提风疗法适用于小儿疾病。

1.小儿停食症或称隔食症，相当于中医疳症中的疳气症，西医的消化不良。

2.走胎，相当于中医疳症的干疳症，西医的营养不良。

儿童皮肤对鸡蛋过敏者、腹部皮肤破损、腹部皮肤生疮疡者，不宜药物敷贴。

## 三、技术操作

### （一）施术前准备

1.治疗场所清洁、安静。室温24℃左右为宜。冬天寒冷时，有条件的在空调房进行，农村可在火炉或电炉边实施提风疗法，以防寒冷而引起患儿着凉、感冒。

2.药物：大路边黄、小路边黄、地三甲、熟幽子、桐油适量。辅助材料：鲜鸡蛋1个。

3.器具：擂钵、小刀、打火机、白纸。

4.治疗部位：小儿肚脐处。

### （二）施术步骤

1. 先将大路边黄、小路边黄、地三甲三种草药洗净切碎（一般选用鲜品，无鲜品时可将干品加少量热水浸润 5 分钟后使用），与熟幽子一起放入擂钵中擂烂，备用。

2. 鲜鸡蛋一个，煮熟，去壳。用刀切除 1/3，去掉蛋黄。

3. 取擂烂的药物，填入蛋孔中。

4. 用白纸折制一个漏斗形的纸筒，约铅笔体大。纸筒漏斗朝上，滴入桐油 2 ~ 3mL，然后将漏斗纸筒封闭。

5. 点燃油纸筒，将加热的桐油缓慢滴入蛋孔中的药物上，待桐油浸入药物后，灭掉油纸筒火。

6. 医生用手指触摸蛋孔内的药物表层，待温度适宜（约 40℃）后，将蛋孔紧敷贴于小儿肚脐上，敷贴 30 分钟（半岁以上小儿敷贴时间可适当延长 10 分钟）即可。敷贴后，嘱患儿陪护人用手固定好药蛋，以免滑落。

7. 30 分钟或 40 分钟后，取出药蛋，清洁患儿脐部即可。

小儿走胎提风疗法，敷贴 30 分钟，半岁以上小儿敷贴时间可适当延长 10 分钟。每天 1 次，3 次为 1 疗程。

## 四、注意事项

1. 鲜药先洗净切碎后捣烂，以防鲜药不净引起小儿皮肤过敏或感染。

2. 小儿肚脐及皮肤娇嫩，药量一般较小，敷贴时间不宜过长。敷贴一般为 30 ~ 40 分钟。

3. 小儿皮肤鸡蛋过敏者、腹部皮肤破损、腹部皮肤生疮疡者，不宜药物敷贴。

4. 在敷贴药蛋时，注意药蛋的温度，切勿伤小儿肚脐皮肤。敷贴前医生用拇指试测药蛋的温度，在 37 ~ 40℃为宜。

5. 药蛋敷贴后，要固定好，以防滑落。

6.从婴儿出生至一百天，因其体质娇弱，各种生理功能尚未健全，不宜运用提风疗法治疗所患疾病。

## 五、临床验案

### 验案 1：疳积案

张某，男，4 岁，2020 年 6 月 11 日初诊。患儿平素好动贪玩，进食不规律，半年余前出现进食量少、胃口差症状，家人当时未引起重视，未做系统诊疗。症状逐渐加重，身体消瘦，不欲饮食。曾口服中药汤剂病情未见明显缓解，遂前来就诊。现症：患儿身体略见消瘦，自诉饮食无味，平日喜吃酸味食物。精神欠佳，性急烦躁易怒。肚腹饱胀不适，常见走窜疼痛，大便干稀不调，多梦易醒。查体：心肺（-），发育正常，精神萎靡，形体偏瘦，面色萎黄，耳背后可见一个花样小团，毛发稀疏，面部可见散在不规则形花斑，未突出于皮肤。苔白微腻，脉细有力，指纹淡。

**中医诊断**：疳积；走花胎（土家医）。**西医诊断**：小儿功能性消化不良。

**辨证**：中元不足。**治则**：调补中元。

**处方**：土家医小儿走胎提风疗法治疗。

**操作方法**：按上述湘西土家医小儿走胎提风疗法的操作方法进行操作。

**6 月 18 日次诊**：患者家属诉患儿肚腹饱胀不适较前减轻，偶有走窜疼痛，程度较前减轻，大便成条，每日一解。继续原治疗方案，予草药 14 剂煎服：鸡合子皮 10g，麦芽子 10g，疳积草 8g，甜酒曲 6g，一窝蛆 8g，萝卜子 10g。水煎内服，日 1 剂，分 2 次内服。

**7 月 2 日三诊**：患者家属诉患儿饮食胃口较前明显好转，食量增加，无明显腹胀不适感及走窜疼痛，大便成条，每日一解。

**按语**：小儿功能性消化不良是指位于上腹部的一种或一组症状，主要包括餐后饱胀、早饱、上腹部疼痛或烧灼感，也可以表现为厌食、嗳气、恶心、呕吐、上腹部胀气或反酸，而经适当评估排除器质性、系统性或代谢性疾病的一组常见临床综合征。中医无功能性消化不良病名的明确记载，但根据其纳差，食而不化，腹胀或腹痛，嗳气酸腐，大便不畅等临床主要症状，可归属于"小儿积滞""小儿腹痛""痞满""胃脘痛""呃逆""嘈杂""纳呆"等范畴。其发病与脾胃虚弱、乳食不节、调护不当、情志失调密切相关。中医认为小儿脏腑娇嫩，不耐攻伐，形气未充，五脏功能尚不健全，脾胃作为人后天之本，运化水谷，为人体生长发育提供营养，当脾胃功能虚弱时，不能运化水谷精微，故而出现面色萎黄，小儿脾常虚，在受外邪侵扰后，脾胃功能更易受到损伤，脾胃功能失调，气机停滞不畅，饮食不下，故而厌食、腹胀、腹痛、痞满，而水谷精微不能有效运化，致水湿内停困脾，出现便溏。

本案患儿由于贪玩好动，饥饱无常，损伤中元之气，肚气伤则纳少，肠气伤则食物不化，脾气伤则精气不生，致使气血生化之源匮乏，气血不能上冲于头耳故见背后筋脉阻滞，耳后筋起一小团黑色。由于饥饱无常，损伤中元肚肠之气，纳食磨谷之能减退，故见纳食无味，嗳腐吞酸，肚子饱胀；肚肠功能弱，生化之源不足，气血不能营养全身及头面部故见形体消瘦，面色蜡黄，头发黄而无光泽，打结成束；气血亏少不达四肢见体倦乏力。中元之气少，水谷不化，故大便稀软，舌质淡，苔白是中元之气不足之象。土家医小儿走胎提风疗法治疗，利用土家药敷贴小儿肚脐，使药物的温热之气和药物效能直接作用于局部，以温小儿"中元"气血，借筋脉循行，畅通人体气血，使精、气、血输布于全身，调整和改善"三元"脏器之功能，驱除肚肠内风气之邪，使肚肠正常运化谷物，吸收精微之物，以营机体，消除疾病。

## 验案 2：疳积案

刘某，女，3 岁，2020 年 8 月 26 日初诊。患儿一年多前感冒高热后出现进食慢、进食量少症状，家人当时未做系统诊疗。症状逐渐加重，伴见易惊骇、身体消瘦。曾于当地诊所口服药物治疗（具体不详），病情未见明显缓解，遂前来就诊。现症：患儿面色晦暗，体瘦形小，肚胀，青筋暴露，胆小怕事，常易惊骇，饮食不香，耳背后筋上有一黑团，大便稀，小便清长，舌质暗红，苔白。心肺（–），形体瘦小，精神差，面色晦暗，耳背后可见一黑团，毛发稀疏。舌质暗红，苔白。

**中医诊断：**疳积。走鬼胎（土家医）。**西医诊断：**厌食症。

**辨证：**三元俱损。**治则：**调补三元。

**处方：**土家医小儿走胎提风疗法治疗。

**治疗方法：**

1.药物准备：大路边黄、小路边黄、地三甲、熟幽子（鲜药或者干品）。

2.辅助材料准备：鲜鸡蛋、桐油。器具：碗、勺子、刀、打火机、白纸。

3.治疗部位：肚脐。

4.操作方法：大路边黄、小路边黄、地三甲、熟幽子干品，研末备用。用干品 6～9g，用"剩饭"（吃剩的米饭）调和，用桐油将药饭炒热，医生用手将饭捏制成一个约小杨梅一样大的饭团，温度 37～40℃，外敷贴在肚脐处，用纱布包扎固定。保留 6～8 小时。1 次/天，10 次为 1 个疗程。

9 月 12 日次诊：患者家属诉患儿进食较前好转，肚胀缓解，大便基本成形，每日一解。仍存易惊骇，继续原治疗方案，加糯米 50g，山茶果 50g，青木香 20g。用法：将糯米炒黄、山茶果、青木香焙干，3 药合并研细末。内服，每次用温开水冲服 5g，3 次/天。另：追魂草 10g 焙干研细末，用一黑布袋装好，佩戴在胸前内衣口袋里，连戴 7 天。

**按语：**小儿厌食症是一种儿童的慢性食欲障碍性疾病，发病年龄以 1～6 岁多见，常表现为较长时间食欲缺乏或食欲减退，见食不贪，甚至拒食，若长期不愈，可导致患儿营养不良，影响生长发育，并可造成患儿免疫力下降、贫血、营养不良、维生素 D 缺乏性佝偻病、反复呼吸道感染、疳证等问题。《杂病广要》云："脾不和则食不化，胃不和则不思食。"《诸病源候论》载："脾者脏也，胃者腑也，脾胃二气相为表里，胃受纳而脾磨之，二气平调则谷化而能食。""今脾胃二气俱虚弱，故不能饮食也。""胃为水谷之海，主受盛饮食者也；脾气磨而消之，则能食。今脾胃二气俱虚弱，故不能饮食也。"小儿脾胃娇嫩，属稚阴稚阳之体，成而未全，全而未壮，脾胃馁弱，或失治误治，胃受纳、脾运化失司，气血生化乏源，致温煦、濡养等功能处于虚弱状态，日久不愈，厌食、疳证自生。

本案患儿高热后突然惊骇，气血上逆阻于头面、耳后，故见面色晦暗，耳后有一黑团；气血逆乱，阻于肚部，故见肚部青筋暴露；由于惊骇，致气血失常，中下元之功能不足，故见肚胀，大便稀，小便清长；患儿由于胆小，常易惊骇，损伤心神，损伤中上元肚肠之气，生化不足，故见体瘦形小，饮食不香；舌质暗红，苔白为气血阻滞血瘀之象。治法应以安神定志，培补中元为主，予大路边黄、小路边黄、地三甲、熟幽子干品，作用效力持久，糯米、山茶果、青木香研末内服，追魂草研末佩戴，加强安神定志，培补中元之用。另嘱家长保持患儿饮食清淡，忌食生冷、甜腻、油炸、荤腥等不易消化之品，饮食规律，不可过饥过饱，还应注意患儿情绪，循序渐进，切勿强迫进食。

# 第二十三章　土家医药筒滚熨疗法

## 一、技术简介

土家医药筒滚熨疗法是利用竹筒的通透性，让内贮药物渗出，施布于皮肤，经透皮渗入机体，达到祛病保健的作用，再加用药筒施以温熨、敲拍、滚揉、点按等物理疗法，集药物外治、推拿点穴、温热疗法于一体，用于治疗伤科、风湿科、妇科、内科等相应病症。

### （一）特点

因其就地取材，药物皆为土家人栖居地区的传统药材，竹筒采用随处可见的笔竹、水竹制作而成，便于贮存携带，临床操作简单易学；此疗法将多种传统治疗方法融为一体综合应用，适应面广，治疗效果可靠，一直是土家族地区远行和征战的必备之品。后经改良民用，成为具有防病治病、养生保健的传统医疗技术。

土家医传统药筒滚熨疗法以温经祛寒、赶血走气、化湿消风、通经透窍等药物的透皮外治法，配合温熨、敲拍、滚揉、穴位点按刺激等物理疗法，以土家医三元理论局部与整体相联系的观念为指导，聚药物外治和物理疗法为一体，通过温运气血，祛除风寒湿毒，化散恶血痰水，通调经脉窍隧，恢复气血精化生运行常态，用协调三元脏腑气机的手段来治疗疾病。针对此类疾病缠绵难愈而需长期治疗的特点，所选药物均为经土家传统习用久经验证的药力强，疗效良好，无毒副作用的药材，具有方法简便，易于掌握，能就地取材，经济实惠，无治疗性损伤，患者容易接受，临床疗效优良等技术优势。

### （二）理论基础

土家医认为，生命运动来源于腰子中的先天真元火气和真元精气，三元脏腑以腰子中的真火精气为种，化生中元水谷精华而生脏腑真火精气，三元脏腑的真火精气的互用、互化、互生、互相制约所形成的动态平衡，维持了生命功能的正常运行。一旦遭遇外毒外力损伤，引起经脉窍隧不通，气血精运化失常，三元脏腑之间的联系受到障碍，脏腑间互用互制的平衡被打破，各脏腑功能的正常运化也就必受到扰乱而发为疾病。

土家医认为，人是天地之气相互作用的结果，三元脏腑的真火与精气是相互依存、相互作用、相互生化的关系，二者互为存在的条件。脏腑气机是真火与精气对立统一作用的结果，三元脏腑互生、互用、互制的对立统一的作用产生和维持了人的基本生命运动。也即心脑受三元脏腑的精气和真火的奉养而生神思。神是人体基本生命运动，思是基于神的高级生命运动。上元心脑通过经脉窍隧接受三元脏腑的奉养，并对三元脏腑气机行使统司调控作用，以协调三元脏腑气机的相互关系，维护生命气机升降出入的动态平衡。

穴位是三元脏腑分布于骨肉肢体的感受点，通过经脉窍隧与三元脏腑及上元心脑传达感受与调控信息。临床上为了便于应用，习惯把具有类似功能并受制于同一调控系列的感受点（穴位）以虚拟连线相连接，也就是经络。穴位与穴位之间的感觉和调控信号传输，不全是从这一穴位到另一穴的直接传递，而多是穴位—具有调控节制作用的脏腑—另一穴位的传输过程。人体感受和自我调控机制是生命气机的重要组成和外在形式，一旦三元脏腑气机衰亡，生命气机停止，感受与统司调节气机也就不复存在。

土家医药筒滚熨疗法针对外毒或内伤造成的三元脏腑真火不旺或寒毒盘踞消磨真火，所引起气血不通、肿胀疼痛等一系列症状，将温热的药饰置于体表穴位或患处，进行滚熨、点按、敲拍、扯罐等治疗操作，利用对穴位或治疗部位进行温热刺激和药物作用及机械力的震松推拨作用，诱导或增强上元心脑和三元脏腑的调节控制作用，恢复三元气机动态平衡，或以药筒的温热作用和药物治疗效用直接作用于患处，达到祛病保健的目的。

## 二、适用范围

风寒闭汗证，风湿痹痛证，风湿擂杵证，风湿腰僵证，冷骨风，陈伤发损，腹肚进风冷痛证，女子小月腹痛证，伤损肿痛证，腰杆痛证，偏瘫痿废证等阴性肿胀疼痛病证，中老年养生保健等。

## 三、技术操作

### （一）施术前准备

1. 药物配制：剥皮走血、地血香、熟幽子、见肿消、满山香、岩川芎、巴岩香、皮子药、四两麻、铁脚七、救命王、木姜子根、岩菖蒲、七爪风、血三七各适量，共研粗末备用。优质 54° 纯粮食烧酒适量。

2. 药筒制作：取一握粗细、节长 30cm 左右的水竹，在两端距竹节 5～7cm 处锯断，用刀削去竹青皮，刮削平整，以尖刀或钻头从一端竹节中隔层上钻直径 1～2cm 的小孔。把做好的竹筒放入锅中，文武火煮两小时，取出阴干备用。将阴干的药筒用 200 目砂纸打磨光滑，再用晒干的节骨草抛光。比照竹筒孔径削桃木为塞子，长度为 10cm，砂纸磨光。将碾好的药料装入竹筒中，以半筒为准。加入 54° 纯粮烧酒至满筒，用桃木塞塞紧筒孔，摇匀，放入装有风气肿痛消药酒的坛中，密封浸泡半个月取用。应保证一人一筒，防止医源性感染。用过的药筒用 75% 乙醇消毒，再涂抹风气肿痛消药酒，用消毒塑料袋密封包装，贴上患者姓名，在阴凉处保存，不能再放入药酒坛中贮存。

3. 场地及设施准备：治疗室，通风干燥，透光良好，室温宜 22～28℃，有条件可配置空调，室内有配套的治疗床、桌椅、贮物柜、开水壶、灭火器、消毒纸巾、一次性口杯、白糖、葡萄糖等专用治疗设备及材料。药筒炮制坛，经用药筒密封保存袋、乙醇炉、青陶瓦、盛酒碗、75% 医用乙醇、消毒棉签、54° 粮食酒、意外状况急救箱、标记用不干胶纸。

4. 治疗部位选择：根据病症不同，在头颈、胸背、腰腹、四肢施以相应的治疗方式和手法。

## （二）操作手法

根据病情和病位的具体情况，可采用滚、敲、揉、刮、按、熨、搓等手法，由专业医师或经培训的乡村医生实施；患者和自我保健者也可在医师指导下自行操作。

1. 滚法：双手掌心向下握药筒，将药筒横放于患部，力度适中，向前后左右做滚碾运动。初时宜缓宜轻柔，后渐快渐施力，以患者感觉舒适为度。每次治疗 20 ～ 30 分钟。

2. 敲拍法：术者手握进药筒，以适当力度在患处进行敲打拍击，初宜轻柔慢，后渐快渐酌施力。切忌用力过猛，造成不必要的意外损伤，每次 30 分钟左右。风气病全身走窜和保健遍敲法可适当延长治疗时间，力度以轻柔舒缓为宜。

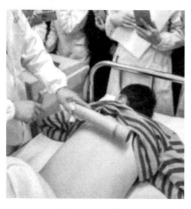 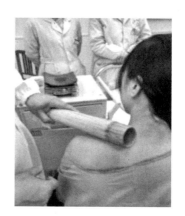

图 23-1　滚法　　　　　　　　图 23-2　敲拍法

3. 按法：有横按法和竖按法。横按法，药筒置于患处或穴位等治疗部位，术者以掌心向下施力按压，力度由轻到重，以患者能耐受或穴位得气为度。竖按法，以进料端塞上的圆头桃木塞或消毒纱布按住治疗点，术者手持药筒上端，向下施力按压患处或治疗点。施用按法，每按压 1 ～ 3 分钟一歇，七到九歇为一次治疗。按压力度适中，避免过分用力造成组织损伤。

4. 揉法：术者以单手或双手握筒，药筒贴于患处、适度用力做顺时针或逆时针按揉。每次 20 ～ 30 分钟。

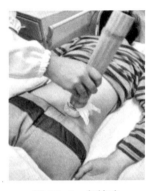

图 23-3　竖按法

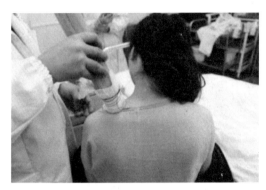

图 23-4　揉法

5. 刮法：取药筒中药液适量置入碗中，用棉球蘸药液涂于筒身，术者单手或双手握筒，按土家医常规刮汗法，在头面胸腹四肢由上而下，由近心端向远心端进行推刮。力度适中，刮至皮肤潮红为度，不可刮破表皮。也可在进料端塞上消毒纱布，术者竖握药筒在治疗部位推刮。

6. 熨法：有滚熨法和点按熨法。滚熨法，取烧酒 100 ～ 200mL 倒入瓷碗中，点燃。将筒身在火焰上烤热，术者以手试温，以温热不烫，手能耐受为度，在患处施滚法。每滚熨一次，可用筒身敲拍患处 7 次，依法 7 ～ 15 次滚熨敲拍为一次治疗。点按熨法，药筒拔去软木塞，进料口塞满消毒纱布，外用棉布包裹绑扎。乙醇炉上烧青陶瓦一块至热，将浸透药液的进料端在青瓦上杵热，术者以手试温，以能耐受为度，按熨患处或治疗点 1 ～ 3 分钟，杵按 7 ～ 9 次为一次治疗。

7. 搓法：有手搓法和脚搓法。手搓法，患者用手掌心相向夹握药筒做前后搓动或将药筒放在铺有干净塑料薄膜的平台，将手以掌心向下置于药筒上，适度用力做前后搓动。脚搓法，药筒平放在铺有干净塑料薄膜的地面，患者正坐治疗椅上，赤脚踏在药筒上做前后滚搓运动，搓按适度用力，以接触处有按压感为度。

8. 综合运用：术者可根据病症治疗需要，进行治疗技法的综合应用。例如滚熨敲结合应用，按熨与按揉结合等。

## 四、注意事项

临床操作过程中，力度的应用当轻重适宜，禁止粗暴用力，以免引起意外损伤，头颈胸腹部应用敲拍法宜慎。热熨时，要严格把握温度，以免引起烫伤。药液不可涂搽于溃疡处，防止药液溅入眼中。应用温热滚熨注时，易燃物不可放于乙醇炉和燃烧的酒碗边，以免引发火灾。对本疗法所用药物和辅料过敏者忌用，孕妇禁用，严重心肾功能不全者慎用，晚期糖尿病患者忌用，恶性肿瘤患者禁用，体表有溃疡性皮肤病者忌用，体质虚弱气虚血少者慎用，患处红肿热痛的阳性热证忌用，闭合性外伤初期和开放性外伤忌用，出血性中风急性期忌用，有精神类疾病的患者慎用。

意外情况及处理措施如下：

1. 治疗性晕厥：多由过饱、过饥、过渴、疲劳和情绪紧张所致。治疗前需先休息 10 ～ 30 分钟，饥、渴、饱胀情况需先改善才可治疗。治疗前做好医患沟通工作，取得患者信赖，让患者心里放松，再行治疗。出现晕厥立即停止治疗，放于通风处平卧休息，给予冷开水或温的葡萄糖、白糖水，重者点按水沟、合谷、内关、涌泉等。

2. 皮肤过敏：药物接触性皮肤过敏与患者体质的特异性相关，事前无法预见，出现皮肤过敏，应即停止治疗，局部涂用地塞米松软膏，严重者口服抗过敏药。

3. 药物过敏性哮喘和休克：治疗前应详细询问患者过敏史，过敏源因人而异，事前无法预见。超敏体质闻及温熨药品挥发物都有可能引起过敏性哮喘和过敏性休克。发生哮喘和休克，立即用肾上腺素皮下注射，静脉滴注地塞米松，将患者移离致敏环境。

4. 局部烫伤：烫伤多由热熨时温度掌握不当所致，治疗时术者以手试温，按制在 50℃左右，以手能耐受为度。小面积烫伤涂用烫伤膏即可，较大面积的烫伤按专业烫伤治疗处理。

5. **医源性感染**：多由药筒混用、消毒不严所致，皮肤有疮疡者应暂不治疗，坚持一人一筒，药筒消毒，隔离贮存等措施预防感染。出现感染时，针对不同病因使用中药清热解毒药或抗生素治疗。

## 五、临床验案

### 验案1：项痹案

汪某，男，56岁，于2020年8月15日初诊。患者10年前伏案劳累后出现后颈部及左肩疼痛，自行敷贴膏药、按摩、热敷等治疗可部分缓解症状，上述症状反复发作，曾于当地医院就诊，经颈椎X线检查，诊断为颈椎退行性变。经口服药物（具体不详）、物理因子治疗病情有所缓解。近1个月因伏案工作过度及夏日贪凉而空调温度过低导致疼痛加重，自行口服止痛药、热敷无明显疗效遂来我院求治。现症见：颈后部拘挛疼痛，呈持续性，左臂活动受限，背手困难，强行伸展则剧痛难忍，夜间尤甚，伴左手无名指和小指麻木，纳可，夜寐一般，二便调。查体：四测正常，心肺（−），第5、第6颈椎棘突左侧压痛明显，左上肢外展、后伸困难，左侧臂丛神经牵拉试验（＋），叩顶试验（−），左侧椎间孔挤压试验弱阳性，余神经系统检查生理反射存，病理反射未引出。辅助检查：颈椎X线片示C5-7颈椎骨质增生、生理弯曲变直。舌质黯，苔薄白，脉弦涩。

**中医诊断**：项痹。**西医诊断**：颈椎病。

**辨证**：气滞血瘀。**治则**：行气活血，通络止痛。

**处方**：土家医药筒滚熨疗法治疗。

**取穴**：颈夹脊、大椎、肩髃、阿是穴、外关、极泉。滚熨法与点按熨法、针刺结合，夹脊穴施以滚熨法，阿是穴、肩髃、大椎穴选用点按熨法，极泉穴和外关穴使用针刺治疗。

**操作**：滚熨法，取烧酒100～200mL倒入瓷碗中，点燃。将筒身在火焰上烤热，术者以手试温，以温热不烫，手能耐受为度，在患处施滚法。

每滚熨一次，可用筒身敲拍患处 7 次，依法 7 ～ 15 次滚熨敲拍为一次治疗。点按熨法，药筒拔去软木塞，进料口塞满消毒纱布，外用棉布包裹绑扎。乙醇炉上烧青陶瓦一块至热，将浸透药液的进料端在青瓦上杵热，术者以手试温，以能耐受为度，按熨患处或治疗点 1 ～ 3 分钟，杵按 7 ～ 9 次为一次治疗。

**8 月 20 日二诊：**患者自诉颈部及左肩疼痛较前明显减轻，仍存部分左肩活动受限，继予原方案治疗 5 次，配合运动康复治疗。

**9 月 2 日三诊：**患者自诉颈项及左肩疼痛及活动受限状况均得到充分缓解，无特殊不适。

**按语：**颈椎病是指颈椎间盘退变、颈椎骨质增生或颈部扭伤等导致脊柱内外平衡被打破，刺激或压迫其相邻的颈神经根、脊髓、椎动脉、交感神经等组织而引起的临床综合征。本例患者长期伏案工作，劳损颈项，局部气行不畅，血运不通，不通则痛，加之贪凉吹风，感受寒邪，寒性收引，经筋拘挛，加重病情，发为项痹。颈部大椎穴为六阳经所会，且头颈为人体四个气街之一，所以颈项有疾可影响手三阳所过之肩臂；加之中年后血气渐衰，以至风寒邪气乘虚侵袭，致颈肩部经脉闭阻、气滞血瘀，发为颈肩痛，经筋失养则伴有功能障碍和手指麻木。大椎穴属督脉，凡脊椎病变均可取之通经散邪；颈夹脊和肩髃穴疏通颈肩部经络，祛风散邪，以上穴位采用土家医药筒滚熨疗法治疗，可通经脉，赶气血，散寒毒。极泉和外关进针经提插得气，针感传向手指可强力开通闭阻之经络，是治疗肩臂和手指疼痛麻木的有效方法。诸法合用疗效显著。

### 验案 2：偏痹案

陈某，女，67 岁，于 2020 年 9 月 21 日初诊。患者 3 年余前无明显诱因出现腰痛伴右下肢放射性疼痛，呈阵发性，发作时伴见活动不利，卧床休息后腰痛稍减，但上症反复发作，每遇劳或受寒后复发，曾于当地诊所接受按摩及中药治疗，病情有所好转。近 1 周来天气转寒，腰痛加重，休息后未见缓解，为求系统诊疗遂前来求治。现症见：腰部酸胀疼痛，右侧为重，呈持续性，受寒、遇劳后加重，平卧、热敷时稍缓解，疼痛呈放射性经臀部向大腿后外侧窜痛至右外踝处。腰膝酸软，纳食欠佳，夜寐欠安，二便调。查体：心肺（-），双肾区无叩击痛，腰椎侧弯、前屈活动受限，L4、L5椎体右侧，右秩边穴处压痛，拒按；右侧直腿抬高及加强试验（+）。舌质黯，有瘀点，苔薄白，脉弦涩。辅助检查：腰椎MRI示：L4/L5、L5/S1椎间盘向右后突出。

**中医诊断**：偏痹。**西医诊断**：腰椎间盘突出症。

**辨证**：肝肾亏虚，经络痹阻。**治则**：调补肝肾，通络止痛。

**处方**：土家医药筒滚熨疗法治疗。

**取穴**：腰夹脊、肾俞、大肠俞、秩边、环跳、委中、阳陵泉、悬钟、昆仑、阿是穴。滚法与按法、针刺结合，夹脊穴施以滚法，阿是穴、肩髃、大椎穴选用点按法，环跳、委中配合使用针刺治疗。

**操作**：①滚法。双手掌心向下握药筒，将药筒横放于患部，力度适中，向前后左右做滚碾运动。初时宜缓宜轻柔，后渐快渐施力，以患者感觉舒适为度。每次治疗20~30分钟。②按法。以进料端塞上圆头桃木塞，或消毒纱布按住治疗点，术者手持药筒上端，向下施力按压患处或治疗点。施用按法，每按压1~3分钟一歇，七到九歇为一次治疗。按压力度适中，避免过分用力造成组织损伤。

环跳、委中行提插泻法，产生酸麻、放电样针感并传至小腿和足趾，其余穴位先行提插法获得酸麻或者重胀感后，行平补平泻捻转手法，留针30分钟。

**9月26日二诊**：患者自诉腰部疼痛较前减轻，前屈活动受限缓解，侧弯活动仍受限。继予原方案治疗5次。

**9月30日三诊**：患者觉诸症缓解，予中药汤剂9剂，巩固治疗。秦艽15g，独活10g，桑寄生30g，白术10g，茯苓10g，制附片10g，狗脊20g，细辛3g，生姜2片，杜仲10g，怀牛膝10g，骨碎补10g，沉香6g，乌药10g。

**按语**：腰椎间盘突出症是指因腰椎间盘退变，外力作用及长期不良姿势等导致部分或全部纤维环破裂，髓核组织突出，刺激及压迫神经根、马尾神经引起的以腰腿痛为主要症状的一种临床综合征，其发病部位多为 L4-5 与 L5-S1。本病是临床上常见病与多发病，近年来由于工作环境、生活习惯等因素的影响，腰椎间盘突出症的发病率逐年提高。国内外研究显示，其发病率为 2%～3%，而 35 岁以上的男性发病率约为 4.8%，女性约为 2.5%。中医认为本病属于"腰痹""腰痛"，其病因包括外伤、寒湿阻络、湿热侵袭、肝肾亏损、筋骨失健等，其病机主要经脉闭阻，不通则痛。临床中医辨证分型可从血瘀、寒湿、虚实三个方面考虑。本病患者女性，年近七旬，肝肾亏虚，肝主筋，肾主骨，筋骨失养，经脉不荣。疾病在劳累后起病，经络痹阻不通，病性属虚实夹杂。下肢疼痛多发在后、外侧，属于足太阳和足少阳经络所过，因而治疗时取该二经腧穴为主，以通经络、祛外邪、益肾髓为原则。环跳、委中用提插法可产生酸麻、放电样针感并传至足部，强力开通腰腿部郁阻之经络；秩边配环跳疏通足太阳和足少阳经气血，肾俞配悬钟温肾益髓而散寒，委中配阳陵泉、昆仑舒利足太阳和少阳经筋。

### 验案 3：贝尔面瘫案

杨某，男，苗族，30 岁，古丈双溪乡人，在外务工。主诉：右侧口角㖞斜 10 天。病史：10 天前因劳累受凉后晨起发现右侧口角㖞斜，在当地某中医院针灸治疗 1 周后症状稍改善，后因工作原因回乡求治。刻时见患者体健神清，口角向左㖞斜，吃饭时右侧闭口不全，有漏饭现象，漱口漏水，无法吹口哨，食纳尚可，二便无异常。查体：右侧口角㖞斜，右侧额纹、鼻唇沟变浅，口角歪向左侧，鼓腮漏气，舌淡暗，苔薄白，脉浮紧。患者素体健，否认其他特殊病史，否认有外伤史。

**诊断**：歪嘴风（口眼㖞斜症）。

**辨证**：风寒阻络证。**治则**：祛风散寒、通络牵正。

**治疗**：以土家医药筒滚熨疗法治疗，趁热按熨右耳根和右面部，一日早晚各一次，治疗后用四层纱布敷盖固定避风。15 日为一疗程。另予白附子、红岩川芎、川芎、蜈蚣、全虫、满山香、制南星，共研细末，每服 5 克，日

3次，温开水送服。

**疗效：** 治疗 1 个疗程后，饮食时口角漏饭现象改善。后守法加用列缺穴贴蓖麻泥，1 个月痊愈收功。

**按语：** 贝尔面瘫是由茎乳孔内急性非化脓性面神经炎引起的周围性面神经麻痹，亦称特发性面瘫。中医认为面瘫是机体正气不足，经络空虚后，风寒、风热、邪气乘虚而入，阻滞经络，从而引起面部肌肉的瘫痪。中医药治疗面瘫效果显著，主要作用是活血通络、疏散风寒，针灸治疗面瘫主要在面部取穴，还有在远端取穴，比如可以在手上取穴，足部取穴，在治疗上通常采取局部取穴和远部取穴相配合的方法，土家医药筒滚熨疗法将温热的药饰置于体表穴位或患处，进行滚熨、点按、敲拍、扯罐等治疗操作，利用对穴位或治疗部位进行温热刺激和药物作用及机械力的震松推拨作用，恢复三元气机动态平衡，达到祛病保健的目的。

# 第二十四章　特色中药封包疗法

## 一、技术简介

中药封包疗法属中医外治法，是将加热好的中药药包置于身体的患病部位或相应腧穴穴位上，借助奄包热蒸气、远红外线或磁场等手段介入，使局部的毛细血管扩张，血液循环加速，最终达到温经通络、调和气血、活血化瘀、祛风除湿的目的。

### （一）特点

特色中药封包疗法是将药物、经络腧穴、渗透手段相结合的综合疗法，利用奄包热蒸气的温热刺激，加速血液循环，再集合药物的透皮吸收，集温热刺激、中药、经络穴位三者于一体，以温促通、以通达补、通补互用，达到疏通经络、调和阴阳、扶正祛邪的目的。

1. 对症用药、巧妙渗透：中药封包疗法可广泛用于内外妇儿各科病症，针对不同的疾病辨证施治，对症用药，再通过远红外线、磁场共同作用，消除无菌性炎症及水肿，改善无氧代谢功能。把有效的中药活化物质转化为离子状态，通透皮肤，直接渗入病灶，用药集中、疗效可靠。

2. 安全实用、应用广泛：中药封包疗法是近些年来较多在医院中，尤其是中医院中推广应用的实用技术，针对不同病症，选用相应治疗功效的药物成分，通过热力作用将药物的有效成分经皮肤组织的吸收，进入局部发挥明显的药理效应。相较其他治疗方法，该技术经济偏低，操作简便，不良反应小，易被患者接受。因此被普遍应用于治疗各种疾病，且收到了良好的效果。

### （二）理论基础

1. 外者外治：中药封包疗法属中医外治法范畴，《素问·至真要大论》

中明确指出"内者内治，外者外治"，为中医外治法的形成和发展奠定了理论依据。中药封包疗法以中医基础理论为指导，将药物施用于皮肤、腧穴等部位，以发挥其疏通经络、调节气血、解毒化瘀、扶正祛邪等作用的治疗方法。中医望诊通过观察皮肤色泽与形态，可以判定疾病性质、脏腑气血盛衰等情况。如《灵枢·天年》言"脾气虚，皮肤枯"，《灵枢·经脉》载"手太阴气绝，则皮毛焦"等，都说明了皮肤与脏腑气血的关系。另在《圣济总录》中指出"治外者，由外以通内"；吴师机在《理瀹骈文》中提出了"内病外取"的理念，在一定程度上说明了外治治病，可使外用药物直接在局部发挥作用，达到治疗局部病变的目的；也可使外用药通过皮肤，由外往内传导，从而发挥作用，达到内病外治目的。该治疗方法应用灵活、药物证型不断丰富，适用于内外诸病及疑难杂症，且使用简便、见效迅速、费用低廉、安全稳妥。

2. 经皮给药：药物经皮渗透吸收进入血液系统需要透过皮肤表皮和真皮层到达皮下毛细血管，药物主要通过皮肤附属器、细胞间隙、皮肤角质细胞三种途径渗透皮肤，中药封包疗法能使药物透过皮肤屏障，促进药物经皮渗透吸收，并达到起效浓度，进而治疗疾病。"皮肤是人的第三大脑"，经皮给药多是通过刺激皮肤实现的。皮肤不仅有屏障、吸收、分泌、排泄的功能，还能像大脑一样参与神经调节、内分泌调节和免疫调节，起到类似大脑的作用。皮肤即中医理论中的十二皮部，《素问·皮部论》云"欲知皮部，以经脉为纪，诸经皆然"，十二皮部与脏腑、经络、气血营卫都有密切联系，通过经络的传输来调整脏腑功能，促使阴阳平衡，从而发挥对机体的调节作用。

3. 辨证配药：《理瀹骈文》说："外治之理，即内治之理；外治之药，即内治之药，所异者法耳。"表明药物在中药封包疗法中的重要性。针对不同疾病，相同疾病的不同证型，中药封包均有相应的处方遣药，辨证配药是中医学的基本特点之一，也是中医临床诊治疾病的生命线。医生运用具有中医特色的"四诊"诊法收集病情资料（包括症状、体征及检查资料），根据辨证的结果选方用药。中药封包疗法涉及内外妇儿各科病症，患者往往五脏六腑功能失调，寒热虚实夹杂，阴阳气血逆乱，新旧病混杂等。医者可抓住主症，精选主方，且结合其他病症进行加减，最终达到温经通络、调和气血、活血化瘀、祛风除湿的目的。

## 二、适用范围

中药封包疗法可以广泛用于内科、外科、妇科、儿科、五官科疾病，尤其是妇科疾病（乳腺增生、子宫炎症性疾患、痛经、月经失调、不孕等）、呼吸系统疾病（咳嗽病、气管、支气管炎、感冒等）、消化系统疾病（功能性胃肠病、胃肠道炎症）、运动系统疾病（肩周炎、腰肌劳损、颈椎病、腰椎间盘突出症、骨折、软组织扭挫伤等）。

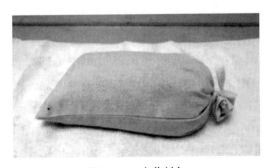

图 24-1　中药封包

## 三、技术操作

### （一）施术前准备

1. 封包制作

①药材选择：根据病症，按配方选取中药材，检查药材有无变质、霉变、潮湿等。

②药粉制作：根据疾病或体质证型，选取配方，将配方药材打粉，过100目筛，药粉瓶装或袋装密封备用（注意药粉的储存，以防变质）。

③封包制作方法：临床使用前检查药粉有无变质、霉变等，取适量

药粉，将药粉装入棉布内，扎好袋口，袋分特大（15cm×15cm）、大（10cm×10cm）、中（5cm×5cm）、小（＜5cm×5cm）四种型号。

④将药袋置于蒸锅或微液炉中加热至50℃左右。

2. 辅助工具：蒸锅或微液炉、绷力绷带、胶布或沙袋、红外线治疗仪（TDP）、治疗盘、弯盘、消毒棉签等辅助用具（具体根据临床操作需求准备）。

3. 穴位定位：符合《经穴名称与定位》（GB/T12346—2021）规定。（注：具体疾病选穴可根据临床具体情况选取）

4. 体位选择：根据施术的部位，选择患者舒适、医者便于操作的治疗体位。常用体位：仰卧位、侧卧位、俯卧位、俯伏坐位、侧伏坐位。

5. 环境：卫生要求应符合《医院消毒卫生标准》（GB15982—2012）的规定，保持环境安静，清洁卫生，避免污染，温度适宜。

6. 消毒：①部位消毒：施术前应该对受术者施术部位进行消毒，消毒可用0.5%～1%碘伏的棉球在封包区部位由中心向外做环行擦拭消毒。②术者消毒：施术者双手应用肥皂或洗手液清洗干净，再用速干手消毒剂消毒。

## （二）施术方式

将患者的衣物整理好，封包外罩一次性清洁套，置封包于患处，根据不同部位，选用绷力绷带、胶布或沙袋固定（瘦弱患者骨突处尽量不做封包，若要做时，注意稍绑松一点，随时询问患者感觉），予红外线治疗仪（TDP）照射封包，告知患者封包约几分钟就会有温热的感觉，且有药味，勿擅自调节药包温度。

治疗过程中，经常询问患者感觉，若患者自觉温度过高或不能耐受，及时将封包稍放松或在封包与患处之间再垫一层布，随时观察患者局部皮肤情况。嘱患者暂不吹风，协助患者整理衣物，安置舒适卧位，清理用物，做好记录并签名。

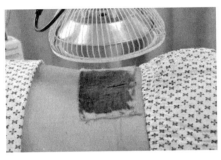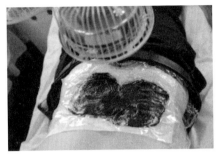

图 24-2　中药封包疗法

## （三）施术后处理

1. 施术后的正常反应：封包治疗部位准确，局部皮肤微红、发热，无烫伤。治疗中及治疗后患者体位安排合理舒适，患者对此项操作满意，预期目标达到效果。

2. 施术的善后与处理：敷药后局部皮肤出现红疹、瘙痒、水疱等症状，考虑药物过敏或局部烫伤，操作前应详细询问过敏史，注意封包治疗时间勿过长，以 30 分钟为宜。观察病情，发现患者有皮肤发红、瘙痒等现象时及时给予停止治疗，若局部为烫伤水疱，小水疱暂不用处理，大水疱予以抽液换药处理。

## 四、注意事项

1. 施术者应严肃认真，专心致志，精心操作。治疗前应向患者说明治疗要求，消除恐惧心理，取得患者的合作。

2. 临床治疗应选择正确的体位，要求患者的体位平正舒适，既有利于准确选定穴位，又有利于治疗的顺利完成。

3. 治疗过程中，要随时了解患者的反应，若患者感觉过烫，及时将封包稍放松或在封包与患处之间再垫一层医用纱布。

4. 治疗后若局部出现水疱，只要不擦破，可任其自然吸收。若水疱过大，可用消毒针从水疱底部将其刺破，放出水液后，再涂以甲紫药水。

5.施术的诊室，应注意通风，保持空气清新，避免烟尘过浓，污染空气，伤害人体。

## 五、临床验案

### 验案1：胃脘痛案

患者，男，36岁，于2021年4月28日初次诊疗，主诉：间断中上腹疼痛2年，加重伴腹胀5天。现病史：患者2年前无明显诱因出现中上腹疼痛，胃脘部遇寒及进食生冷后症状加重，严重时疼痛向肩背部放射，间断觉烧心、反酸，偶伴恶心、呕吐症状，在当地医院行胃镜检查：结果提示慢性萎缩性胃炎伴肠化，予抑酸、保护胃黏膜等对症治疗后好转，此后症状反复发作，5天前进食生冷瓜果后中上腹疼痛，经热敷后无明显缓解，次日病情较前加重，现症见：间断中上腹疼痛，伴腹胀，偶烧心、反酸，无胸闷心悸，无寒战发热，无头晕头痛及一过性黑矇，无尿频、尿急、尿痛。

既往史：既往高血压3级极高危病史1年，血压最高185/100mmHg，平素规律口服施慧达1粒控制血压，血压控制尚可。入院查体：四测正常，身体发育正常，营养正常，体型正常，神志清楚，精神状态差，表情痛苦，查体合作，语言清晰，对答尚切题。患者全身皮肤黏膜未见皮疹、出血点及黄染，全身浅表淋巴结未触及肿大，无肝掌、蜘蛛痣。颈软，无抵抗，颈动脉搏动正常，未闻及明显血管杂音，气管居中。双肺呼吸音稍粗，未闻及干湿啰音，心律齐，心音正常，各瓣膜区未闻及病理性杂音。腹软，中上腹压痛，无反跳痛，肝脾肋下未触及，墨菲征阴性，移动性浊音阴性，双下肢无水肿，神经系统查体未见异常。

**中医诊断：**胃脘痛。**西医诊断：**慢性萎缩性胃炎。

**辨证：**脾胃虚寒。**治则：**补虚散寒健脾。

**处方：**特色中药封包疗法配合艾灸疗法。

**取穴：**中脘、梁丘（双）、足三里（双）。

**操作：** 柴胡 15g，吴茱萸 15g，法半夏 15g，荜茇 15g，丁香 15g，甘松 15g，肉桂 15g，细辛 5g，将药物一同研末拌匀后分装，每份 450mg，将药物装入统一规格的棉布袋中，在布袋表面喷少量的清水，运用微波炉将其药物进行加热，加热 4 分钟。患者取仰卧位，将加热后的中药布袋放置于患者腹部中脘穴热敷 20 分钟，此过程需要保证其温度适中，避免出现烫伤情况，每日 2 次，连续治疗 10 次。

**艾灸治疗操作如下：** 选择梁丘（双）、足三里（双），对穴位开展艾灸，将艾条点燃，放置于单孔艾灸盒子内。此过程需要保证艾灸温度适中，避免烫伤。操作过程共计 15 分钟。隔天 1 次，连续操作 10 次。

**复诊：** 患者 5 月 30 日前往门诊复诊，自诉中上腹疼痛明显好转，烧心、反酸、恶心、呕吐症状亦明显缓解。

**按语：** 近年来，随着社会经济水平的提高，人民的饮食结构也发生了改变，许多人经常暴饮暴食，进食生冷饮品及瓜果，形成了不良的饮食习惯，导致脾胃虚寒型胃脘痛病症发病率呈现出高发低龄趋势。此类患者主要表现为畏寒喜暖、饱胀不适、胃脘部疼痛等，通常因饮食不节致损伤脾胃阳气，胃失和降，脾失升运，脾胃气机阻滞，从而发病，治疗从温里通络、理气止痛入手。中药封包是临床上治疗该病症的常见手段，操作简单易行，对虚寒类病症疗效显著，更能改善畏寒肢冷、胃脘疼痛等症状，提高患者生活质量。该中药封包利用细辛祛风散寒止痛，运用法半夏进行燥湿化痰，消痞散结，丁香则降逆散寒，甘松理气止痛，开胃，健脾，调节体内燥湿，通过诸药联合可以有效地改善患者病症，发挥出药物之间的协调作用，散寒理气，利用经脉促使药物直达病灶部位，温阳益气，达到通络止痛之功效。艾灸也是临床上治疗该病症的常见手段，通过人体的穴位艾灸来达到刺激的作用，利用艾条的温中、除湿、逐寒药性来进行治疗，改善脾胃功能，促使经脉达到通畅，通络止痛的目的。配合足阳明胃经的梁丘穴、足三里穴。前者是足阳明经的郄穴，后者为足阳明经的合穴。艾灸此二穴，可健运脾胃、通络止痛。

### 验案 2：项痹案

李某，男，42 岁，2022 年 2 月 12 日初诊。主诉：颈项部僵痛半年，加重伴左上肢放射痛 1 周。患者 1 年因受寒后前出现颈项部僵痛，无明显上肢放射痛，曾在当地医院行颈椎 MRI，结果示：C4/5、C5/6、C6/7 椎间盘膨出，颈椎退行性改变。诊断为颈椎病。后症状反复发作，经热敷及休息后可稍缓解，患者为高校教师，长期久坐久低头工作，1 周前，因吹空调后淋雨而出现颈项僵痛，伴左上肢放射痛，偶有头昏、头痛等症状，微恶风、汗出、行走时偶见踩棉花感。既往未询及特殊病史。查体：四测正常，颈项部肌肉稍紧张，活动稍受限，C4 ～ 7 椎椎体两侧轻微压痛，颈椎各棘突及棘间两侧轻微压痛，两侧肩胛骨内侧缘轻微压痛，两侧肩胛冈上、下窝处压痛，左上肢压痛、麻木，叩顶试验（＋），旋颈试验（－），左侧臂丛神经牵拉试验（＋），四肢肌力肌张力正常。

**中医诊断：**项痹。**西医诊断：**神经根型颈椎病。

**辨证：**风寒痹阻。**治则：**祛风散寒。

**处方：**采取特色中药封包疗法配合电针。

**取穴：**大椎、颈夹脊穴（双）、风池（双）、风府、天柱（双）、后溪（双）。

**操作：**白芥子 80g，菟丝子 80g，补骨脂 80g，莱菔子 80g，决明子 80g，紫苏子 80g，吴茱萸 10g，桃仁 10g，粗盐 1000g，将中药封包置于颈项部，外置远红外线灯，治疗过程中多询问患者的感觉，同时观察患处皮肤颜色变化，避免发生烫伤。在治疗前、中、后均必须做好保暖措施，避免吹风受凉每次 30 分钟，每天 1 次。10 天为 1 个疗程。

**电针治疗操作：**腧穴消毒，进针，刺入 1 寸左右（依据穴位加以调整深度），得气后连接电针治疗仪，频率 1 ～ 1.3Hz，强度以受试者能够耐受为度，时间 30 分钟，每天 1 次。10 天为 1 个疗程。

**3 月 21 日二诊：**自诉左上肢放射痛缓解，颈项部僵痛、恶风、头痛、汗出、头晕等症状基本消失，余未诉不适。

　　**按语：** 颈椎病是指颈椎间盘及其附属结构的退行性改变，椎间关节的继发性退行性改变，刺激或压迫脊髓、神经、血管的损伤，从而表现出相应的症状和体征。目前研究发现，与颈椎病发病有关的因素包括退变、创伤、劳损、炎症、先天发育和环境等。近年来，颈椎病发病率呈高发低龄趋势，甚至严重影响人们日常工作和正常生活。中医认为，神经根型颈椎病的发病主要有内因和外因两部分。内因为肝肾亏虚，气血不足；外因为外感风寒湿邪，跌仆、闪挫等外伤，颈部劳损。辨证可分为风寒痹阻证，血瘀气滞证，痰湿阻络证，肝肾不足证，气血亏虚证。该患者因受寒后发病，结合舌苔脉，辨证为风寒痹阻证，采取特色中药封包疗法配合电针，有针对性地将风寒之邪祛除体外，并提升机体阳气，增强抗病能力，达到祛风散寒、祛湿通络、温中止痛、扶正祛邪的作用。电针取大椎、颈椎夹脊穴、风池、风府、天柱、后溪等穴位，可使患处组织粘连得到松解，减轻突出物与神经根的压迫，促进炎症物质的吸收，从而使颈部肌肉痉挛得到改善。中药封包可使药力慢慢渗透，缓解局部肌肉、筋膜的僵硬，提高肌力和恢复关节功能。研究证明，中药热敷可使患处小动脉扩张，毛细血管通透性增加，加快局部代谢，从而促进局部肌肉血液循环，使局部肌肉酸痛得以缓解。中药包内白芥子散寒除湿、利气散结、通络止痛，莱菔子行气止痛，吴茱萸散寒止痛。

### 验案 3：肺胀案

　　袁某，女，42 岁，初诊时间 2021 年 9 月 11 日。**主诉：** 反复咳嗽咳痰伴胸闷气促 2 年，加重 1 周，患者自诉 2 年前受寒后出现咳嗽咳痰，后逐渐出现胸闷气喘，活动后加重，曾于当地住院治疗，经肺功能、胸部 CT 等检查诊断为慢性阻塞性肺疾病。现症见：胸闷气喘，活动后加重，间或咳嗽咳痰，痰色白黏、不易咳出，喉中异物感，头晕乏力易累，平素恶风寒，易汗出，易感冒，纳食一般，夜寐可，大便平素偏稀，小便可，舌质暗，苔白腻，脉细滑。**既往史：** 未询及特殊病史。**查体：** 四测正常，患者嘴唇青紫，胸廓前后径增大，肋间隙增宽，叩诊肺部为过清音，双肺听诊为双肺呼吸音的减弱，呼气的延长，双肺底可闻及湿啰音。

**中医诊断：**肺胀。**西医诊断：**慢性阻塞性肺病急性发作。

**辨证：**风寒内饮。**治则：**温肺散寒、降逆涤痰。

**处方：**采取特色中药封包疗法配合西医常规治疗。

**取穴：**关元、气海。

**操作：**将莱菔子、附子、沉香等各100g混合均匀，用微波炉加热至50℃，将药物放入布袋，装药完毕后将袋口扎紧，抖动药袋使温度分布均匀，以不烫手为宜。用干毛巾覆盖于患者腹部，将中药封包外敷于患者腹部关元、气海穴处。操作过程中注意患者有无过烫情况，注意观察患者皮肤有无烫伤情况，每次热敷20分钟，每天3次。10次为1个疗程。配合西医常规抗感染、稀释痰液、抗炎处理。

**10月21日复诊：**自诉胸闷气喘较前减轻，痰较前易咯出，咽中仍有异物感，纳食可，大便成形。

**按语：**慢性阻塞性肺疾病（简称慢阻肺）是一种以气流受限不完全可逆的肺部疾病，慢性支气管炎和肺气肿是导致慢阻肺最常见的病因。中医认为，慢阻肺相当于"喘证"和"肺胀"范畴。临床以胸部膨满、胸闷喘息、咳嗽咳痰为主要表现。该患者病程2年，阳气虚弱，温煦防御功能低下，极易为风寒等外邪所伤，宿根痰瘀俱为阴邪，同气相求，易被风寒所引动，内外合邪，壅阻肺气，而致急性发作。中药封包疗法是以外敷的方式给药，通过穴位使药物直达病所，起到温经通络、透表达里、宣肃肺气之功效。封包中药莱菔子平喘、止咳、化痰；沉香行气止痛、温中止呕、纳气平喘；附子温阳通脉，中药封包可刺激穴位，产生免疫调节的功能。慢性阻塞性肺疾病，在西医常规治疗的基础上采用中药封包治疗，较单纯使用西医常规治疗疗效更显著。本方法能调节患者的免疫力，控制炎症反应，提高临床疗效。特色中药封包疗法与西医常规治疗相结合，疗效更好，值得临床推广运用。

# 第二十五章　潇湘伏九贴疗法

## 一、技术简介

### （一）定义

潇湘伏九贴疗法是在"三因制宜"理论的指导下根据湖湘的地理、气候、环境，以及不同人群的体质状况，针对肺系疾病、疼痛性疾病、寒性疾病、亚健康状态等开展的以敷贴为主的保健技术。该疗法可通过药物的有效成分刺激体表腧穴，经皮肤组织渗透，激发经络传导，加快局部血液循环，增强机体免疫功能，在预防和治疗疾病中起着双重作用，从而达到内病外治目的。潇湘伏九贴疗法不通过胃肠道的灭活和肝脏首过效应，并且可以避免药物毒副反应。且不是药物透皮吸收和穴位刺激的简单叠加，是相互协调、相互促进产生的整体强化效果，在实际临床运用中，无论是预防还是治病，都可取得满意的疗效。

### （二）特点

湖南地跨 5 个经纬度，地势地形不同，且地区地处湖泊、河网密布，雨量充沛，居处潮湿、阴冷，易涉水、渗湿等导致风寒湿入侵机体，凝滞关节，形成寒湿病症。

潇湘伏九贴疗法是将时间疗法、药物、经络腧穴、渗透等手段相结合的综合疗法，择"时"治疗、以阳消翳、多重因素、协同刺激，最终达到疏通经络、调和阴阳、扶正祛邪的目的。

1. 择"时"治疗、以阳消翳：潇湘伏九贴疗法基于"冬病夏治"原理，是中医学的特色疗法。《素问直解》曰"万物皆生于春，长于夏"；《素问·四气调神大论》"圣人春夏养阳，秋冬养阴"；《素问·四时逆从论》曰"春气在经脉，夏气在孙络，长夏在肌肉，秋气在皮肤，冬气在骨髓"；夏季三月从立夏到大暑是一年中阳气最盛之时，人体阳气发泄，经络通达，新陈代谢旺盛，天阳下济，地热上腾，天地之气上下交会，华实繁茂，因此，从长夏三伏天至秋分之时补足卫外的阳气以驱散阴邪促使人体阴阳平衡，可防御寒邪，防治寒性病发作。此时使用药物贴敷穴位以振奋阳气，驱除冬日的宿寒阴邪、恢复人体阴阳平衡的最佳状态，可有效防治"冬病"。

2. 多重因素、协同刺激：潇湘伏九贴疗法是一种复杂干预，它的效应和多个因素关系比较密切，包括药物的构成、穴位的选择、贴敷的时机、刺激量的大小等，都有一定关系。潇湘伏九贴疗法始终围绕"选择适宜对象，在最适时机，施以正确治疗"的核心理念治疗疾病。该疗法可发挥药物本身及腧穴对药物的激发和放大效果，将药物贴敷于相应的经络穴位之上，能刺激穴位，直达病所，使与疾病有关的组织与器官在短时间内产生药理作用，增强经络气血运行、促进津液输布畅达、协调脏腑功能而作用全身。

## （三）理论基础

1. 冬病夏治、天人相应：冬病夏治的理论根源是中医传统认知观——"天人相应"，而其更为直接的理论渊源则是《素问·四气调神大论》中"春夏养阳，秋冬养阴"的借势思想，以及以此为代表的中医时间治疗学，天人相应的认知观是中医整体观的主要体现，也是中医学理论体系的重要组成部分。基于天人相应观的"春夏养阳"是"理"，冬病夏治则是体现其理的"法"。伏九贴是"方"与"药"。自然界阳气最为鼎盛的三伏，恰是中医借势治疗的最佳时机。因此，借三伏之机蓄养并激发以元阳为主的人体阳气，元阳的功能既有激发鼓动全身阳气以疏通经气脉络的效用，又具有较通常所指阳气更为强大有力的逐邪功能，特别是针对沉伏已久的寒、痰、瘀等伏留邪气，其功效就更能得以彰显。

2. 经皮给药、调节免疫：冬病夏治中的穴位贴敷疗法是以经皮给药的方式，挑选的药物多以行气散寒、温阳利水功效为主，用生姜汁调和，配合冰片、麝香等促渗药，敷于特定的穴位而有效防治疾病。所用药物作用于局部皮肤，能直接作用到病变部位，且吸收后的药物通过皮肤间层的储存功能，缓慢进入血液循环，避免了其他给药途径血药浓度的峰谷现象，功效更稳定长久。人体的经络是一个统一的整体，对局部经穴的有效刺激，能沿着相应的经络传导激发全身经气，增强人体防病抗病的能力。潇湘伏九贴疗法是以腧穴作为发挥效应的作用点。大量证据表明，与普通皮肤相比，经穴部位有着独特的电学、热学特性，对药物刺激更加敏感，能发挥叠加放大效应，因此，潇湘伏九贴疗法不仅仅是药物和穴位作用的简单相加，更是在整体良性调整的前提下，使治疗作用呈几何式放大。

3. 刺激穴位、增强功能：伏九贴疗法是通过药物对腧穴产生一定的刺激，药物经皮肤和穴位吸收，直达脏腑，激发全身经气，振奋脏腑功能，可促进气血流畅，驱散体内寒邪，从而达到治愈慢性或虚寒性疾病的目的。穴位贴敷较口服药物的生物利用度高，经研究表明，外用药物通过皮肤吸收后，不经肝脏代偿吸收，也不经过消化道，避免了肝脏的"首过效应"，从而能够最大限度保留药物的有效成分，同时也避免了因口服药物对消化道产生的刺激。从西医神经系统的角度分析，伏九贴疗法能够刺激皮肤深层的感觉神经，从而进一步刺激大脑的深层反射，产生新的兴奋灶，形成痕迹反射，通过长时间的刺激，使大脑处于感知状态，接受新的反射信号，体液免疫功能增强，从而改善人体功能状态，提高免疫力。

## 二、适用范围

潇湘伏九贴疗法可以广泛用于内科、外科、妇科、儿科、五官科疾病，尤其是呼吸系统疾病（咳嗽病、气管、支气管炎、慢性肺气肿、感冒等）、妇科疾病（乳腺增生、子宫炎症性疾患、痛经、月经失调、不孕等）、消化系统疾病（功能性胃肠病、胃肠道炎症）、运动系统疾病（肩周炎、腰肌劳损、颈椎病、腰椎间盘突出症、骨折、软组织扭挫伤等）。

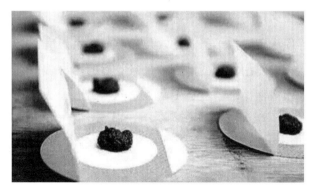

图 25-1 潇湘伏九贴

## 三、技术操作

### （一）施术前准备

1.敷贴制作

①药材选择：根据病症，按配方选取中药材，检查药材有无变质、霉变、潮湿等。

②药粉制作：根据疾病或体质证型，选取配方，将配方药材打粉，过100目筛，药粉瓶装或袋装密封备用（注意药粉的储存，以防变质）。

③药饼制作方法：临床使用前检查药粉有无变质、霉变等，取适量药粉，加入适量黏合剂搅拌均匀，压制成小饼状。

2.辅助工具：胶布、治疗盘、弯盘、消毒棉签等辅助用具（具体根据临床操作需求准备）。

3.穴位定位：符合《经穴名称与定位》（GB/T12346—2021）的规定。（注：具体疾病选穴可根据临床具体情况选取）

4.体位选择：根据施术的部位，选择患者舒适、医者便于操作的治疗体位。常用体位：仰卧位、侧卧位、俯卧位、俯伏坐位、侧伏坐位。

5.环境：卫生要求应符合《医院消毒卫生标准》（GB15982—2012）的规定，保持环境安静，清洁卫生，避免污染，温度适宜。

6.消毒

①部位消毒：治疗前应该对受术者施术部位进行消毒，局部消毒可用 0.5% ～ 1% 的碘伏棉球由中心向外做环行擦拭消毒。

②术者消毒：施术者双手应用肥皂或洗手液清洗干净，再用速干手消毒剂消毒。

## （二）施术方式

将患者的衣物整理好，暴露贴敷部位，先擦去汗液，皮肤干燥后将贴敷药饼放在选取的腧穴上贴敷，用 5cm×5cm（小儿患者可适当减小）的脱敏胶布固定。嘱患者当日少处于空调房，协助患者整理衣物，清理用物，做好记录并签名。

成人每次贴药时间为 2 ～ 6 小时，儿科患者贴药时间为 0.5 ～ 2 小时，老人及体质敏感者应酌情缩短时间。具体贴敷时间，根据患者皮肤反应而定。同时考虑患者的个人体质和耐受能力，一般以患者能够耐受为度，患者如自觉贴药处有明显不适感，可自行取下。根据病情每伏贴敷 1 ～ 3 次，连续治疗 3 年为宜。

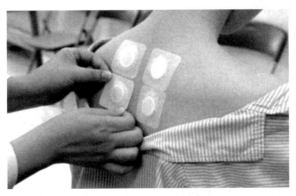

**图 25-2　潇湘伏九贴疗法**

## （三）施术后处理

1.施术后的正常反应：敷贴治疗部位准确，局部皮肤微红、发热，无烫伤。患者对此项操作满意，预期目标达到效果。

2.施术的善后与处理：敷药后局部皮肤出现红疹、瘙痒、水疱等症状，考虑药物过敏或局部烫伤，小水疱暂不用处理，大水疱予以抽液换药处理。

## 四、注意事项

1.施术者应严肃认真，专心致志，精心操作。治疗前应向患者说明治疗要求，消除恐惧心理，取得患者的合作。

2.临床治疗应选择正确的体位，要求患者的体位平正舒适，既有利于准确选定穴位，又有利于治疗的顺利完成。

3.治疗后若局部出现水疱，只要不擦破，可任其自然吸收。若水疱过大，可用消毒针从水疱底部将其刺破，放出水液后，再涂以甲紫药水。

4.施术的诊室，应注意通风，保持空气清新。

## 五、临床验案

### 验案1：哮喘案

袁某，女，39岁，公务员，2019年3月17日初诊。主诉：咳嗽咳痰伴喘息5余年，加重1周。患者素来体质羸弱，常患感冒，平素纳呆面黄，每因感冒引起哮喘，迁延至今，愈发严重。曾在当地医院予以肺部CT及肺功能检查，诊断为：慢性支气管炎喘息型急性发作期，此次因受凉引起。现症见：端坐呼吸，喘鸣有声，夜间阵咳，喉痒时作，痰多质黏、色白、泡沫状、难咳，胸闷，夜哮，可平卧，盗汗多，纳差，口干欲饮，舌暗红、苔黄腻且干，脉弦滑。既往未询及特殊病史。专科查体：呈三凹征，听诊双肺呈弥漫哮鸣音。

**二诊**：服药后，喉痒好转，痰量无明显变化，但较前容易咳出，胸闷得减，平走不气急，偶哮，汗出得减，纳增，口干好转，夜尿2次，大便日行。

**三诊**：咳好转，痰量减少，色白，泡沫状，容易咳出，偶有胸闷，快走无气急，无夜哮，无盗汗，口干已减，舌暗红、苔淡黄腻且干，舌体稍胖，脉弦滑。

**中医诊断**：哮喘。**西医诊断**：慢性支气管炎喘息型急性发作期。

**辨证**：热哮。**治则**：养阴清热化痰。

**处方**：潇湘伏九贴疗法配合西医常规治疗。

**取穴**：肺俞（双）、定喘（双）、肾俞（双）、气海、关元。

**操作**：将炙麻黄、生黄芩、白芥子 3 种药物研制成粉末，用 20% 蜂蜜和 80% 鲜姜水混匀制成膏状，取 5g 贴敷于患者肺俞、定喘两个穴位，共治疗 10 天。西药常规治疗操作为：静脉注射甲基泼尼松龙、二羟丙茶碱注射剂、常规配伍抗生素；吸入布地奈德福莫特罗。

**按语**：哮喘为临床常见多发病，治疗颇为棘手。本病常因遗传、外感、情绪、职业、环境等因素引起，发病虽与肺脾肾功能失调相关，但肺是关键。肺为气之主，肾为气之根，脾胃为气之枢纽。若肺失宣肃，脾失健运，肾失摄纳，则津凝结痰，伏藏于肺，每遇上述因素，引动伏痰，阻于气道，发生哮喘。故祛痰利窍，调节肺脾肾，肺尤其是治疗的关键。目前临床上对于该疾病尚没有根治之法，只能是通过药物的使用来进行有效的控制，包括使用抗生素、激素。但是长期使用抗生素和激素容易造成患者的菌群失调和免疫力下降，从而引发各种不良反应，所以西药治疗的治疗效果并不理想且非常容易反复，基于此有必探讨更为理想的治疗方案。炙麻黄宣肺平喘、生黄芩清热燥湿、白芥子止咳平喘，将三者研末敷贴于患者的肺俞、定喘、肾俞、气海、关元诸穴位通过刺激经络，促进药效的发挥。用潇湘伏九贴疗法联合西医常规治疗，能改善患者的各项肺功能指标，提高治疗有效率，值得临床推广。

### 验案 2：鼻鼽案

李某，女，42 岁，教师，2021 年 4 月 15 日初诊。主诉：鼻痒流涕、打喷嚏 1 年余，加重 1 周，患者素体肺气虚弱。面白，受寒咳嗽，1 年余前受寒后出现鼻痒流涕、打喷嚏，在当地医院行鼻内窥镜及过敏原鼻激发试验后诊断为过敏性鼻炎，后症状反复发作。现症见：患者精神差，鼻塞，流清涕，晨起尤甚，遇寒加重，平时常咽痒作咳，自觉口臭，肛门潮湿，夜寐欠安，二便可，舌淡苔白腻，脉滑。既往未询及特殊病史。专科查体：眼睑肿胀、结膜充血、鼻黏膜暗红色、水肿、鼻甲肿大、鼻道小息肉、鼻腔有水样或黏液样分泌物等症状；肺部听诊有喘鸣音。

**中医诊断**：鼻鼽。**西医诊断**：过敏性鼻炎。

**辨证**：肺气虚弱、卫表不固。**治则**：温肺散寒、益气固表。

**处方**：潇湘伏九贴疗法配合西医常规治疗。

**取穴**：大椎、风门（双）、膈俞（双）、肺俞（双）。

**操作**：潇湘伏九贴疗法操作：把白芥子、附子、肉桂、吴茱萸及细辛五味中药使用器具进行粉碎，配比比例为2∶2∶1∶1∶1，然后进行混合搅匀；将新鲜生姜汁和中药粉末按1∶1的比例进行混合均匀，然后制作成药饼，药饼的直径为15mm，厚度为3mm，使用之前需要现配现用，在穴位敷贴无纺布空白贴的药环中放置药饼，然后在患者的双侧风门、双侧膈俞、大椎及双侧肺俞7个穴位进行敷贴。10次1疗程。通常情况下，每年的6月1日～7月31日是敷贴的最佳时间段，间隔1周就需要敷贴西医常规治疗使用丙酸氟替卡松鼻喷雾剂等抗过敏药物，配合口服孟鲁司特钠咀嚼片。

**二诊**：患者精神好转，鼻塞，流清涕症状好转。

**三诊**：患者鼻塞，流清涕症状明显好转；遇寒冷刺激后稍有鼻塞，打喷嚏。

**按语**：过敏性鼻炎主要是致敏原对特异性个体造成一定刺激，从而释放出炎性介质，引发鼻腔黏膜炎性疾病。随着过敏性鼻炎的不断发展，患者会表现出EOS、肥大细胞浸润鼻腔黏膜，同时将细胞因子进行释放，提高血管的通透性，从而增加众多分泌物。现临床治疗过敏性鼻炎常使用白三烯受体拮抗剂、糖皮质激素及抗组胺药物，虽然可以实现良好的治疗效果，但是这种药物具有较大不良反应，在一定程度上会抑制中枢，同时很容易复发。该患者素来肺气虚寒，卫表不固，风寒乘虚而入，邪正相争，则喷嚏频频；肺失清肃，气不摄津，津液外溢，则清涕自流不收水湿停聚鼻窍，则鼻黏膜苍白、肿胀，鼻塞不通；肺气虚弱，精微无以输布，则气短懒言、语声低怯；肺卫不固，腠理疏松，故恶风自汗因风寒束肺，肺气不宣，则咳嗽痰稀面色苍白、舌质淡、苔薄白为气虚之证。

穴位敷贴能够把药物通过皮肤对穴位进行刺激，进而使药效进行充分发挥，这样可以防止口服药损害患者的胃肠道。穴位敷贴可以对肥大细胞脱颗粒进行有效控制，减少血管通透性，避免出现炎症，进而可以使其具有的抗过敏作用进行充分发挥。从中医方面来看，该疾病包含在"鼻鼽"范围内，气候改变、体质怕寒及接触过敏原等都会引发过敏性鼻炎。穴位敷贴当中的药物成分主要包括五种中药，白芥子止咳平喘，肉桂、吴茱萸温阳益气固表；附子散寒止痛。诸药合用，祛除风寒，可以发挥通鼻窍的功效。通过在大椎、风门、膈俞、肺俞诸穴进行中药敷贴，能够达到益气固表、解表疏风及散寒温阳的目的，可以有效调节患者免疫力。采取潇湘伏九贴疗法配合西医常规治疗还可以提高治疗的安全性，降低复发率，具有较高的临床应用价值。

### 验案 3：咳嗽案

罗某，女，42 岁，2021 年 7 月 11 日就诊。主诉：咳嗽 1 周余。患者 1 周前因感受风热后出现鼻塞、流鼻涕、咽痒、咳嗽等症状，在当地急诊诊断为上呼吸道感染；予以口服抗生素后症状稍缓解。现症见：患者无发热、咳嗽、咽痒、头痛身楚、鼻塞、流黄浊涕，咳嗽、痰黏黄，容易出汗，咽喉红肿热痛，口干渴，舌尖边红、苔薄白微黄。既往未询及特殊病史。专科查体：鼻腔黏膜充血、水肿、有分泌物，咽部轻度充血，胸部听诊无异常。

**中医诊断**：咳嗽。**西医诊断**：咳嗽。

**辨证**：风热犯肺。**治则**：疏风清热，宣肺止咳。

**处方**：采取潇湘伏九贴疗法配合西医常规治疗。

**取穴**：天突穴、膻中穴、大椎穴、肺俞穴（双侧）、肾俞穴（双侧）。

**操作：**白芥子、延胡索、甘遂、细辛、藿香各21g，将药物混装研末，并使用生姜将其调成糊状，然后贮瓶备用。患者取坐位，头部稍低，取适量药糊，将其平摊至5cm×5cm抗过敏胶布，制作成直径为1cm，厚度为2cm药饼，将药饼固定至所选穴位（天突穴、膻中穴、大椎穴、肺俞穴双侧、肾俞穴双侧），每次敷贴4～6小时，皮肤敏感者2～4小时，每周3次，持续使用8周。敷贴期间注意观察患者皮肤有无红肿、发热、水疱等情况。

**二诊：**1天后，咳嗽好转。

**三诊：**3天后，咳嗽痊愈。

**按语：**感冒后咳嗽是属于亚急性或慢性咳嗽的范畴。其主要发病机制有呼吸道黏膜损伤、气道发炎、暂时性气道高反应性及咳嗽高敏。中医认为，感冒后咳嗽的发展有一定规律，初期以风邪为先导，多为表邪未尽，留滞于肺而使肺失宣肃，导致不停咳嗽；迁延期为病邪久滞而肺气损伤，余邪未尽且邪恋于肺，最后肺失清肃而咳；后期为迁延不愈而伤津化燥，久则影响肝、脾、肾等脏腑功能，酿生痰湿、瘀血等病理产物。该名患者喉燥咽痛，咳痰不爽，痰黏稠或色黄，口渴，结合舌苔脉，辨证为风热犯肺证。

潇湘伏九贴疗法选用的中药均有疏通经络、清热解毒、止咳化痰的作用。将它们合用敷贴在穴位上，不仅达到透皮给药治疗的效果，还可以通过刺激穴位调和气血，改善经络功能。本研究以大椎穴、肺俞穴为主穴，天突穴、膻中穴、肾俞穴为配进行穴位敷贴治疗。大椎穴为手足阳经交会之穴，有疏风解表、补虚清热之效，敷贴时通过药粒的压力与渗透作用，激发经气，起传导和调控作用，发挥治疗脏腑疾病的作用。肺俞穴是足太阳膀胱经上的腧穴，是肺气输注之所，有解表通络、宣肺止咳、疏调上焦之效，通过该穴位敷贴改善肺功能，对患者进行整体调节，达到治疗的目的。天突穴是任脉和阴维交会穴，具有止咳定喘、调整呼吸之效。膻中穴是气会，能止咳平喘、理气活血通络。肾俞穴为肾脏之气输注之处，具有温补元阳、益肾强腰、健脾益气，利水祛湿等作用。通过用药物敷贴这些穴位，调节五脏六腑的平衡，加快组织器官的功能恢复，促进经络、脏腑活动，从而起到止咳宣肺、通络解表的作用。

# 第二十六章　湖湘闪火灸疗法

## 一、技术简介

湖湘闪火灸疗法是由民间"烧酒疗法"改进而成的一种灸疗方法，具有温通气血、疏经活络的功效。临床上可用于治疗各种因风寒湿痹引起的关节疼痛、肌肉酸痛等。民间的"烧酒疗法"是将高度白酒置于碗中点燃，操作者一手两指或四指并拢，迅速蘸取碗中点燃的白酒并快速在施术部位来回擦拭的治疗方法。随着针灸治疗技术的不断发展、革新，"烧酒疗法"经过改进成为具有更高的可控性和实用性的"闪火灸"疗法。湖湘闪火灸疗法是将乙醇或药酒点燃后，进行直接扑打的灸法。临床多用止血钳夹取乙醇棉球一个，充分浸取乙醇或药酒后，挤压至半干，点着火，对准施灸部位，快速轻轻敲打，医生用另一手掌快速拍打压灭皮肤上的火焰。本法与贴棉法类似，直接作用于患处，不仅有解毒泻热、活血化瘀的作用，还可以借助药酒的作用，疏通经络、温通气血，可治疗皮肤病、风寒湿痹、软组织损伤等。

### （一）特点

湖湘闪火灸疗法归属于灸法的范畴，药棉点着之后出现温热，以温热效应、药酒功效的刺激作用于人体的表面皮部，利用经络和腧穴治疗疾病的方法。热性操作方式起到温通经脉作用，广泛用于皮肤病、风寒湿痹、软组织损伤等。

1.灸量与灸效：《医宗金鉴·刺灸心法要诀》指出"凡灸诸，必火足气到，始能求愈"，说明灸法要想达到一定的疗效，必须达到一定的刺激量。灸量要达到一定的程度，方能取得良效。具体到疾病或个体，灸量多少又当有所区别。湖湘闪火灸疗法采用间接烧灼的方法，使得到达患处皮肤的热量易于控制，能够根据患者的感受调整操作幅度，防止烫伤，亦能根据病变部位的分布情况、严重程度随时调整灸量。

2.灸式与灸效：湖湘闪火灸疗法的特殊手法能够达到温和而又持续的温热刺激效果，使得局部皮肤温度升高，却又不至于过高，在保证安全的情况下，使得局部组织血液循环增加，促进局部新陈代谢，以达到抗炎、减轻神经损害、增强免疫的作用效应，在提高痛阈方面，灸法也有其独到效果。

### （二）理论基础

1.温通效应："温通"即是"以温促通"，"通"具有通畅、通达、通调等含义。湖湘闪火灸疗法的温通效应，即闪火灸的温热刺激作用于人体特定部位，可以产生人体气血运行通畅的效应和作用。

2.温补效应："温补"即是"以温达补"，"补"具有补助、补益、补充等含义。湖湘闪火灸疗法的温热刺激作用于人体特定部位，可以产生补益人体气血和提高其功能的效应和作用。

3.以热引热：《灸法秘传》曰："无名肿毒，皆于患处灸之，使痛者灸至不痛，不痛者灸至痛，即愈。"热证使用灸法，即以宣泄实热、清化湿热、发散邪火，以达到了"火郁发之""以热引热"的作用。

## 二、适用范围

湖湘闪火灸疗法广泛用于皮肤病、风寒湿痹、软组织损伤等。

## 三、技术操作

### （一）施术前准备

1.辅助工具：普通血管钳1把，药棉适量，纱布1块，95％乙醇。

2. 穴位定位：符合《经穴名称与定位》（GB/T12346—2021）的规定。（注：具体疾病选穴可根据临床具体情况选取）

3. 体位选择：根据施术的部位，选择患者舒适、医者便于操作的治疗体位。常用体位：仰卧位、侧卧位、俯卧位、俯伏坐位、侧伏坐位。

4. 环境：卫生要求应符合《医院消毒卫生标准》（GB15982—2012）的规定，保持环境安静，清洁卫生，避免污染，温度适宜。

5. 消毒

①部位消毒：施术前应该对受术者施术部位进行消毒，灸区消毒可用0.5%～1%的碘伏棉球在灸区部位由中心向外做环行擦拭消毒。

②术者消毒：施术者双手应用肥皂或洗手液清洗干净，再用速干手消毒剂消毒。

## （二）施术方式

用小纱布将药棉包成长球形，用血管钳或镊子夹紧，充分浸取乙醇，点着火，为避免烧伤皮肤，可提前拧去药棉多余乙醇，然后对准所需施术之患部，快速轻轻敲打，使少许乙醇在患部燃烧，并用医者之另一手持清洁纸片，快速地拍打着火部位，压灭皮肤上的乙醇火焰，如此反复多次，并上下移动，使患者局部感到熨热、舒适，局部皮肤出现红晕为止。随时观察患者局部皮肤情况。施术结束后协助患者整理衣物，安置舒适卧位，清理用物，做好记录并签名。

## （三）施术后处理

1. 施术后的正常反应：治疗部位准确，局部皮肤微红、发热，无烫伤。治疗中及治疗后患者体位安排合理舒适，患者对此项操作满意，预期目标达到效果。

2. 施术的善后与处理：敷药后局部皮肤出现红疹、瘙痒、水疱等症状，考虑局部烫伤，若局部为烫伤水疱，小水疱暂不用处理，大水疱予以抽液换药处理。

## 四、注意事项

1. 施术者应严肃认真，专心致志，精心操作。治疗前应向患者说明治疗要求，消除恐惧心理，取得患者的合作。

2. 临床治疗应选择正确的体位，要求患者的体位平正舒适，既有利于准确选定穴位，又有利于治疗的顺利完成。

3. 医者双手要配合协调，避免烧伤患者及衣物，头面部及毛发丛生处不宜使用。对于感觉麻痹患者，施灸不宜过量，以防烫伤，外感热证及阴虚患者忌用。

4. 治疗后若局部出现水疱，只要不擦破，可任其自然吸收。若水疱过大，可用消毒针从水疱底部将其刺破，放出水液后，再涂以甲紫药水。

5. 施术的诊室，应注意通风，保持空气清新，避免烟尘过浓，污染空气，伤害人体。

## 五、临床验案

### 验案1：蛇串疮案

余某，男，33岁，于2021年11月11日就诊。主诉：右侧胸背部集簇性水疱3天。患者于11月10日外出泡温泉，于11月11日右侧胸部发现丘疱疹，11月12日曾就诊于当地医院急诊科，予口服泛昔洛韦0.25g每日3次，外用喷昔洛韦乳膏，每日3次，治疗3天后症状无好转且不断加重，遂至针灸科门诊就诊。现症见：右侧胸背部多处片状集簇性水疱、脓疱，伴针刺样剧痛，以致日常行为受限且入睡困难，发作时身体不自主震颤，二便正常，舌暗紫，苔白腻，脉弦滑数。查体：四测正常。自第2～4胸椎向右侧延至右侧肩间区可见集簇性水疱、脓疱连及成片。视觉疼痛量表评分VAS评分8分。

**中医诊断**：蛇串疮。**西医诊断**：带状疱疹急性期。

**辨证：** 肝经湿热。**治则：** 清利肝胆湿热。

**处方：** 采取湖湘闪火灸疗法配合西医常规治疗。

**取穴：** 皮损局部。

**操作：** 灸前做好患者的心理疏导，克服患者害怕烧伤的恐惧心理。如皮损上有水疱，乙醇消毒后，用消毒注射器抽取疱液，使疱壁平贴于皮肤之上。患者取平卧位，然后将消毒棉纱敷料折叠成略小于医者手掌的小方块，厚4～6层，将其在浓乙醇中浸湿，挤捏至不滴乙醇为度。然后将该敷料平铺在皮损上点燃，医者旋即用手掌盖灭，每处皮损反复点燃，以患者能耐受为度。注意：用手掌熄灭时，应五指并拢平伸，否则燃着的火苗不易盖灭，易烧伤患者。每天灸治1次，5次为1疗程，疗程之间可休息1～2天。西医常规治疗：泛昔洛韦口服，配合外用重组人干扰素 α-2b 凝胶。

**11月30日二诊：** 右侧胸背部集簇性水疱较前明显萎缩。针刺样疼痛减轻，VAS 评分：5分。

**12月12日三诊：** 右侧胸背部集簇性水疱结痂，逐渐呈现色素沉着。色素沉着部位出现针刺样疼痛感，较前明显减轻，夜可入睡，偶尔痛醒后可复睡。VAS 评分：2分。

**按语：** 带状疱疹是由水痘－带状疱疹病毒引起的一种疾病，能够导致局部神经的炎性反应、皮肤出现成簇疱疹，是种病毒性皮肤病，多发于成年人，男女发病比例无明显差异。当潜伏在脊神经后根的病毒因免疫功能减退而重新激活后，由于其亲神经性和亲皮肤性导致神经性疼痛和皮肤水疱。一般患病后可获得终身免疫。在中医学中因带状疱疹皮损似蛇行状，故被称为"蛇串疮"，《外科大成·缠腰火丹》云："俗名蛇串疮，初生于腰，紫赤如疹，或起水疱，痛如火燎。"该病病因病机在于肝郁气滞，久而化火；或湿热内生，外溢肌肤；或年老体弱，经络失疏郁于经络，气滞血瘀而发病。

闪火灸法的特殊手法能够达到温和而又持续的温热刺激效应，却又不至于导致皮肤温度过高，在保证安全的情况下，使得局部组织血液循环增加，促进局部新陈代谢，以达到抗炎、减轻神经损害、增强免疫的作用效应，在提高痛阈方面，灸法也有其独到效果。此外，根据现代针灸临床研究的研究发现，闪火灸法产生的持续热刺激能使相关致病原灭活，从病因上阻断带状疱疹发展进程，从而达到良好的治疗效应。

### 验案 2：蛇串疮后遗神经痛案

王某，男，66 岁，退休教师，2021 年 9 月 15 日就诊。主诉：右侧胁肋部带状疱疹后疼痛 9 个月余。患者 2020 年底行手术治疗后，身体虚弱，术后 1 周后，右侧胁肋部皮肤出现成簇样透明水疱，大小如绿豆，皮肤潮红，痛如针刺，夜难入眠。经用阿昔洛韦和龙胆泻肝汤等治疗 2 周后，水疱消退，局部疼痛虽有减轻，但夜间或衣服摩擦时疼痛难以忍受。此后疼痛反复发作，予以口服止痛药后稍缓解。为求针灸治疗，特来就诊。现症见：患者面色萎黄，神疲倦怠。心烦，夜寐不安，原皮损部位深褐色色素沉着，触诊疼痛，舌黯苔白，脉弦细。

**中医诊断：**蛇串疮。**西医诊断：**带状疱疹后遗神经痛。

**辨证：**气滞血瘀。**治则：**行气活血止痛。

**处方：**采取湖湘闪火灸疗法配合口服中药汤剂（逍遥散加减）。

**取穴：**皮损局部。

**操作：**灸前做好患者的心理疏导，克服患者害怕烧伤的恐惧心理。按湖湘闪火灸疗法常规操作，每天天灸治 1 次，5 次为 1 个疗程，疗程期间可休息 1～2 天。中药汤剂：柴胡 12g，当归 20g，白芍 15g，白术 15g，茯苓 10g，炙甘草 15g，生姜 5 片，薄荷 6g。1 天 1 剂，水煎服。

**二诊：**经治疗 5 次后，局部疼痛明显减轻，夜寐能安。

**三诊：**经治疗 10 次后，疼痛消失。随访 1 个月未见复发。

**按语：**带状疱疹属于病毒感染性皮肤病，特别是老年带状疱疹患者皮损消退后遗神经痛治疗起来比较棘手。其临床表现为皮肤上出现成簇水疱，沿神经走向呈带状分布，因为神经和皮肤同时受累出现灼热疼痛。《外科真铨》记载："生于缠腰，俗名蛇串，疮有干湿不同，红白之异，皆如累累珠形。干者色赤，形如云片，上起风粟，作痒发热。湿者色白如泡，大小不等，作烂流水，较干者多疼。"西医学认为，带状疱疹病毒长期潜伏于神经组织内，当患者免疫功能下降后，病毒活跃，引起一侧后根神经节发生出血性炎症，从而使周围感觉神经分布范围内的皮肤出现水疱，疼痛明显。本病治愈后可获得终生免疫。中医学认为，带状疱疹为感受湿热火毒，蕴积于肌肤而发病。中老年患者因体质虚弱，免疫功能低下，疼痛更为剧烈，且部分中老年患者皮肤上水疱消退后仍可遗留顽固的神经痛。中老年人血虚肝旺，湿热毒盛，气血凝滞，以致疼痛剧烈，迁延日久。该名患者已到了疱疹后期，气机不通，气血瘀滞，结合舌黯苔白，脉弦细，辨证为气滞血瘀证，治则行气活血止痛。乙醇闪火灸之热力反复作用于肌肤，一方面可直接引导火热之邪外出；另一方面其热力深达肌肉经络，扩张血脉，活血通络之功尤著，见效迅速。逍遥散具有疏肝健脾、理气活血之功，诸药合用，结合闪火灸通络止痛，效果更加显著。

### 验案 3：腰痛案

魏某，女，31 岁，公司职员。2021 年 4 月 19 日初诊。主诉：腰部疼痛伴左下肢放射疼 3 天。患者 3 天前于受寒后腰部疼痛，逐渐腰部疼痛加剧，伴轻度功能受限，先未予重视。次日上述症状加重，伴明显左侧下肢外侧放射性疼痛，休息后不能缓解，不能久坐、久站、久行，热敷后未见缓解。于当地医院急诊科就诊，行腰椎 MRI 平扫检查，检查结果示：L5/S1 椎间盘膨出。予口服塞来昔布胶囊治疗，疼痛轻度缓解，为求进一步治疗，遂至针灸科就诊。现症见：患者左侧腰部冷痛明显伴功能受限，不耐久站、久坐，纳寐可，二便调，舌质淡，苔白，脉沉紧。查体示：腰椎生理曲度平直，腰肌张力增高，腰椎前屈 30°，左旋 30°。左侧 L5 关节突压痛（＋），叩击痛（＋），叩击放射痛（＋），L3 左侧横突压痛（＋），左侧梨状肌压痛（＋），左侧直腿抬高试验 30°（＋），双下肢肌力肌张力正常，病理征未引出。

**中医诊断**：偏痹。**西医诊断**：腰椎间盘突出症（急性期）。

**辨证**：风寒湿阻。**治则**：祛风散寒止痛。

**处方**：采取湖湘闪火灸疗法配合电针疗法。

**取穴**：腰阳关、阿是穴、肾俞（双）、大肠俞（双）、委中（双）。

**操作**：灸前做好患者的心理疏导，克服患者害怕烧伤的恐惧心理。按湖湘闪火灸疗法常规操作，对于腰部体毛茂盛的患者，操作前应先行局部刮毛处理；且操作前需挤掉乙醇棉片上多余的乙醇，操作者手法要熟练，闪火过程中切忌固定在某一个点连续多次操作，以免热量蓄积烫伤患者。电针疗法：选用一次性使用无菌针灸针（规格 0.30mm×40mm、0.30mm×50mm、0.30mm×75mm）；准备电子针疗仪，取穴：腰阳关、阿是穴、肾俞（双）、大肠俞（双）、委中（双），患者俯卧位，定穴后，穴位消毒后快速进针，进针深度、方向均参照《经络腧穴学》，手法平补平泻，得气后在肾俞、大肠俞上接通电针治疗仪，以连续波刺激，电流输出大小以患者能耐受为宜，每天 1 次，每次 30 分钟。

**二诊**：治疗 5 次后，腰部疼痛伴左下肢放射痛明显缓解。

**三诊**：治疗 8 次后，腰部疼痛伴左下肢放射痛症状消失。

**按语**：腰椎间盘突出症属于中医的"腰痛""腰腿痛""痹病"等范畴，《医学心悟》言"腰痛拘急，牵引腿足"，腰痛常涉及下肢的疼痛与本病十分相似。寒湿证属临床常见证型，文献多有记载，如《素问·痹论》云"风寒湿三气杂至，合而为痹也"；《素问·举痛论》曰"寒气客于背俞之脉则脉泣，脉泣则血虚，血虚则痛"；《金匮要略·五脏风寒积聚病脉证并治》中"肾著"；《诸病源候论·腰背病诸候》"凡腰痛病有五……风寒着腰……寝卧湿地，是以痛"，均认为该病多因风寒湿邪侵袭，阻滞腰部经络，导致气血运行不畅，临床以腰腿冷痛重着为主。该患者因受寒发病，其症状腰腿冷痛重着，转侧不利，结合舌质淡，苔白，脉沉紧，辨证为风寒湿阻证。治宜祛风散寒止痛。

闪火灸疗法属于温热疗法。中医认为：凡因外邪致病者，在治疗过程当中让病邪有路可出是治疗的关键所在，正如《素问·阴阳应象大论》中所说"其高者，因而越之；其下者，引而竭之；中满者，泻之于内；其有邪者，渍形以为汗……"《汤液醪醴论》也曾提出"开鬼门，洁净府"的治病逐邪之法，显然在治疗疾病的过程当中，让病邪有出路是至关重要的，而腰部闪火灸的运用，其温热之力较大面积的作用于整个腰部皮肤可引导局部寒湿之邪外达，并且其温热效应促使局部血脉扩张，具有良好的温经通络功效，故在电针的基础上配合局部闪火灸疗法，使腠理得以开泄，以温散局部寒湿之邪，达到祛湿散寒，通络止痛的功效。同时根据"寒者热之"的治疗原则，和"气血得温则行，得寒则凝"的性质特点可知：治疗因受寒引起的腰椎间盘突出症应以"祛湿散寒，通络止痛"为治疗大法，而灸法具有"温散寒邪、温通经络"等温通的作用特点，证与治合，符合辨证论治的要求。

# 第二十七章　湖湘贴棉灸疗法

## 一、技术简介

湖湘贴棉灸疗法，是将消毒棉扯薄，如蝉翼状，铺于施灸部位上，从边界开始点燃棉花，然后快速扑灭，使火焰在患处一燃即过。本法具有解毒清热、活血化瘀等作用，对皮肤病有较好的疗效。

## （一）特点

湖湘贴棉灸疗法归属于灸法范畴，棉花点着之后出现温热效应、作用于人体的表面皮部，热的不断渗入，令毛孔开大，表皮舒张。可以改善局部的微循环，提高机体体表的免疫力。燃烧可以清除皮肤表面杂质和毛孔内阻塞物，使毛孔畅通；燃烧产生的局部高温还可以杀死皮损处的病菌，减轻炎症浸润。

1. 灸量与灸效：《医宗金鉴·刺灸心法要诀》指出"凡灸诸，必火足气到，始能求愈"，说明灸法要想达到一定的疗效，必须达到一定的刺激量。灸量要达到一定的程度，方能取得良效。具体到疾病或个体，灸量多少又当有所区别。湖湘贴棉灸疗法可火热祛邪，因为贴棉灸是将脱脂棉直接贴于体表点燃，通过短暂燃烧产生的局部高温达到散寒除湿、活血消肿、疏风止痒、引邪外出的目的。湖湘贴棉灸疗法采用直接烧灼的方法，利用局部高温杀死皮损处的病菌，减轻炎症浸润。

2. 灸式与灸效：灸法有"引热外出"和"引热下行"的作用。灸法治疗热证，乃从治之意，取其阳生则阴长。湖湘贴棉灸疗法的特殊手法能够瞬间使局部皮肤温度升高，一燃而过，却又不至于烫伤皮肤，针对患者"邪之所凑，其气必虚"的发病原理，体现灸的温补作用，又能解热抗炎，引热外出，体现灸的泻的作用。在保证安全的情况下，使得局部组织血液循环增加，促进局部新陈代谢，以达到抗炎、减轻神经损害、增强免疫的作用效应，在提高痛阈方面，灸法也有其独到效果。

## （二）理论基础

1. 温通效应："温通"即是"以温促通"，"通"具有通畅、通达、通调等含义。湖湘闪火灸疗法的温通效应，即闪火灸的温热刺激作用于人体特定部位，可以产生人体气血运行通畅的效应和作用。贴棉灸作用于局部，血气得温则行，瘀血随温而散，热邪亦随火而出，其温热性可"宣通气血，使逆者得顺，滞者得行"，正是体现了"菀陈则除之""反治"之法。

2. 温补效应："温补"即是"以温达补"，"补"具有补助、补益、补充等含义。湖湘闪火灸疗法的温热刺激作用于人体特定部位，可以产生补益人体气血和提高其功能的效应和作用。火性炎热、升腾，又可驱散机体内风寒湿气。温补即"以温达补"，贴棉灸可扶助正气、温补阳气，推动气血运行的同时可益气生血，以达"少火生气"之功效。

3. 通补互用："虚者灸之，使火气以助元阳也；实者灸之，使实邪随火气而发散也；寒者灸之，使其气复温也；热者灸之，引郁热之气外发。"灸法具有双向调作用，温补兼施。棉灸疗法常用于治疗皮肤疾病，皮肤疾病皮损处多气血瘀滞不畅，湿、毒、瘀聚结。血络不通为其病理关键。探究其原因，有因实而瘀者，如七情内伤，肝郁气结，气滞血瘀者，或气郁日久化热，热伤血络者，或饮食失宜伤及脾胃，湿热内生，甚至热甚成毒损伤络脉者；有因虚而瘀者，如素体阳亢，精血不足，阴虚内热，伤津耗液，络脉空虚者。对于其治则，叶天士提出"大凡络虚，通补最宜"。贴棉灸通过温通、温补两方面协同发挥功效。温通即"以温促通"，此外，贴棉灸"温通""温补"效应的发挥并不局限于各自的功效，两者可相互促进，相互为用，即"通中有补，补中有通，通补互用"。只有在经脉通畅的前提下，贴棉灸所补益的气血才能布散于周身。人体气血旺盛，才能更好抵御外邪，气血运行正常，水饮、痰湿、瘀血才能不致郁结。

4. 火郁发之：《素问·六元正纪大论》曰"火郁发之"，灸法具有通调气血、消肿止痛、温散寒邪、祛风泄热等功效。研究表明，灸法作用机制与局部火的刺激有关，湖湘贴棉灸疗法属灸法中的一种，同样具有以上作用。此外，还具有借火助阳、开门泄邪、以热引热的作用。通过棉片燃烧产生的局部高温，刺激表皮细胞、神经，增强了单核细胞的吞噬能力；同时，灸热不断渗入，引起血管扩张，加快了皮肤局部血液循环，并能够使末梢毛细血管通透性降低，提高其屏障功能。

## 二、适用范围

湖湘铺棉灸疗法治疗带状疱疹及后遗神经痛、湿疹、神经性皮炎、银屑病、皮肤瘙痒症等瘙痒性、疼痛性、肥厚性皮肤病。在剥脱皮损、控制瘙痒、收湿敛疱、镇痛等方面效果显著。

## 三、技术操作

### （一）施术前准备

1.施灸棉片的制作：医者手部保持干燥，从蓬松脱脂棉团上，轻轻撕取一小块棉片，大小约 1cm×1cm×0.2cm。一手拿起棉花片，另一手与之配合将棉花片稍微扯松、变扁，即从棉片边缘选取一点，用手指将棉花纤维轻轻向外拉伸，注意不要拉断。以最开始的点为起点，逐渐向外拉伸棉花纤维，注意用力要均匀，使棉花纤维分布均匀，逐渐展开，使之呈薄片状（薄如蝉翼）。在拉伸过程中，如果出现不均匀的情况，要及时调整棉花纤维的分布，使之薄厚均匀，最后形成棉花薄片，置于弯盘内保存备用。

2.辅助工具：药棉适量，95%乙醇、打火机、弯盘、碘酒棉签。

3.穴位定位：符合《经穴名称与定位》（GB/T12346—2021）的规定。（注：具体疾病选穴可根据临床具体情况选取）

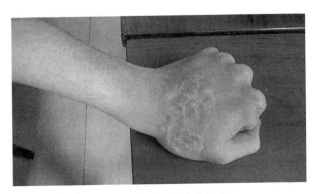

图 27-1　施灸棉片的制作

4. 体位选择：根据施术的部位，选择患者舒适、医者便于操作的治疗体位。常用体位：仰卧位、侧卧位、俯卧位、俯伏坐位、侧伏坐位。

5. 环境：卫生要求应符合《医院消毒卫生标准》（GB15982—2012）的规定，保持环境安静，清洁卫生，避免污染，温度适宜。

6. 消毒

①部位消毒：施术前应该对受术者施术部位进行消毒，灸区消毒可用0.5%～1%的碘伏棉球在灸区部位由中心向外做环行擦拭消毒。

②术者消毒：施术者双手应用肥皂或洗手液清洗干净，再用速干手消毒剂消毒。

## （二）施术方式

暴露患者患处，取已准备好的棉花薄片，要求棉花范围大小应略广于皮损部位 3mm，并使棉片的部分边缘稍向上翻起，用打火机点燃翻起的棉片边缘，棉花迅速燃尽。在皮损部位重复以上操作 3 次后，用碘酒棉签将棉花燃烧后的黑色灰烬轻轻拭尽。为了防止烫伤最后在实施治疗的部位，用棉签薄薄涂抹一层万花油。

随时观察患者局部皮肤情况。施术结束后协助患者整理衣物，安置舒适卧位，清理用物，做好记录并签名。

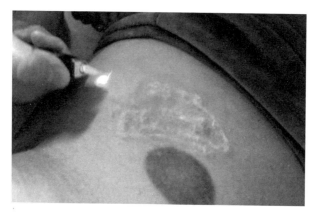

图 27-2　湖湘贴棉灸疗法

## （三）施术后处理

1. 施术后的正常反应：治疗部位准确，局部皮肤微红、发热，无烫伤。治疗中及治疗后患者体位安排合理舒适，患者对此项操作满意，预期目标达到效果。

2. 施术的善后与处理：局部皮肤出现红疹、瘙痒、水疱等症状，考虑局部烫伤，若局部为烫伤水疱，小水疱暂不用处理，大水疱予以抽液换药处理。

## 四、注意事项

1. 施术者应严肃认真，专心致志，精心操作。治疗前应向患者说明治疗要求，消除恐惧心理，取得患者的合作。

2. 临床治疗应选择正确的体位，要求患者的体位平正舒适，既有利于准确选定穴位，又有利于治疗的顺利完成。

3. 在薄棉片制作过程中，切勿使薄片有洞眼，以免施灸时灼烧或烫伤皮肤；操作者保持手部干燥，防止手指粘起棉片；操作环境要求无风，治疗时，操作者尽量平稳呼吸，以防止吹起棉片，不可在眼睑、乳头、阴部等部位施灸。

4.治疗后若局部出现水疱，只要不擦破，可任其自然吸收。若水疱过大，可用消毒针从水疱底部将其刺破，放出水液后，再涂以甲紫药水。

5.施术的诊室，应注意通风，保持空气清新，避免烟尘过浓，污染空气，伤害人体。

## 五、临床验案

### 验案1：白疕案

李某，男，43岁，于2021年9月20日初诊。主诉：双下肢出现散在皮疹半年余，患者半年余前出现双下肢出现散在皮疹，约硬币大小，局部发红，呈片状分布，皮损处呈淡红，脱屑、瘙痒明显加重，遂就诊于当地医院皮肤科，明确诊断为寻常型银屑病，给予外用复方丙酸氯倍他索软膏治疗，连续治疗3个月余，稍缓解，后症状反复发作，且皮疹面积逐渐增大，瘙痒进行性加重，遂来就诊。现症见：患者精神较差，自诉全身乏力，面色黄，双下肢可见斑片状淡红色皮疹，表面覆盖银白色鳞屑，瘙痒明显，纳差，偶感胃脘胀痛，大便稀溏，舌淡苔白厚腻，脉沉细。既往未询及特殊病史。专科查体：双下肢散在皮疹，呈斑片状，局部发红，呈片状分布，皮损处呈淡红，脱屑。

**中医诊断：** 白疕。**西医诊断：** 银屑病。

**辨证：** 脾虚湿滞。**治则：** 益气健脾、祛湿止痒。

**处方：** 采取湖湘贴棉灸疗法配合口服香砂六君子汤加味。

**取穴：** 皮损处。

**操作：** 按湖湘贴棉灸疗法规范操作。

香砂六君子汤加味：党参片20g，白术15g，茯苓10g，陈皮10g，法半夏6g，砂仁10g（后下），木香10g，苍术10g，佩兰10g，厚朴10g，麦芽15g，莱菔子15g，荆芥15g，黄芩片10g，甘草片6g。7剂，水煎服，每日2次。嘱患者规律饮食，忌生冷辛辣之物，避风寒，注意保暖。

**10月15日二诊：** 双下肢皮疹无明显变化，仍可见新发皮疹，局部脱屑、瘙痒明显。

**12月15日三诊：** 患者诉再无新发皮疹，局部皮疹较前消退，脱屑、瘙痒好转。

**按语：** 银屑病是以皮肤红斑、丘疹、上覆盖有鳞屑样皮损为主要特征的慢性皮肤病，现代医学对其发病原因及机制的研究尚不明确，主要认为与免疫介导相关，治疗上尚缺乏有效手段，以控制症状及稳定病情为主，近期疗效好，但复发率高，严重影响患者的生活质量和身心健康。中医认为该病多由外感六淫之邪，内伤七情、饮食不节，以致脾胃失和，而发为血热、血瘀、血虚、血燥致病，临床应用辨证论治、内外治结合的原则进行治疗。本案患者就诊时皮疹呈淡红色，伴全身乏力，面色萎黄，纳食差，胃脘胀痛，大便稀溏，舌淡苔白厚腻，脉沉细，脉证合参为脾虚湿滞之证，属本虚标实，故治疗以益气健脾、祛湿止痒为主，标本同治。

贴棉灸热对皮肤微循环及机体免疫功能起到了良性调节作用，有效清除了皮肤表面杂质及内部油垢，以治络脉阻滞。临床观察表明贴棉灸止痒效果的发挥可能是因其能暂停皮肤感觉传导信号到中枢神经，造成皮肤神经脱敏。操作过程中灸热不断渗入，一方面能扩大毛孔，舒张表皮，促进局部血液循环，提高免疫功能；其次能降低末梢毛细血管通透性，提高表皮屏障功能，减轻并消散病灶局部的水肿及无菌性炎性反应，使郁积于肌肤之毒迅速解除，清除丘疹，消退皮损，达到促使皮损恢复的功效。有研究发现，当棉片厚度为 0.05～0.07mm，面积约为 3cm×3cm 时，棉片燃烧时作用于皮损的温度能达到治疗温度，且此温度较为稳定，保证治疗效果的同时安全性也较高，可祛湿止痒。同时配合香砂六君子汤加味治疗。香砂六君子汤是以四君子汤为基础，全方具有益气健脾、燥湿化痰之功，为益气健脾的代表方剂。两法合用以巩固疗效，以期减少银屑病复发机会。

### 验案 2：牛皮癣案

林某，女，55岁，退休公务员。2019年5月13日初诊。主诉：右手手臂部红斑伴皮肤瘙痒 1 年。患者 1 年前突发右手手臂部红斑，且瘙痒难忍，且精神紧张或抑郁时加重。在当地医院皮肤针就诊，诊断为：神经性皮炎。予以口服抗组胺药缓解。后症状反复发作，严重影响患者正常生活。为求针灸治疗特来就诊。现症见：右手手臂部红斑，且瘙痒难忍，夜间尤甚，口干口苦，舌质红苔腻脉弦细。专科查体：右手手臂部皮肤红斑表皮粗糙、肥厚苔藓样变，皮嵴隆起触之碍手，有抓痕血痂伴色素减退。

**中医诊断**：牛皮癣。**西医诊断**：神经性皮炎。

**辨证**：湿蕴。**治则**：除湿杀虫。

**处方**：采取湖湘贴棉灸疗法配合口服全虫方加味。

**取穴**：皮损处。

**操作**：湖湘贴棉灸疗法规范操作。

全虫方加味：全虫 6g，刺蒺藜 10g，皂角刺 10g，苦参 12g，槐花 10g，威灵仙 10g，苦参 12g，白鲜皮 12g，黄柏 10g，龙胆草 10g，丹参 30g，薏苡仁 30g。7 剂，每日 1 剂水煎服。嘱患者规律饮食，忌生冷辛辣之物，避风寒，注意保暖。

6 月 12 日二诊：患者自诉红斑稍减轻，瘙痒稍减轻，口干、口苦减轻，查手臂部肥厚苔藓样变皮嵴隆起变浅。

7 月 20 日三诊：患者诉上臂部红斑明显缓解，轻微瘙痒，口干、口苦明显缓解。

**按语**：神经性皮炎，属于中医"牛皮癣"范畴，是一种常见的以阵发性瘙痒和皮肤苔藓样变为特征的慢性炎症性皮肤病。本病多发生于成年人，发病和神经精神因素及某些外在刺激因素有关，容易复发，患者往往夜间瘙痒剧烈而影响睡眠。中医认为本病多因情志不遂、郁闷不舒、心火上炎，以致气血运行失调，日久耗血伤阴、血虚化燥生风而致病。蕴湿日久导致风毒凝聚于肌肤是该病久病不愈的一个关键。湿为重浊有质之邪，其性黏腻，湿蕴日久则生毒顽湿，聚毒客于皮肤则瘙痒剧烈。风为百病之长，善行数变，风盛则瘙痒呈阵发性加剧；湿邪蕴久可化热，湿热凝聚于肌肤之间则皮肤粗糙肥厚，湿性黏腻故病程慢性反复难愈。治宜息风活血清热解毒除湿杀虫。

贴棉灸是灸法之一,《针灸问对》曰"虚者灸之,使火气以助元气也;实者灸之,使实火随火气而发散,寒者灸之,使其气复温也";热者灸之引郁热之气外发。贴棉灸治疗本病体现温补作用,又能引郁热之气外发,使实邪随火气而发散。通过棉灸燃烧产生的局部高温,促进了皮肤局部血液循环使毛孔扩大、表皮舒张、调节皮下神经、提高机体的免疫功能,同时可清除皮肤表面杂质和内部油垢及排泄物使皮损消退,并达到止痒之功效。神经性皮炎运用贴棉灸治疗具有绝对适应证,操作简单、疗效肯定,值得推广。

### 验案3:蛇串疮案

魏某,女,23岁,于2020年6月11日就诊。主诉:左侧腰部集簇性水疱3天。患者自诉近期熬夜复习,于6月10日发现左侧腰部集簇性水疱,伴针刺样疼痛。6月11日曾就诊于当地医院急诊科,予以青黛散外敷,口服泛昔洛韦0.25g每日3次,外用喷昔洛韦乳膏,每日3次,经治疗后症状稍好转,但疼痛仍剧烈,遂至针灸科门诊就诊。现症见:患者无发热,左侧腰部多处片状集簇性水疱、脓疱,伴针刺样剧痛,沾衣疼痛加重,二便正常,舌暗紫,苔白腻,脉弦滑数。查体:四测正常。左侧腰部区可见集簇性水疱、脓疱连及成片,未过中线。视觉疼痛量表平分VAS评分7分。

**中医诊断**:蛇串疮。**西医诊断**:带状疱疹急性期。

**辨证**:肝经郁热。**治则**:清利肝胆湿热。

**处方**:采取湖湘贴棉灸疗法配合西医常规治疗。

**取穴**:皮损局部。

**操作**:令患者取相应体位,暴露治疗部位,采用湖湘贴棉灸疗法操作,重复施灸3次,以使患者感觉灼热而无明显疼痛感为宜。

**6月20日二诊**:左侧腰部集簇性水疱较前明显萎缩。针刺样疼痛减轻,VAS评分:4分。

**6月30日三诊**:患者左侧腰部集簇性水疱结痂,逐渐呈现色素沉着。

色素沉着部位出现针刺样疼痛感，较前明显减轻，夜可入睡，偶尔痛醒后可复睡。VAS 评分：2 分。

**按语：** 中医认为，蛇串疮的急性发作期离不开"火毒"之邪，当代人饮食追求口味重，喜好咸辣刺激油腻之品，或暴饮暴食，没有节制进食，致使脾胃受损，运化受纳功能障碍，易生湿热，湿热搏结，蕴于肌肤。情志因素也是导致本病发生的重要原因。当代人处于快节奏的生活中，生活工作压力大，性情急躁，情志不舒，易致肝郁，气结于内，久而化火，燔灼肝经，火毒炽盛，循经而发于皮肤。蛇串疮后期以"瘀"为主，病情迁延至后期，水疱结痂脱落，此期应预防神经痛的发生。疾病发展至后期，邪与正气处于胶着状态，邪气未完全祛除，正气耗伤，两者留恋，邪毒阻遏，气机瘀滞，瘀滞不通而痛；气为血之帅，气虚无力难以行血，血行不畅，瘀滞经络，经络闭塞不通，多疼痛剧烈，病程迁延日久，易致遗留神经痛。该名患者急性起病，结合舌苔脉，辨证为肝经郁热证，治宜清利肝胆湿热。

贴棉灸治疗带状疱疹运用"热证能灸"机制，具有开门泄邪，以热引热，解毒止痛之功，通过快速引燃棉片，达到宣毒泻邪，泄热散郁之效，可使邪热外透肌表，经络通畅，并可使疱疹部位迅速结痂，皮损部位快速恢复，并能增强机体抗病能力，且正中带状疱疹之病机——湿热邪毒，对肝经郁热证所引发疱疹疗效显著。